围手术期护理手册

Manual of Perioperative Care
An Essential Guide

主 编 [英] 凯特·伍德海德　　莱斯利·富奇
　　　　　Kate Woodhead　　　Lesley Fudge

主 译 李 琦　 李金召　 马 莉

U0397832

世界图书出版公司

上海·西安·北京·广州

图书在版编目（CIP）数据

围手术期护理手册 /（英）凯特·伍德海德，（英）莱斯利·富奇主编；李琦，李金召，马莉主译.—上海：上海世界图书出版公司，2017.3
ISBN 978-7-5192-2382-3

I.①围… Ⅱ.①凯… ②莱… ③李… ④李… ⑤马…
Ⅲ.①围手术期—护理—手册 Ⅳ.①R473.6-62

中国版本图书馆CIP数据核字（2017）第030098号

Manual of Perioperative Care: An Essential Guide
Edited by Kate Woodhead and Lesley Fudge
ISBN: 978-0-4706-5918-2
Copyright© 2012 by John Wiley & Sons, Ltd.,
All Rights Reserved. Authorised translation from the English language edition published by John Wiley & Sons Limited. Responsibility for the accuracy of the translation rests solely with Shanghai World Publishing Corporation and is not the responsibility of John Wiley & Sons Limited. No part of this book may be reproduced in any form without the written permission of the original copyright holder, John Wiley & Sons Limited.

Copies of this book sold without a Wiley sticker on the cover are unauthorized and illegal.

书　　名	围手术期护理手册
	Weishoushuqi Huli Shouce
主　　编	［英］凯特·伍德海德　莱斯利·富奇
主　　译	李　琦　李金召　马　莉
责任编辑	胡　青　芮晴舟
装帧设计	上海永正彩色分色制版有限公司
出版发行	上海世界图书出版公司
地　　址	上海市广中路88号9-10楼
邮　　编	200083
网　　址	http://www.wpcsh.com
经　　销	新华书店
印　　刷	上海景条印刷有限公司印刷
开　　本	787 mm × 1092 mm　1/16
印　　张	23.25
字　　数	40千字
印　　数	1-2000
版　　次	2017年3月第1版　2017年3月第1次印刷
版权登记	图字09-2016-686号
书　　号	ISBN 978-7-5192-2382-3/R·413
定　　价	150.00元

凯特·伍德海德 RGN、DMS

20世纪70年代末,凯特在伦敦取得护士资格。随后她持围手术期专业资格证在澳大利亚工作和旅行了2年。1986年她晋升为牛津拉德克利夫医院手术室负责人。1998年她离开英国国家卫生服务岗位。凯特现在自己经营了一家医疗保健咨询公司,专门针对围手术期患者的护理问题。

她是国际围手术期护士联合会的前任会长(2002～2006年),在1998～2001年间担任英国手术室护士协会主席(现在的围手术期护理协会)。

近年来她还担任WHO(世界卫生组织)患者安全全球挑战"安全手术拯救生命"的指导教师。

她还同时兼任非洲护理联盟主席。自2001年起与英国卫生部联合,在非洲开展围手术期的研讨会。

莱斯利·富奇 MSc、BA (Hons)、RGN

莱斯利的大部分职业生涯都是在手术室度过的,在社区的时间很少。莱斯利是布里斯托尔法兰查医院手术室的管理人员,临床背景是整形修复和神经外科。之后她成为英国第一个采购护士,最后的岗位是英国国民保健服务体系(NHS)的临床采购主任,管理三个主要的信托机构。

2003年莱斯利成为一个专职的顾问,迎来了很多客户。

她是英国围手术期医师协会(AFPP)前秘书(原名NATN)和乳胶过敏支持小组副主席,也是非洲护理联盟前任首席执行官和联合创始人,并同时担任国际围手术期护士联合会的财政人员。既是哲学和艺术方面的文学学士,也是生物医学伦理学和医疗保健方面的理学硕士。

参编者

苏・培根 RGN、SCM

利比・坎贝尔 OBE、MPhil、MSc、RN、RM

海伦・凯特 RSCN/RGN

拉塞尔・奇尔顿 SODP、BA(Hons)、Dip Ed、Plast Tech、NEBSM、CGLI 752

费利西亚・考克斯 MSc、RN

乔安妮・迪克森 BSc、RN

克里斯・厄尔 RGN、ENB176 and 998、ENB N77&D10(SCP qualification)、MSc
(Cardiff) Advanced Surgical Practice、BA(Hons) Humanities and Classical Studies

戴安・吉尔摩 RN、PGCEA、BN、DANS、Diploma in Infection Contorl Nursing、
ENB176

丽塔・赫尔 RN、RM、BA(Hons)、Health and Nursing studies. MA. Sociology
and Policy

凯文・亨肖 BSc(Hons)、PGCHETL、Cert Ed RODP

乔纳森・休伊斯 BSc(Hons)、Diag Rad、Pg Dip Med Imag、Pg Cert LTA HE、
Pg Cert Barium Enema、FHEA

萨赫巴・亚乔法诺 RGN、MBA、Oncology Cert

简・杰克逊 SRN、MPhil、MCGI

乔安妮・约翰逊 EN、RN、Dip ENB 176、BA(Hons)、PG Cert Ed

马丁・基尔南 MPH、RN、ONC Dip N（Lond.）

利兹・麦克阿瑟 RSCN、Dip Paediatric Pain Management、BSc Advanced Nursing,
MSc Pain Management, Extended and supplementary Prescribing, Paediatric clinical
examination

罗西・麦克奎恩 RGN、BN Pg Cert THE

菲奥娜・马丁 MB CHB、BSc(Hons)、FCARCSI、Dip (Clin) Ed、Cert Mgmt

艾德丽安・蒙哥马利 RGN、RM、RCNT、 Dip N.、MN

泽纳・摩尔 PhD、MSc、PG Dip、FFNMRCSI、Dip First Line Management、RGN

莎拉・内勒 DCR 、MSc、PgC

罗斯·帕尔默 RGN、BSc(Hons) in Nursing Studies

黑兹尔·帕金森 RGN、BSc(Hons), MSc

苏珊·派尔 RGN, MA in Healthcare Ethics and Law

娜塔莉·奎因 DipHE, RN, BSc(Hons) Peri-Operative Award

马克·雷德福教授 BSc(Hons)、RGN、PGDip (ANP)、MA(Med ed)、FHEA

保罗·罗林 Msc、BA(Hons)、RODP、Cert Ed

梅丽莎·罗森 BSc(Hons) Nursing

艾琳·斯科特 RGN、BA(Hons)、M.Litt、PhD

帕特·斯梅德利 MSc Nursing、BA(Hons)、RGN、RN、PGCE

简·史密斯 RGN、SCM、Dip in Health Studies

韦恩·斯宾塞 Ieng、MIHEEM AE(D)

汤普森·罗斯 Dip HE、ODP、Cert Ed

露易丝·沃尔 RGN

围手术期护理综合了许多学科,为保证良好的临床结果及住院、门诊患者的安全,提供择期手术和急诊手术。手术室是一个令人精神高度紧张的地方,每天强调高度责任心,倡导伦理关怀,应对复杂性的挑战,同时避免因自满或冷漠导致的错误危及患者和工作人员的安全,突飞猛进的科技和创新考验着我们,有效的团队合作和沟通的作用,同情心的重要性,在患者最脆弱的时候做出守护他们的职业承诺,等等。

纵观我的职业生涯,先是作为一个学生,经历过各阶段的岗位工作:从一名医院护士"新手",到职业资格认证后或"准护士"(20世纪80年代幸运从事JBCNS或ENB保留下来的头衔)、护士长、管理者、专员、教育者和国家级顾问,我一直从事于围手术期相关领域的工作。我想不到比这个专业更有收获、更加激励和更令人兴奋的工作了,而且我认为自己是受到了特别的恩典才享受到我所拥有的这个职业道路,我曾和这么多杰出的围手术期员工和领导者共事,他们甘愿承担造福患者的风险,询问疑难问题以保障安全,并且他们倡导改变,以实现大规模的服务提升。

虽然我目前的部长职务意味着我忙于研究和董事会事务,较少参与直接的患者护理(定期的人员轮岗仍然让我保持着目前的工作状态和临床上的可靠性),但是我敏锐地意识到,围手术期护理的核心原则(临床质量、患者安全、管理、控制确信度和临床疗效)是持久不变的,并且集中体现了我的工作主旨,这些,我今天的工作就跟我第一次踏进手术室时一样。我也知道在我心里,今天的我对我们这个学科的热情和我30年前开始时一样强烈,而且,工作在这样的环境下,我所遇到的许多机遇和挑战塑造了我是谁、我怎么想、我如何护理、我如何领导,还有我在过去几十年里做出的职业选择。

我会以不同的方式做其他事情吗?一点儿也不可能。另一个专业可能会给予我、考验我一样多吗?不可能。所有我曾经鼓励过从事这个学科的学生将作证,这种环境、我们的工作,不像其他的工作,它能深入到肌肤里。虽然手术有一定的压力,而且在我们工作的环境和条件下提供给患者护理可能有独特的挑战性,但这些丝毫不会使我们的工作打折,而是鼓励我们每天奉献出我们最好的。

良好的知识和磨炼出来的技能是关键因素,以便于付出我们最好的护理,并巩固我们的个人临床能力和团队效率。本手册概述了员工所需的背景知识,他们都希望这些知识能确保他们提供良好的、安全有效的围手术期护理,并有志于通过专业特长去推进自己的事业。

实用性的关注点不在于程序上和逻辑上建构的围绕患者的过程,而在于寻求原理上或信念上相一致的这五个独立的部分,提供了进一步的构造来引导读者。每一章都由本领域受人尊敬的领导和学者起草,包含了有用的指导和围手术期护理相关核心课程的理论基础;作为一个"基本指南",它提供给护士和手术部门从业者们(ODPs)许多日常护理中常见问题的解答和原理阐述。虽然主要是针对护士和手术部门从业者(ODP),但是,信息的质量和深度是如此广泛,因而它也将被证明是一个极好的参考资源,对于那些寻求理解本学科多维度和多样性的人们(医学和护理学的学生、外科实习生和行业合作伙伴)。

在手持电子设备日益普及的时代,对于打印稿长远存在的未来就产生了疑问,但我认为我们可以有信心,即无论我们怎样使用我们所需的信息,更加可能优先考虑的总是涉及我们所用资源的质量和准确性,而不是使用的方式。每一章的原则和基础,一旦理解、内化、遵照执行,必将促进高质量的、循证的、以患者为中心的围手术期护理服务,而这正是我要推荐给你们的。

Jare H. Reid(简·H.里德), RN, DPNS Enb 176, BSc (Hons), PGCEA, MSc

President International Federation of PerioperativeNursing

Visiting Professor Bournemouth University

Fellow NHS III Sofer Care and Improvement Faculty

在围手术期环境中团队合作是专业人员，共同努力为手术患者提供最好的护理。良好手术护理的一个关键方面，是来自于所有团队成员的情况意识；"看到"或听到环境中的线索的能力，分析情况同时具有足够知识应对正在发生的情况变化，并且恰在当时，能够判断患者的相关情况。作为一名执业从业者，减少患者的风险是不言而喻的，而且确保患者安全的意识贯穿在围手术期每个从业者的常规工作中。

自从世界卫生组织（World Health Organization）第二全球性挑战"安全手术拯救生命"活动实施以来，就重新强调了手术环境中患者安全的重要性。英国国家患者安全机构（The National Patient Safety Agency）发布的手术核查清单，随后在英国国内外的手术室被接受，已经毫无疑问地帮助团队集中注意力于手术开始前几分钟的重要事情上。这确保了团队中的每个人都专注于患者，不仅仅是在手术那一刻，而且是在整个围手术期过程中。

各组织机构需要灵活的弹性机制，以显示其理解明白不断改善对患者护理质量的要求。临床医生应该关注临床证据，而且应该是知识渊博的人，这样他们才有意识和精力去创新。许多标志着优质护理的行为和使患者好转的经验，可以证明是来自于临床实践产生的创意，例如，护理途径的重新设计、交接护理工作的员工其角色和职责的变换。创新可能来自于有灵感的领导阶层，或者只是来自于一群员工，当他们在问"我们如何能做到不同？"的时候。

对于个人和团队成员，这个问题的答案可能来自于从一些资源中搜集而来的想法。本书作者的专业知识，《围手术期护理手册》，应该有助于生成解决方案和创新的灵感。

患者安全是一个基本主题，几乎贯穿本书的每一章。这本书被建设性地分成几部分，以便于突出重点学科。所有你希望在围手术期教科书中能找到的惯有章节都已涵盖，而且还补充了一部分，关于不同患者的护理分组，它进一步定义了如何实施围手术期护理，尤其是需要关注患者年龄或特殊生理因素的时候。最后一部分是关于传统手术入路的新方案，凸显了手术中动态的和不断变化的方面。

新教材的目的，特别是一个根本的实用方法被纳入到正在进行的话题时，是为了给知识主体补充说明：每一天为每一位患者都做了什么。团队中的所有从业者都不负众望，按要求去保持和改善他们的知识，以提供循证护理，关注每个患者。终身学习是一个概念，它被很好地阐述在21世纪的健康护理中，且适用于团队的每个成员。

Professor Lord Ara Darzi（勋爵阿拉·达尔兹教授）PC, KBE

Paul Hamlyn Chair of Surgery, Imperial College London

目录

第一部分

围手术期安全管理的基础

第一章
围手术期护理的研究范围

凯特·伍德海德和莱斯利·富奇

什么是围手术期护理？

"围手术期"这个词是一个近来发明的术语。围手术期护理协会[1]描述围手术期的环境为：应用于进行临床干预或临床手术之前、期间和之后的领域。

以前，围绕外科手术患者的护理被划归到明显不同的单独领域。在择期手术情况下，大部分患者的治疗过程始于询问全科医生，接下来是等待，希望能够迫于疾病的需要，安排一个专家级的外科医生来主刀。然后，还是由于这种紧迫性，可能在经过一系列检查后，再一次等待确定入院日期，然后手术。一旦日期确认，患者就会在不太熟悉的环境里开始另一个过程，在这个依赖于年龄、种族和语言的环境中，患者的素质和理解力可能造成焦虑和恐惧，而这正是负责对此患者进行健康护理的专业护士们必须尽一切努力去解决的问题，作为他们服务的一部分去帮助和支持那些患者。

正如围手术期护理协会（AfPP）所定义的那样，在麻醉、手术和麻醉后复苏方面的围手术期护理就发生在此等环节之后。

近来，患者被全方位的重视，所以"围手术期"这一术语现在能更好地描述为：对于从最初的诊断到完全康复患者的护理，即使那种康复可能是由于他们自己的身体条件。最终的结果或许不可避免的是死亡，也没有必要认为那个结论是失败的。

"peri"这个词来源于拉丁语"周围"，所以围手术期意思是围绕着手术或干预。因此围手术期护理应该开始于对患者进行的高质量的信息提供和分享，从他们在医生的诊室或者可能在医院的急诊室第一次与医疗专业医生打交道开始。今天的择期手术患者可能已经调查了自己的症状，往往通过使用不受管制的互联网网站以达成他们第一次的医疗咨询,同时认为他们已经发现了自己的诊断。与患者的第一次交流以及持续的护理应该作为外科护士顾问或高级护理从业者工作的一部分,他可能护理患者的整个手术过程,而这应该被视为是围手术期。

所有的患者应该被视为个体,而不是作为诊断或手术。有时,在这个繁忙和充满压力的世界,可能往往会忘记:患者并不像专业的护理人员那样,每天都经历手术的环境。即使在围手术期环境中最不复杂的过程,对患者来说也可能是一个重大事件。

围手术期护理在哪里进行?

从历史上看,围手术期的护理在急诊医院的手术室或手术隔间里进行,但最近随着重视程度的增加,手术室的配置已经扩大化了,只要分配的区域能满足无菌操作和感染管理的要求,传统的环境不一定是唯一可用的选择。这些多样的设置布局能够容纳医生的手术和治疗中心用于常规和较小的病例,保留急性或三级设置用于更加复杂和紧急的手术。患者因此可以在离家更近的地方获取他们的外科护理,减少个人不便,并且希望减少等待时间。医疗卫生工作虽然不幸地卷入到了政治体系中,但是在过去的 10 年里,对于患者来说,其中一个更好的结果是,比起之前现在他们通常只需要等待更少的时间去看一个专家号,并且对于非紧急的手术也能受到恰当的治疗。

此外,在全球动荡的背景下,救命的手术在世界各地发生冲突的地区进行,所以在安定地区所期望的条件可能无法完全满足,首要任务是救命。例如手术会发生在移动手术室,在车上和船上,帐篷里和其他场景,这些地方是一个在标准医院的手术室工作的医生完全难以忍受的。在军队、非政府组织和慈善机构等诸如此类的地方工作,在拓宽执业医师经验的同时,也让他们开始珍惜他们自己一直都在使用的达到公认标准的高品质手术室。在护理和治疗方面的很多进步都是在战乱时期被开创的,由于(治疗)多发性创伤患者的需要。

围手术期的常规护理由一系列专业人员进行,他们为了患者的最佳治疗效果而协同工作。这些人有一点让人困惑:在不同的组织和国家,对他们的称呼可能不同,但尽管名称不同,他们的职能相似。在当今时代,围手术期从业者的角色扩张和发展已不再有界限。

现在许多从业者有他们自己受理患者的范围,并在手术室内完成操作,而这些操作以前是仅限医护人员进行的。通过培训、监管、连续的评估和质量结果指标,已经证明:除了医护人员,那些从业者也能胜任很多手术操作。医护人员也因此能解放双手进行更复杂的手术。不太困难的病例交由那些能够胜任的从业者,便于护理工作交接的稳定性,也已证明是对患者更好的服务。他们通过承担这些相对高级的任务进而逐步成为初级护理人员的导师,传授他们的经验以及角色定位。

患者的个人术前同意及其同意能力

时刻牢记患者必须是个体化护理的中心,除非他们没有自己做出决定的能力,他们为自己做出决定的自主权就必须受到尊重。从伦理视角看,每个成年人都是一个自主的人,所以必须遵从他们关于"自我"的决定。

强制接受治疗的情况在医疗场景下难以被接受,但又不可避免。随着手术日期的同意成为惯例,如果患者对术前同意书没有进行过预同意,那么他们就没有充足的时间去问进一步的问题,他们应该会希望获得必要的信息,并据此做出决定。在术前早晨或者患者已经穿上手术衣的时候做出决定都是不合适的,或者说是不良做法。

正如马丁·欣德(Martin Hind),在急救护理方面的高级讲师,所说的那样:阻止让患者做出某种程度的强制同意或许很难,但是歪曲事实或者过度操纵患者应该被避免[15]。专业的护理人员也总是必须接受的是:手术拒绝和手术同意是同样合法有效的,即使那个决定同他们当初建议的相反。

接受手术同意需识别下列条件;这些并非专属条件,而是可能阻碍患者被完全告知而做出手术同意的一些实例:

- 语言:患者能理解来告知手术同意的那个人吗? 患者能不能听清、看清、理解说话那个人使用的语言? 是否需要翻译或手势指示? 告知手术同意的那个人能否好好地使用患者的语言? 在一个多民族地区,真正解读被发出和被接受的信息可能是困难的。

- 理解:护理专业人员使用的医学术语能被患者理解吗? 没有理解治疗细节,包括一些可能的并发症,患者就没有充分的能力做出全面的知情决策。有了好的计划,患者就能被给予言语上的具体细节,关于他们的疾病、治疗、结果和并发症以及一些常见问题。书面通知加上口头上的相互交流,虽然听起来像是乌托邦,却是患者和一个合格的发通知者之间的最佳做法,并且应该是临床的一个诉求。

- 能力:患者是儿童吗? 患有学习障碍吗? 患有另一种损伤例如失去直觉或

者脑损伤吗? 在英国,对于未满 16 周岁的未成年人,手术同意是由父母、法定监护人和法定看护人签署的。在使用最佳利益法则困难的地方,就需要法律制度的干预,以保证患者随时都处于过程和结果的中心地位。

- 最佳利益法则:这些法则必须被考虑到,在一系列患者没有为自己做出决定的情况下。英国智能法案于 2005 年(The UK Mental Capacity Act 2005)确定了一种单项测试用于评估一个人是否有能力在特别的时间做出特别的决定。

所以,就如一名患者可能是无意识的被安排入院,且未经鉴别被送到急诊部。检查后,只有急诊手术才能给他机会幸存。在其他情况下,可能这名患者有能力为自己做出决定,但在这种情况下在这个时候他却不能,因此其他人必须为他做决定,并且不再有手术同意书而进行手术。因为在任何的临床条件中,同时发生的文件必须被整理,并且对于手术决策的原理阐述必须经一人以上的临床医生签名和记录。尽管在这种临床情况下,当时发生的情况必须要做出记录,而且合理的做法是,手术同意书必须经一人以上的临床医生签名和记录。

因为在很多治疗情况中,除非决定、行动和可能合理的遗漏被当时记录,否则当护理记录在未来的某个时刻成为法律手续的一部分时,负责的护士将不能够证明他们为患者做了什么或者没有做什么。

护理和助产委员会于 2008 年[11]为护士和助产士颁布了保持良好记录的一些法则,这关系到所有护理专业人员。他们声称:保持良好的记录,无论是在个人的、团队的还是组织的层面,都有很多重要的功能。包括一系列临床的、管理的和教育的用途例如:

- 有助于完善问责制。
- 阐明如何做出和患者护理相关的决定。
- 有助于提供服务。
- 有助于有效的临床判断和决定。
- 有助于患者护理和沟通。
- 让连续性护理更容易。
- 提供护理交付的文件证据。
- 促进更好地沟通,分享信息在跨学科的护理团队之间。
- 有助于鉴别风险,发现早期的并发症。
- 有助于临床审计、资源配置和计划执行。
- 有助于解决投诉或者法律进程。

循证护理和临床疗效

在很多跨学科领域,所有护理工作的交付应该是以护理工作的有效性为根据的。护理交付的起始、广度和深度以及对交付背后的证据调查应该决定了交付的进行。Cochrane Reviews 收集了全球的数据后创设了一个模型:根据临床文件的数量去表示证据的强有力作用,用具有可比性的层级或广度和深度达到相似的结果,并计入评分系统以表现疗效(www.cochrane.org/cochrane-reviews)。

即使有证据,也不是所有的从业者都遵守最佳利益法则。为了引证一个具有效果的科学上验证过的最佳围手术护理法则——术前刮体毛应该紧邻手术时间是可行的但不是在手术室内——这是世界上每天都在发生的可笑事件,同时,为了防止由刮体毛引起的术后细菌感染而对患者使用的抗生素也在不断地瞒骗科学家[14]。

笃信所有医疗业务都要来自临床证据和科研成果的想法,可能减缓临床医学领域的创新,并且,医疗卫生方面全球性的财政压力,也影响了医学进步。2000 年麦肯纳(McKenna)等人[8]关于这个问题的考量提出了非常有效的观点:应该要考虑在手术文件中破除关于询证护理的神话了。

人员配置和专业技术组合

护理人员水平一直是一个争论的焦点。特别是当护士们被问及这个问题的时候,他们经常会说没有足够的人员去提供他们想要提供的护理质量。虽然在维多利亚、澳大利亚,工会和政府已经规定了医院必须坚持最低水平的员工患者比例,但是在英国,在病房和手术室的员工人数从来没有规定过。在英国,有一个写入法律的 NHS 宪法[10](National Health System, NHS)指出,患者有权利被合格的和有经验的员工在安全的环境中妥善照顾。1999 年英国国家卫生服务法案(The National Health Service Act 1999)颁布以确保任何医院的董事会都要对医疗服务的质量负责。此外,监管机构,如护理和助产学委员会,规定了护士的岗位责任,为了达到安全的人员编制。在英国,能够显示人员的安全水平是所有医疗服务提供者必须要满足的一个重要标准,以符合护理质量委员会[6]的规定。

在手术室,AfPP 建议管理者使用网络在线的一个公式,以确保安全的人员水平[2]。这些包括:

- 一个合格的麻醉医生助理负责每个涉及麻醉的活动。
- 对于每次麻醉两个合格的洗手护士为基本的要求,除非在操作列表上只有一次计划。

- 每次工作任务要有一名受过培训的巡回护士。
- 术后立即要有一个合格的麻醉后复苏医生。在可能情况下,在一个手术日单位内如果有患者急需小型手术的工作量产生时,就要求有 2 个合格的麻醉后复苏医生[3]。

技能组合

"技能组合"这个词经常被用来描述:在一个组织或一个特定的护理组内的岗位、级别或职务的混合组合(例如,在一个手术室部门或专业病房里)。

技能组合需要定期检查,以便于管理者和从业者能够解释说明不断变化的患者参数、在职从业人员的技能和患者人群的紧急性。因此,在既定情景下,对于理想的技能组合很难给出具体的指导。通过审查证据,巴肯(Buchan)和达 · 波兹(DalPoz)[5]发现:增加使用不太合格的员工不是在所有情况下都有效。护士或者医生重复的证据显示:在许多系统,对于扩展护理人员的使用,还有未实现的范围。此外,他们认为,许多关于技能组合的研究设计不良,且往往会集中在成本控制合格或不合格的争论上[5]。

培训和教育

为了提供适当水平的高质量的医疗保健,重要的是所有员工都要具备必需的能力、技能、知识和权限来执行他们承担的任务。为了达到、保持和发展适当的技能和知识水平,需要有一个提供通道给可持续的专业发展的系统。这可能包括一定程度的强制性教育、在职技能培训和可持续的机制,确保能力的定期评估。

6 个主要领域考量[3]已经列出:

- 教育支持。
- 熟悉环境和入职培训。
- 资源。
- 评价。
- 专业化发展。
- 预注册学习者。

问责制和职责

护士和其他注册的专业人员对于他们患者的护理职责在行为准则里可能被反复强调。护理和助产学委员会声称"作为一种职业,你是亲自对你操作中的行为和遗漏负责,并且必须能够证明你的决定是对的"以及"你必须依法行事,这些法律是否与你的专业实务或个人生活相关"[11]。

如果一个护士或助产士被要求提供他们认为对患者不安全或有害的护理,他们应该仔细考虑他们的行为并且对合适的人提出他们的担忧。护士和助产士必须始终按照患者的最佳利益对他们护理[11]。

规范护理部操作的健康专业理事会声称,注册的手术部门从业者必须:

- 在法律和他们的职业道德界限内能够从事护理工作。
- 始终理解按照患者最大利益行动的必要性。
- 理解尊重的需要,尽可能维护权利、尊严、价值和每个患者的自主权,包括他们在诊断和治疗过程中的作用,在维护健康和幸福时的作用[7]。

问责制是不可或缺的行业准则。必须在各种各样的情况下做出判断,施加专业知识和技能,为了最佳做法和患者的最佳利益,做出基于证据的决定。专业人员应该总是能够证明他们做出的决定是正确的。

新角色

在过去的 20 年里已经出现了许多新的角色以满足与患者数量增加相一致的需要以及在临床治疗中对专业人才的需要。这些角色是多种多样的。角色变化是因为专业人才拓展了现有的角色。许多新角色适应现有专业护理的范围,也有一些是全新的,还需要特定的建设和培养。任何一个组织决定的方法是适当的,结构化开发的手段是至关重要的。无论一个组织决定的任何方法是否合适,结构化开发的方法都是必需的。职业框架开始着手于标准化职业角色,用不同级别的责任、监督和知识描述职业角色,而且开始说明职业角色发展的路线[13]。进一步的细节已被确认为知识与技能结构,它现在是职业描述和工作能力评估的基准。

护士和一些新开发的角色,包括目前由其他医疗专业人员从事的任务或角色的其他人,必须意识到自己的法律界限。"法治"要求专业人员在法律许可范围内行业,"过失原则"要求任务或角色按照相同的标准被交付就像被另一个承担一样。要求有足够的教育和培训是为了确保卫生专业人员能够胜任标准所需的角色。在围手术期护理中,可能会遇到各种角色。这些包括以下:

手术护理从业者

手术护理从业者的角色(surgical care practitioner,SCP)是:作为一个非医疗从业者,在顾问医生的监督下,作为扩大了的手术团队的一部分而工作。SCP 必须是之前在英国护理和助产咨委员会（the Nursing and Midwifery Council）或英国健康专业理事会（the Health Professions Council）注册过的。

SCPs 执行各种任务，包括检查、记账和问卷调查。他们在手术室可以协助并执行委托职责、管理术后患者、调整治疗方案、办出院和随访[4]。

高级洗手护士

围手术期护理协作组织（the Perioperative Care Collaborative）提供了以下作为一个高级洗手护士（advanced scrub practitioner，ASP）的定义。ASP 的角色可以被定义为这样一个角色：在外科医生的直接监督下，提供熟练技术协助的注册围手术期从业者，同时他们不执行任何形式的手术干预[12]。

助理手术护士

助理手术从业者（assistant theatre practitioner，ATP）执行所有高级护理支持工作者的任务，但也要受训达到胜任洗手护士一些有限范围内的病例。此外，一些 ATPs 也在麻醉后病房内工作，受执业医生委托进行护理[10]。

高级护理

近年来已经在创新先进的护理角色上有很大发展，例如临床护理专家、执业护理师以及更广泛的咨询护士的角色。角色的多样性是有价值的，它能改善患者和工作者的健康福祉。咨询护士角色的目的是提高治疗和改善患者的治疗结果，加强同行业的领导力，通过建立一个新的临床就业机会有助于留用护理人才。重复发生在专业护理岗位上的情况是，有一半的咨询时间花在了专业诊疗上，但是专家对患者的工作原则上是有一个明确划定的临床区域，咨询护士的角色有望更具战略性和广泛的基础，以改善对其他人的护理，在护理上占据领导地位，类似与医药顾问拥有的那样[9]。可以在整个英国的围手术期护理中发现所有专业咨询护士角色的例子。

职业发展

在整个行业有各种各样的定义关于持续的职业发展（continuing professional development，CPD），但这通常是指更新现有技能的学习活动。在满足机构和患者需要的背景下，CPD 需求应该是基于个人需要而被认可。

在 NHS，CPD 是个别专业人员和他或她的管理者，承诺必要的时间和资源，通过评估，达成一致的个人发展计划。确保卫生专业人员保持工作能力的关键在于监管机构的推动，形成 CPD 对策，用于给员工生效 / 换发新证[6]。

在围手术期护理中，CPD 是监管部门要求做到的，以保持执业能力。为此，应在工作环境内提供资源和支持。能力发展的需要通常在个人年度绩效考核期间被认证，并且被个别医生在他或她的个人发展计划里记录下来。注册者也需要在他们的档案里记录下继续发展计划，这可能是监管机构要求的定期重新注册，以证明从业者的教育和培训是一个正在进行的根据。

参考文献

[1] **AfPP** (Association for Perioperative Practice) (2005)NATN definition of a perioperative environment.www.afpp.org.uk/filegrab/periopdef.pdf?ref=54 (accessed March 2012).

[2] **AfPP** (2008) *Staffing for Patients in the Perioperative Setting.* Harrogate: AfPP.

[3] **AfPP** (2011) *Standards and Recommendations for Safe Perioperative Practice*, 3rd edn. Harrogate: AfPP.

[4] **Association of Cardiothoracic Surgical Assistants** (2011) Definition.http: //acsa-web.co.uk/about-surgical-care-practitioners/(accessed 4 December 2011).

[5] **Buchan J and Dal Poz M** (2002) Skill mix in the healthcare workforce: reviewing the evidence.*Bulletin of the World Health Organization* 80(7): 575–580.

[6] **Care Quality Commission** (2010) *Guidance about Compliance: Essential standards of safety and quality*. London: CQC.Department of Health England (2007) http: //webarchive. nationalarchives.gov.uk/+/www.dh.gov.uk/en/Managingyourorganisation/Workforce/Education TrainingandDevelopment/PostRegistration/DH_4052507(accessed 4 December 2011).

[7] **Health Professions Council** (2008) *Standards of Proficiency for Operating Department Practitioners*.http: //www.hpc-uk.org/assets/documents/10000514Standards_of_Proficiency_ODP. pdf (accessed March 2012).

[8] **McKenna H, Cutliffe J and McKenna P** (2000) Evidence based practice: demolishing some myths. *Nursing Standard*: 14(16): 39–42.

[9] **National Nursing Research Unit** (2007) Advanced nursing roles: survival of the fittest? *Policy*+issue6. http: //www.kcl.ac.uk/content/1/c6/03/25/81/PolicyIssue6.pdf (accessed March 2012).

[10] **NHS National Practitioner Programme** (2006) *Introducing Assistant Theatre Practitioners: A best practice guide*. Assistant Theatre Practitioner Project, NHS East of England.

[11] **Nursing and Midwifery Council** (2008) *The Code: Standards of conduct, performance and*

第一部分

ethics for nurses and midwives.www.nmc-uk.org/publications/standards (accessed March 2012).

［12］**Perioperative Care Collaborative** (2007) *The Roles and Responsibilities of the Advanced Scrub Practitioner*.http: //www.afpp.org.uk/careers/Standards-Guidance/position-statements (accessed March 2012).

［13］**Skills for Health** (2006) *Key Elements of the Career Framework*.http: //www.skillsforhealth. org.uk/images/stories/Resource-Library/PDF/Career_framework_key_elements.pdf (accessed March 2012).

［14］**Tanner J, Woodings D and Moncaster K** (2006) Preoperative hair removal to reduce surgical site infection. *Cochrane Database of Systematic Reviews* 3: CD004122.

［15］**Woodhead K and Wicker P** (2005) *A Text book of Perioperative Care*.Oxford: Elsevier.

拓展阅读

1. **Association for Perioperative Practice** (2011) *Standards and Recommendations for Safe Perioperative Practice*,3rd edn.Harrogate: AfPP.

2. **Gordon S, Buchanan J and Bretherton T** (2008) *Safety in Numbers: Nurse to patient ratios and the future of healthcare*. NewYork: Cornell University Press.

3. **Hood PA, Tarling M and Turner S** (2011) *AfPP in your Pocket: Perioperative Practice*. Harrogate: AfPP

4. **Hughes S and Mardell A** (2009) *Oxford Handbook of Perioperative Practice*. Oxford: Oxford University Press

5. **Professional Education in Practice** (2009) *Advanced Surgical Care Practitioners*.http: // pepractice.co.uk/course_advanced_scrub_practitioner.html (accessed March 2012).

6. **Wicker P and O'Neill J** (2010) *Caring for the Perioperative Patient*,2nd edn. Wiley-Blackwell.

7. **Woodhead K and Wicker P** (2005) *A Text book of Perioperative Care*.Oxford: Elsevier.

第二章
术前评估

简·杰克森

患者安全是护理质量的核心，也是护士和医生的职业责任。当在 NHS 出现差错造成患者痛苦甚至是死亡时，首要原则是"不伤害"，需要进行安全性和效益权衡。

——安德鲁·兰斯利，2010 年 6 月

术前准备

除了患者基础疾病本身存在的风险外，任何麻醉或外科手术都有风险。术前准备的目的就是为了确定患者当前的健康状况，评估可能存在的风险，确保患者在麻醉或外科手术前处于最佳状态，以减少术后并发症的发生。当然，也会存在麻醉或外科手术的风险大于患者疾病本身存在的风险。在这种情况下需要向患者提供知情同意书，让患者了解外科手术不是治疗的最好选择。

患者准备——或者外科手术前的评估 (preoperative assessment, POA）——应该对所有手术患者进行评估。由于麻醉方式和患者健康状况不同，所以，术前准备过程就各不相同，但本质上说，患者的准备要符合规定[13]。

本章节将介绍患者术前准备的原则和应用程序。

患者术前准备的定义

正确的术前准备，就是要确认患者的健康状况和意愿能否进行麻醉和手术，以确保患者在不适合或不愿意的情况下采取适当的措施。

术前准备是一个过程，通过专业护理人员，向患者解释疾病的相关信息，决

定是否进行额外的研究或检查,以确认患者健康与预期麻醉或外科手术有关的风险因素。

医务人员应该告知患者麻醉和手术的风险和益处等信息,确保患者做出知情选择。也许患者会在术前准备的最后阶段放弃手术。在准备期间还将制定出患者的入院和出院计划和期望获得的结果,例如住院时间的长短、完成日常生活或活动的能力。在初级和二级护理中,术前准备过程,涉及患者和适合于个别患者的照护者和所有专业健康护理人员。

患者术前准备的目标和宗旨

总体目标是为了确保术前准备充分,对于每个患者而言,护理计划的拟定,满足患者的需要,既要考虑患者健康还要听取患者的建议。

患者和护理人员通过信息交换,以了解患者的健康状况、社会背景和用药的需求,随后提供给患者(口头、书面或视觉形式的)信息至关重要。从专业护理人员能清楚理解每个患者健康的需要和任何具体的患者要求,到目前为止患者的健康状况、建议治疗 / 观察、麻醉和手术的风险和益处,将帮助患者决定是否进行手术和麻醉。这就是知情同意[15]。

应该给患者提供与医务人员商议住院日期和了解预期住院持续时间的机会,以便于在入院前确定大致的出院时间。在围手术期间,护理人员会对患者用药、社会史等方面进行详细的了解,识别患者潜在的危险因素以降低其风险,确保入院前使患者的健康状况最佳。这将构成患者和护理人员之间相互信任的基础。

专业的团队合作

患者准备是一个相互合作的过程,包括初级和二级护理。全科医生初诊患者时,通过患者的描述确定是否需要检查或转诊。全科医生会考虑患者的健康再转诊和执行初始检查,如测定血红蛋白水平、纠正贫血;通过脉搏来识别心房纤颤;若有必要的话计算体重指数,对患者实施体重管理;影响因素如吸烟,应劝导戒烟,在转诊之前注意患者的社会问题。此外,需要对患者进行放射学或病理学检查。应提供给患者延时的转诊时间,以达到最佳的健康状态。

患者在门诊部咨询专业外科医生 / 或其他医务人员的意见。如果建议手术,那么患者开始进行入院准备。通常由麻醉师顾问或护士长进行指导,一个受过专业培训的注册护士(registered general nurses，RNGs)和 / 或基金会人员(FYIs)和医疗助理组成的团队(health care assistants，HCAs)。药剂师作为围手术期的一员向患者提供有价值的药物使用 / 过敏的建议。

明确的协议被培训过的团队应用在患者术前准备和外科护理中，并完成精确的评估。与患者进行访谈，准确记录内科、外科、麻醉、药物和过敏史是评估人员的基本技能，以获取相关的信息，判断患者的健康状况。麻醉医生将提供专业知识帮助那些接受复杂的大手术或有复杂疾病的患者。此外，根据患者情况提供专家支援，例如心脏病学团队的支援，患者有心脏病史和需要超声心动图或心脏会诊。

加速康复

加速康复(enhanced recovery，ER)是外科护理的一种方法，适用于每个二级护理的患者(图 2-1)。入院前应该提供给患者身心护理使其压力最小化，并且保持围手术期能够正常活动。术前准备的作用就是对患者安全和期望值的管理，确保患者入院前临床症状最优化，并接受健康指导，包括出院指导。

整理患者信息

患者的医疗记录包含的信息是保密的。所有的信息应当是准确的和不容评判的。

所有记录应当清晰的书写 / 打印，让别人阅读的时候没有推测。患者的医疗记录是一个法律文件，可能会在法庭上使用。

在患者准备期间收集充足的相关信息是非常重要的，能够确保包括对并发症处理的成熟意见。这将引导评估人员在调查 / 干预之前，权衡手术和 / 或麻醉的风险，以及潜在的结果与不进行手术的风险和结果。

参考多个信息源收集的信息。在与患者面谈前详细了解患者的信息是很重要的，以便与患者交流时更加专注。潜在的信息来源包括以下方面。

- 患者的既往史直接从患者或通过翻译者得到。书面或口头的沟通可能是具有挑战性的，因为语言障碍， 在英语不是第一语言或者与患者无法交流，或者因为他们缺乏心智能力。通常护理人员会从陪护那里间接获得患者的既往史并记录。

- 一个全科医生的转诊证明。应当包含过去的治疗概要，不仅仅是写明之前

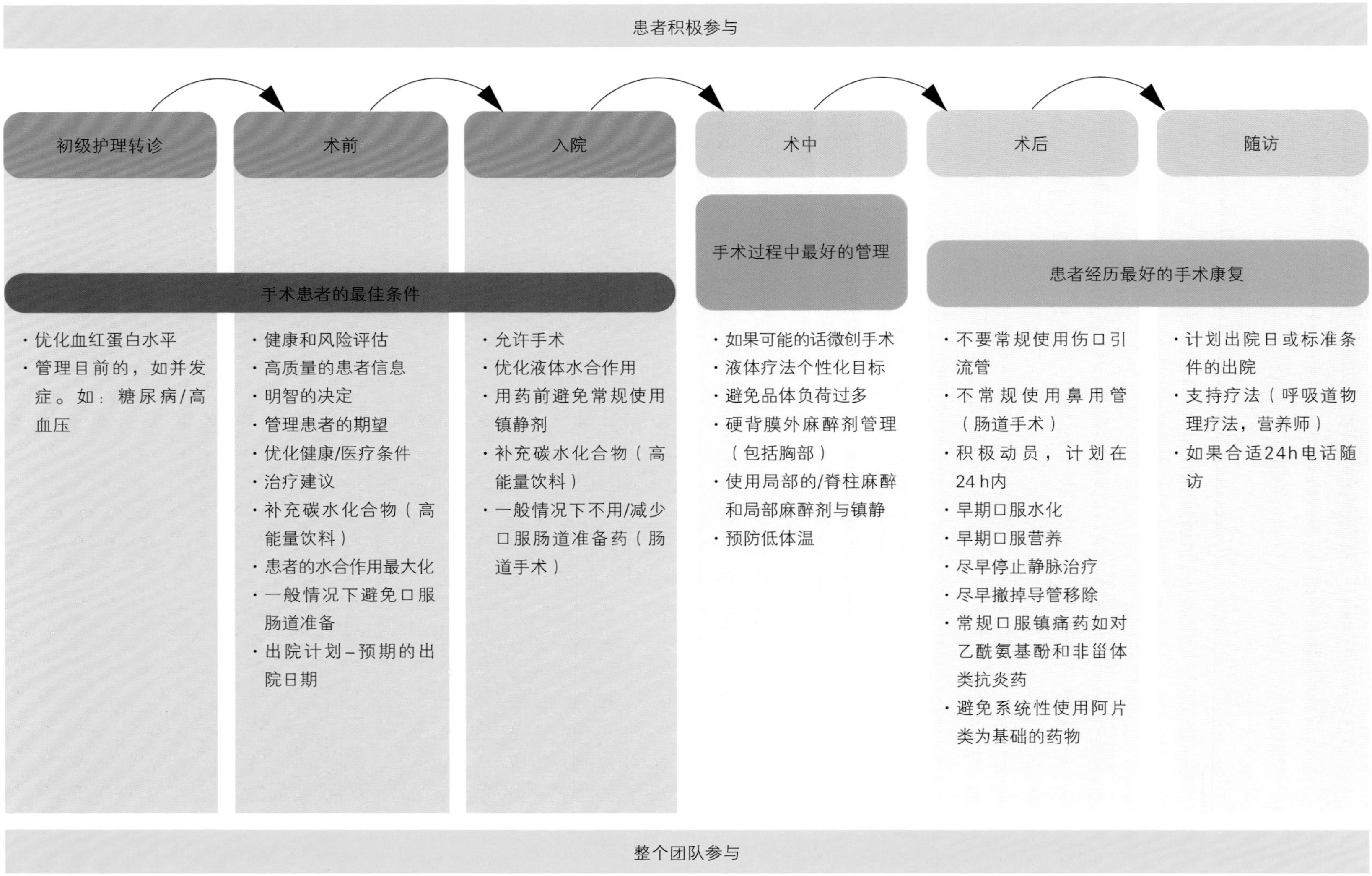

图2-1 中信息如下（从右至左各阶段）：

患者积极参与

初级护理转诊
- 优化血红蛋白水平
- 管理目前的、如并发症。如：糖尿病/高血压

术前

手术患者的最佳条件
- 健康和风险评估
- 高质量的患者信息
- 明智量的决定
- 管理患者的期望
- 优化健康/医疗条件
- 治疗建议
- 补充碳水化合物（高能量饮料）
- 患者的水合作用最大化
- 一般情况下避免口服肠道准备
- 出院计划-预期的出院日期

入院
- 允许手术
- 优化液体水合作用
- 用药前避免常规使用镇静剂
- 补充碳水化合物（高能量饮料）
- 一般情况下不用/减少口服肠道准备药（肠道手术）

术中

手术过程中最好的管理
- 如果可能的话微创手术
- 液体疗法个性化目标
- 避免品体负荷过多
- 硬脊膜外麻醉剂管理（包括胸部）
- 使用局部的/脊柱麻醉和局部麻醉剂与镇静
- 预防低体温

术后

患者经历最好的手术康复
- 不要常规使用伤口引流管
- 不常规使用鼻用管（肠道手术）
- 积极动员，计划在24h内
- 早期口服水化
- 早期口服营养
- 尽早停止静脉治疗
- 尽早撤掉导尿管
- 常规口服镇痛药如对乙酰氨基酚和非甾体类抗炎药
- 避免系统性使用阿片类为基础的药物

随访
- 计划出院日或标准条件的出院
- 支持疗法（呼吸道物理疗法，营养师）
- 如果合适24h电话随访

整个团队参与

图2-1 加速患者恢复，转载自英国卫生部

的治疗和过敏史还要写明转诊的原因。

- 顾问医生的诊断证明。应该包含患者症状的概要、检查结果和治疗方案的建议。
- 医院病历包括诊断结果复印件/其他地方完成的检查结果复印件。当患者患有多种特殊疾病,例如心脏、内分泌以及手术史,这往往是患者最主要的信息来源,并且是非常有用的。
- 调查结果。提供了患者病情的动态变化以及最新的病情分析。患者病情的疑惑或许在最后的结果中会得到解决,并且将提供给评估人员关于患者治疗反映的信息。
- 候诊卡。应该提供完整的患者身份证明、他们的会诊医生、治疗计划和任何特殊要求,其中可能包括特殊仪器或患者的需求。
- 患者的处方和/或非处方瓶子/容器。将为药剂师和/或评估人员提供重要的关于患者健康的信息。

当一个患者完成了问卷调查,将能够提供患者关于健康方面的足够的信息,在患者被添加到等候手术名单之前,确定是否需要进一步的评估。患者将在门诊或评估部门完成这样的问卷并交给护理团队的成员,否则患者可能通过电话完成问卷。这些往往被用于预定小手术的患者,或预先筛分问卷来确定是否/何时需要全面评估的患者。

由于患者接受外科手术、或有非常复杂的并发症以及进行日间手术,参加面对面的诊断评估是恰当的。

在对患者评估时,应提供给患者适当设施和隐蔽的区域,给予患者尊重和隐私保护,并且保持最低限度的中断。

患者可能会被要求提供尿液样本来确定是否患有尿路感染、血尿或尿糖。如果科室使用电子评估,患者将完成 HCA 或 RGN 信息。然后将观察,包括脉搏、血压、呼吸频率和血氧饱和度水平的规律性。测量和记录的身高、体重指数。用棉签从鼻子、会阴部、导管位置和任何伤口区域检测(耐甲氧西林金黄色葡萄球菌 MRSA)状态。对于呼吸系统疾病的患者,将进行峰值流量测量并记录。对于那些有心血管病史或进行大手术的患者,可能需要做心电图检查[17]。

通过以上所述的记录,RGN/FY1 将一系列准备的资料对患者进行干预。

病史

RGN 或 FY1 将在一个单间与患者进行交谈,以保护患者隐私和尊严。他们应该在交谈前阅读患者所有资料，获得明确的具体问题，以保证交谈的质量。

准确的病史资料收集和记录是很重要的，可以分解成以下几个阶段。

准确记录麻醉、外科、内科既往病史和社会史

对细节的关注是很重要的，能够全面地了解患者地健康或疾病、并发症、吸烟或饮酒的历史。这能够使评估人员了解患者过去的经历，并预见潜在的需要调查的问题。所有记录必须有签名和日期，如果手写，必须清晰明了，以避免误解。如果一个患者经历临床事件（如胸痛），重要的是记录胸痛发生的时间和持续时间。

既往并发症

发生意外的结果和并发症时，为了尽量减少复发的机会，健康专业人员应有一个明确的认识是很重要的，发生了什么以及发生的原因和时间。通过这些信息 RGN/FYI 对患者进行恰当的调查，潜在的原因 / 以前未知的健康状况，从而优化术前条件。调查和专家会诊以及术前条件优化可能会延迟患者入院，因此，评估应尽早在手术前完成。

当前症状 / 病史

了解患者当前的问题，将有助于专业健康护理人员适当干预。患者提供的信息应准确、清晰地记录在临床病历中，确保输入的日期和时间，特别是当症状发生变化时。这些信息将由其他健康专业人员使用，在当前症状基础上再与既往病史相结合，任何改善或恶化的症状都可以判断。

进行全身麻醉的患者，应该问及端坐呼吸以及与呼吸循环系统疾患有关的问题。这是因为它对判断患者能否躺在手术床上以及耐受手术时间长短的能力是非常重要的。问题可以包括一个患者睡觉时枕头的数量，如果他们在椅子或床上睡觉、爬楼梯、晚上或在休息时是否会出现呼吸急促。

它也有助于调查患者能走多远以及他们为什么停止的原因，例如由于关节疼痛、呼吸困难、腿疼、胸痛、平衡或疲劳。这将帮助评估人员进一步地调查和评估。

家族史

特别要注意的是直系亲属麻醉反作用的发病情况，如麻醉药过敏或静脉血栓等。如果患者有家族病史，发病率会更高，进一步检查可能会减少不幸事件发生的风险。

观察

患者准备期间的观察结果应该被记录,这些记录将做成在围手术期观察结果变化的曲线,并进行检查,注意任何异常数值。在 15 ~ 20 min 后重测一次血压是很好的做法。

检查

患者检查的目的是为病史提供观察报告。结果将引导评估人员确定必要的调查研究,要在患者做出手术或麻醉决定前,确定患者的健康状况。

任何患者面色苍白、发绀、黄疸和贫血都应观察,然后检查是否有下肢水肿、静脉曲张、溃疡或压疮。

有任何可能造成喉镜检查或插管困难的限制条件,应检查患者的颈部屈伸运动和马兰帕蒂(Mallampati)气道评分(图 2-2)[12,16]。

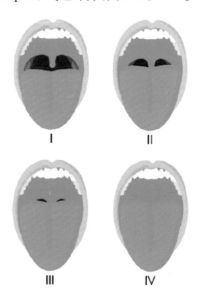

图2-2　改良 Mallampati 气道评分如下:Ⅰ类:扁桃体充分的可见性,包括悬雍垂和软腭。Ⅱ类:可见硬软腭,扁桃体和悬雍垂上部。Ⅲ类:软、硬腭和悬雍垂是可见的。Ⅳ类:只有硬腭可见

改良 Mallampati 气道评分如下:

- Ⅰ类:扁桃体充分的可见性,包括悬雍垂和软腭。
- Ⅱ类:可见硬软腭,扁桃体和悬雍垂上部。
- Ⅲ类:软、硬腭和悬雍垂是可见的。
- Ⅳ类:只有硬腭可见。

胸部也要检查。培训过的专业人员应观察气管的位置,检查气道是否有堵塞,并注意胸廓的形状,任何畸形都可能提示患有长期呼吸系统疾病。应该询问患者咳嗽或咳痰的情况,包括痰液颜色,比如痰液呈黄色或绿色提示感染,如果痰液是泡沫状的或带血丝的提示咯血。听诊之前进行胸部触诊。听诊将为评估人员提供呼吸频率和异常情况,通常紧随其后的是心脏听诊,检查心音、频率、节律判断有无心脏瓣膜疾患。

静脉血栓栓塞风险评估可以由 FY1 或 RGN 在患者术前准备时完成。如果评估在入院时完成,需要 2 个人签名[6,18]。

调查/研究

常规的调查研究需要根据当地的政策确定程序。病史和检查也将促使评估人员,在患者做出外科手术或麻醉决定前提供额外的信息。评估人员的职责是检查所有要求的调查结果,并对结果采取适当的行动。

药物过敏

药剂师也很关键,在患者的准备和几个评估门诊都有药剂师的参与。没有药剂师的话,这个角色由 RGN 或 FY1 承担。

主诊医生开具的患者术前准备药物,例如片剂、注射剂、气雾剂、软膏的处方药物、药水等,对于大多数患者是有效的。如果药物没有保管在适当的容器,评估人员应强调药物必须保存在标记明显的容器内。

对于患者的药物治疗,药剂师对药物的疗效、不良反应,以及术前应该停用的药物和药物相互作用的建议是很关键的。药剂师通常会与患者的外科医生沟通,以确认药物治疗的持续时间。

合格的开药者绘制的药物图,如果恰当的话,可以包括预防性治疗,这种形式将减少用药遗漏的机会。

许多患者服用的非处方药不是医生指定的,可能会影响他们的处方药物的疗效,例如降低降压药物的疗效,建议患者听从医生的建议。

健康教育

在患者术前准备评估过程中,患者和评估者之间应该建立融洽的关系。对患者可能的结果和效果进行全面的讨论是必不可少的过程。风险和益处应包括预期的住院天数。应尽一切努力为患者提供书面信息[2,4]。

患者术前准备也是一个讨论和促进健康的理想机会,例如减少酒精或药物依赖,并特别强调戒烟的益处[22]。应鼓励患者尽早戒烟,最好是在手术前8周戒烟[23]。

肥胖也是一个日益严重的问题! 英国最新的健康调查数据表明,将近有1/4的成年人和超过1/10的2~10岁的儿童都是肥胖者[3]。肥胖对他们和他们的照顾者的生活都有影响,会增加糖尿病、心血管疾病、呼吸系统和肌肉骨骼疾病的发病率。应该帮助患者了解体重对健康的影响,并鼓励他们寻求全科医生的帮助来探讨如何减轻体重。

出院计划

患者的入院、住院和适时的出院都应在患者的准备过程中拟定好。择期手术大约停留在二级护理的时间是可以预见的,并可以听取患者和/或亲属的建议。许多患者术后一般不需要额外的支持,但对于一些患者,有必要协助患者日常活动直到恢复到他们入院前水平。入院前应拟定好患者的护理计划确保实施,并按时出院。

确定患者术前准备的结果

培训过的顾问人员会关注麻醉和手术的风险,只要确定患者的病史就会考虑所存在的风险。通过详细询问病史,为并发症的诊断提供证据。评估人员将特别注意患有心血管和呼吸系统疾病、糖尿病、甲状腺和肾功能不全患者的麻醉/手术。适当的调查研究并结合体格检查,将对患者潜在风险评估有重大意义。

在评估期间有些患者需要再次检查。术前准备部门应有明确的条款规定,评估人员对入院患者做适时的判断,或咨询患者的麻醉顾问或心脏科顾问医生的建议。

麻醉咨询/推荐

麻醉顾问医生在患者准备过程中起着关键作用[1]。其中之一的角色是教育评估员,基于最新的循证研究和适当的应用,麻醉医生将告知评估人员,多重不稳定的复发病症的处理建议。

麻醉医生将对评估结果进行复审,并通知进一步的检查,如超声心动图、心肺功能测试,在患者有多重不稳定的病症情况下,要与患者和 / 或其亲属进行一次谈话,讨论麻醉和手术有关的风险和益处。这种共享的决策,对麻醉高风险患者、死于自身疾病的风险小于麻醉和手术风险的患者特别重要。越来越多的麻醉顾问需要分享这些谈话并传达给顾问医生、药剂师和患者的主治医生。

在患者术前准备期间,药剂师是可以不在场的,但是在患者入院前,应给患者开预防静脉血栓的药物和提供专业的药物治疗指导,如阿司匹林 / 氯吡格雷或降糖药。

记录结果

记录可通过纸质或电子格式保存。所有记录应完整、清晰、准确,确保包含日期、时间、签全名[21]。

调查研究结果应记录在病历中,详述异常情况和解决这些问题采取的措施。有时候检查结果不正常,但是患者的健康状况处于最理想的范围内,或许是患者有过敏现象,在这些情况下麻醉医生、外科医生和支持团队,给予患者额外的支持是非常重要的。

患者准备期间需要的外部因素

术前准备环境,需要包括几个因素,但这些因素是在患者的准备区之外或超出防护标准的。这些要求确保遵守政府指令,例如 NICE 临床指南和卫生部门政策。患者准备团队需要确保符合以下强制性要求。

- 金黄色葡萄球菌患者的隔离:患者由于非急需或急症入院,应该检查并确认他们是金黄色葡萄球菌感染的状态,也有一些特殊的例外情况[7]。
- 鉴定患者的变异型克雅病(vCJD)[8]:评估应在手术和 / 或内镜检查前进行,以确定患者、或者高危人群、CJD 或 vCJD。所有患者应该被问到"你有没有得到通知,你在增加 CJD 或 vCJD 在公共卫生方面的风险?"在患者准备手术的过程中,这应该是一个常规的问题。如果患者回答是肯定的,那么卫生部对传染性海绵状脑病(transmissible spongiform encephalopathy, TSE)的指导是有用的[9]。
- 静脉血栓(venous thromboembolism, VTE)风险评估[18]:必须在入院时完

成对所有成年人的评估。 这种形式[10]可以在患者术前准备时开始,但必须在入院时被再次确认。

除了上述三个临床要求,也有一些必须遵从所有的英国国民保健制度(NHS)信托关于临床管理的强制性规定(PROMS):

- PROMS 是发给那些进行髋关节置换、膝关节置换、腹股沟疝或静脉曲张手术患者的问卷调查。其目的是为了增加患者在术前和术后,他们的健康或健康相关的生活质量和独立性[5]。该问卷应在手术前完成,其次是第二份问卷,在腹股沟疝或静脉曲张手术后 3 个月或髋关节或膝关节手术后 6 个月发送给患者。委员、信托、仅在网上对结果进行分析[14]。

与患者准备相关的法律问题

这里特别强调护士在这一领域工作的自主权。护士在术前准备中的护理质量必须是同质化的,这样可以在获得卫生专业资格之前承担这个工作。

如果护士是粗心大意的,或因粗心大意造成伤害,将对护士有不利的影响。因此,护士的工作在患者术前准备中是至关重要的——一个专门的研究——如果护士缺乏能力或技能,需要采取适当的方法获取知识,他们才能履行其职责。

护理人员在患者术前准备工作中,应遵守护理和助产学委员会准则[20]。护理助产委员会的这些行为准则和职业标准旨在确保"高标准的实践和护理"。

护士将"对自己的行为和疏忽负责,必须始终能够证明自己的决定是正确的"和具备"安全有效的实践知识和技能"。

这些准则要求护士"保持他们的专业知识和能力并拓展",必须确保知识和技能的更新[11]。

患者术前准备或 POA 是一种凭借自身资质的专业特长。在这一领域工作之前,注册护士需要认识到他们的能力,并进行适当的培训和能力素质再提升,为患者进行评估。应定期进行资格审核,至少每年一次,确保最佳实践符合最新的制度,以提供高质量的护理。

总结

患者术前准备是一个跨专业的过程。从初级护理开始、患者已知的并发症优化之前、转诊到二级护理。在二级护理过程中确定患者的健康、意愿和能力是否能进行手术和 / 或麻醉。应向患者充分告知麻醉和手术的所有风险和益处,以提供知情同意。患者的健康和社会需求的各个方面都应该考虑在内,缩短住院时间,尽快恢复。不适合手术的患者需要获得适当的信息,使患者充分了解自己的问题所在和提供可选择的治疗方案。

患者术前准备是手术入院、初级护理转诊到手术的关键。它已被证明是提供高质量护理的重要阶段,卫生部通过加速康复(ER)途径提供优质的医疗服务[16]。

参考文献

［ 1 ］ **Association of Anaesthetists of Great Britain and Ireland** (2010) *Safety guideline 2.Pre-operative Assessment and Patient Preparation.*http: //www.aagbi.org/ (accessed 6 December 2011).

［ 2 ］ **Audit Commission** (1993) *What Seems to be the Matter: Communication between Hospital and Patients.* London: HMSO.

［ 3 ］ **Bourn J** (2001) *Tackling Obesity in England*, HC 220, Session 2000–2001,15 February.London: National Audit Office.

［ 4 ］ **Bunker TD** (1983) An information leaflet for surgical patients.*Annuals of the Royal College of Surgeons of England* 65: 242–243.

［ 5 ］ **Department of Health** (2008) PROMS.http: //www.dh.gov.uk/prod_consum_dh/ groups/dh_digitalassets/@dh/@en/documents/digitalasset/dh_092625.pdf (accessed 7 December2011).

［ 6 ］ **Department of Health** (2009) *Venous Thromboembolism Prevention.A patient safety priority.* http: //www.dh.gov.uk/en/Publicationsandstatistics/Publications/PublicationsPolicyAndGuidance/DH_101398 (accessed March 2012).

［ 7 ］ **Department of Health** (2010) *Screening for MRSA.*http: //webarchive.nationalarchives. gov.uk/+/www.dh.gov.uk/en/Publichealth/Healthprotection/Healthcareassociatedinfection/ DH_094120(accessed 7 December 2011).

［ 8 ］ **Department of Health** (2011a) Assessment to be carried out before surgery and/or endoscopy to identify patients with, or at increased risk of, CJD or vCJD (AnnexJ). http: //www.dh.gov. uk/dr_consum_dh/groups/dh_digitalassets/@dh/@ab/documents/digitalasset/dh_123586.pdf (accessed 7 December 2011).

［ 9 ］ **Department of Health** (2011b) Guidance for transmissible spongiform encephalopathy.www. dh.gov.uk/ab/ACDP/TSEguidance/DH_098253 (accessed 7 December 2011).

［ 10 ］ **Department of Health** (2011c) Risk assessment for VTE.http: //www.dh.gov.uk/dr_consum_dh/

groups/dh_digitalassets/@dh/@en/@ps/documents/digitalasset/dh_113355.pdf (accessed 7 December 2011).

[11] **Dimond B** (2009) *Legal Aspects of Nursing*,5th edn.London: Pearson, pp.548 and 553.

[12] **Mallampati S, Gatt S, Gugino L, Desai S, Waraksa B, Freiberger D and Liu P** (1985) A clinical sign to predict difficult tracheal intubation: a prospective study. *Canadian Anaesthesiologists' Society Journal* 32(4): 429–434.

[13] **National Patient Safety Agency** (2011) National Research Ethics Service.Informed consent. http: //www.nres.npsa.nhs.uk/applications/guidance/consent-guidance-and-forms/ (accessed 6 December 2011).

[14] **NHS** (2011) Patient reported outcomes measures (PROMs). http: //www.ic.nhs.uk/proms (accessed 7 December 2011).

[15] **NHS Brand Guidelines** (2010) Patient information introduction.http: //www.nhsidentity.nhs. uk/tools-and-resources/patient-information (accessed March 2012).

[16] **NHS Institute for Innovation and Improvement** (2008) *Enhanced Recovery Programme*. http: //www.institute.nhs.uk/quality_and_service_improvement_tools/quality_and_service_ improvement_tools/enhanced_recovery_programme.html (accessed 7 December 2011).

[17] **NICE (National Institute for Health and Clinical Excellence)**(2003)*Clinical Guidelines Number 3: Preoperative Tests: The use of routine preoperative tests for elective surgery*.http: //publications.nice.org.uk/preoperative-tests-cg3(accessed March 2012).

[18] **NICE** (2010) *Clinical Guidelines Number* 92: *Venous Thromboembolism*.http: //www.nice.org. uk/guidance/CG92(accessed 7 December 2011).

[19] **Nuckton TJ, Glidden DV, Browner WS and Claman DM** (2006) Physical examination: Mallampati score as an independent predictor of obstructive sleep apnea. *Sleep* 29 (7): 903–908.

[20] **Nursing and Midwifery Council** (2008) *The Code: Standards of conduct, performance and ethics for nurses and midwives*.London: NMC.

[21] **Nursing and Midwifery Council** (2009) *Record Keeping: Guidance for nurses and midwives*. http: //www.nmc-uk.org/Documents/Guidance/nmcGuidanceRecordKeepingGuidanceforNurs esandMidwives.pdf (accessed March 2012).

[22] **Smoke free** (2012) Smoking cessation.www.smokefree.nhs.uk (accessed March 2012).

[23] **Warner DO** (2005) Helping surgical patients quit smoking: why, when, and how. *Medical Intelligence* 101: 481.

第一部分

第三章
围手术期的沟通

利比·坎贝尔

介绍

基于法律和道德的原则,本章将围绕手术许可、保密工作和文档资料,以及手术室的团队协作方面的问题进行探讨。

同意

当笔者一开始在手术室工作的时候,对于外科手术中"有效同意"的态度是特别随意的。其形式经常并不是由将执行手术的医生完成,而很可能是一个缺乏经验的其他人。通常对于可能出现的问题实际上能做出的解释很少,虽然缓解了焦虑但是回避了潜在的严重并发症。手术同意过程总是在发现必要进行进一步手术时才得以呈现。这种家长式的强行手段向"保障病患自主权和人权"的转变,让个体在治疗过程中成为平等的参与者而不是被视为"其最终利益"的承受者。

为了加强对患者的保护,特别是对员工的保护,加上在手术中不良操作和司法案件中所获取的教训,而不只是填写一张手术同意书。为了掌握病情,"有效同意"在外科手术中成为必备的要求。这并不能用其他方式来完成。因为必须首先考虑个体的基本权益,才能决定在他或者她的身上应该发生或不应该发生什么。

原则

手术同意的准则是建立在自主权益的准则基础上,即知晓自己身上可能出现什么情况。一般法律承认每个个体有权获得人身保护防止别人侵犯的权利[18]。除了少数的狭义定义的情况下，来自他人的非自愿接触有可能导致民事诉讼损害赔偿，甚至可能构成刑事攻击。因此，即使当"接触"是为了向需要治疗的患者给予帮助，但每一种对患者接触的医疗方式在法律上都可能构成潜在的人身伤害(或攻击)[18]。

> 每一个具备民事能力的成年人都有权利决定自身接受何种治疗。如果外科医生在没有取得患者同意的情况下执行手术将构成对患者的人身伤害[6]。

有一些少数特例必需同意，比如当患者处于意识障碍的状态，特别是需要急救时，在这些情况下，将视为患者同意接受治疗。只有当患者能够给予同意以及达到非执行治疗不可的程度时，治疗才是被允许的。

即使得到同意，也并不意味着外科医生能任意为之。在一个剖宫产案例中[20]，医生发现，若再次怀孕患者的子宫条件将使她置身危险中，于是将她的输卵管结扎。法院认为，在得到患者同意的情况下，延迟绝育手术才是合理的，尽管在当时很方便做这个手术。相比之下，在某些实例中，法院认定延迟手术是不合理的。在一个案例中[17]医生在实施摘除一个睾丸的手术中发现患者还存在一个疝气病变。主治医生说去除疝是必要的，如果他不去除疝将会危害患者的健康和生命，法院认为是合理的。因此，必要性和便利性之间的区别是微妙平衡，特别是鉴于可以含糊的一些形式的同意。

同意包括默示或明示。默示同意是能够合理指示的，例如患者在参加治疗时或默许常规治疗。然而，默示同意的弱点在于患者同意治疗时他并不总是很清楚他的医生打算做什么。一个典型的例子，一个患者挽起他或她的袖子量血压，医生却给他注射。

法律上对于明示"同意"没有特定的门槛要求，这依赖于明智的医生，他本人的实践经验对比[3]，但要说到手术干预，并以书面的形式呈现，以便于涉及所有的东西都必须是清楚明了的，必要时包括法院在内。

此外，同意必须是有效的，因为它必须由一个具有刑事能力的人在没有胁迫的情况下，尽可能地充分了解潜在风险，明确了所有可能发生的情况，自愿地给予同意。

在这里探讨关于患者是否能充分了解情况，以及造成重大风险或"特权"的原因这些滑稽的问题是不可能的。很显然，隐瞒信息可能会造成不必要的焦虑。这些足以说明如果患者不被告知潜在的风险，在特定的情况下手术同意将视为无效。

能力

成年人或心智成熟的未成年人,被视为具备刑事能力,除非证明他们是在缺乏心理承受能力的情况下做出同意。法院也把丧失行为能力考虑在内,并且在这保险案件中[31]判定个人缺乏这种能力,也就是"如果存在精神上的缺陷和障碍,则判定为他没有能力做出决定,无论他同意还是拒绝治疗"。备受质疑的是一个晕针的孕妇在剖腹产手术之前是不会同意注射的。最高法院法官认为孕妇的晕针情况,将使她在精神方面丧失做决定的能力,但需要强调的是她完全有拒绝接受手术的能力。

假设患者在精神方面有做出决定的能力,他或她能以一个好理由、坏理由甚至毫无理由来拒绝手术。

> 患者有权拒绝建议的理由是理性、非理性的,甚至毫无理性的[38]。

精神障碍的存在并不意味着一个人没有能力对既定治疗方案做出决定。在这个案例[28]中,一名患有偏执型精神分裂症的 68 岁男子发现足部坏疽,医生认为截肢挽救生命是必要的。但他拒绝同意,并向法院提出禁止令,即医院不能在没有他明确书面同意的情况下进行手术。他胜诉的理由是没有证据表明他缺乏对治疗方案的本质、目的以及效果的了解。相反,证据表明他已然了解并持有相关信息,他认为自己做出了正确的选择。相比之下,在另一起案件中[22],患者拒绝必需的输血,原因是她的自我伤害。她认为血是邪恶的,这一想法显示她有精神障碍,这让她缺乏运用和衡量相关信息的能力。

儿童

在法律上,家长有义务照管自己未成年的孩子并且依据孩子的最大利益行事,在英格兰、威尔士以及北爱尔兰,法定成年年龄为 18 岁,在苏格兰则为 16 岁。这就意味着他们有权给予或者保留包括外科手术在内的手术许可。那就是说,依据家庭改革法案(1969)第 8 条的规定,一个年满 16 或者 17 岁的孩子有权对治疗给予有效同意。现在,这一规定也写入了心智能力法案(2005)第 1 项第 2 条中规定,必须确保一个人有能力做决定,除非这个人缺乏做出决定的能力。

但是,父母必须给予或者隐瞒"合理的"同意,作为第三方,比如专业医务人员,忽略非理性的许可或者隐瞒是可以的,但还是有许多矛盾出现在关于未成年人隐瞒或者继续治疗的案例中,通常是救命的治疗优先于手术治疗同意书,尽管法律规定通常情况下适用于这些案例[30]。

然而,只要孩子们能理解治疗对于自身的意义就应该让他们自己做决定,这样的认识不断增多。1989 年,儿童法中把这样一项,即应该根据孩子的年龄及认知来考虑孩子本身的意愿和感受纳入法院的考虑范围。

关于发育成熟的孩子以自己的理解给出的有效同意,吉利克起诉西诺福克威兹比奇地区卫生局及卫生和社会服务部[12]给出了典型案例,案例把“吉利克能力”与孩子们联系到一起。不仅立法要得到承认,保障儿童权益的专业指导也必须要遵循[33]。

宗教文化

宗教文化的多样性与医学实践发生着冲突,但最常见的是在“耶和华见证人”(一种宗教形式)需要输血的紧急时候。如果是一个具有民事能力的“耶和华见证者”,那么只要他们的“优先决定权”还有效,便可以拒绝输血。在一次加拿大案例中[16],一个不省人事的患者就算持有拒绝治疗词之类的卡片,依然被进行了急救输血,她得到了赔偿因为医生无视了她拒绝接受输血的要求,然而这也构成了人身侵害。

然而更常见的情况是代小孩拒绝输血治疗。在另外一个案例中[29],一个 15 岁零 9 个月的白血病少年需要输血治疗。他本人和他的父母都是“耶和华见证人”从而拒绝同意,以致卫生局为他申请了法院监护权并申明执行治疗法官,通过了输血治疗的合法性还有他父母之前免除的同意。正如一个加拿大的法官所说,尽管在一个外围的并非紧要的情况下:“家长可以任意成为他们自己的殉道者,但是并不说明他们在任何情形下都允许让他们的孩子成为殉道者[2]。”

在英国的普通法当中不可能找到这样的案例,即法院仅仅是由于个人信仰便赞成家长代替孩子来拒绝接受治疗[18]。父母最重要的利益仍然是以适合为基准,虽然重点可能会由案例的特殊性决定而发生更改。

研究

调查和实验通常可以交替使用,但也是有区别的。调查是以明确的目标预先拟定草案,而实验是以多种方法来论证一个问题[18]。

随着历史的延续,现在调查是受到原理、必要条件以及衡量标准所支配,由包含伦理道德在内的原则所认可的研究[18]。严谨的草案需要受到遵从并且向患者及其对参与治疗有选择权的律师给出清楚的解释,选择不参与到治疗中不能影响治疗。

1797 年,一个医生因为在法庭上说到四肢骨折的治疗标准仍然要保留而受到批判,他实习医生的身份就一直没有得到承认[36]。根据“伯德姆标准”来判断"负责任的医疗人员给出的意见"是否存在过失将不再有难度[3]。然而没有实验结果,一些因素致使医学的进步遭到摧毁,那就损失惨重了[13]。

患者的手术许可在医疗的所有方面都是至关重要的,但是医学进展和患者的利益之间的平衡也是很重要的[18]。

在围手术环境里的囚犯

囚犯们并不会因为自由被剥夺而丧失自己的人权。人们认为犯人们享有其他权利的方式和限度将不可避免地受到环境的影响[35]。

如同社会上的其他人,囚犯有权享受相同标准的护理服务[4]。同样的,"护理的义务"体现在专业医疗守则的价值中[12]。

然而无论外界环境怎么样,监狱服务人员有义务通过有效的安全措施来维护监禁中犯人们的权益,其中也包括他们的医疗保健环境。无论囚犯犯了什么罪,监狱工作人员代表公众及社会有责任保障罪犯的安全,即使在手术间内,囚犯也应该享有被护理权利[11]。

就像囚犯有顾虑,医疗保健人员也会有顾虑,因此需要根据具体情况来评估风险。监狱官和医疗保健团队需要共同评估风险,尤其在囚犯伺机逃跑或者对医护人员暴力相向的情况下。这种评估将包括限制囚犯所需的约束力的强弱,囚犯在麻醉期间、手术中或者在恢复区所需出勤的狱警人数。由于潜在的患艾滋病的囚犯不断增多,同时评估里还包括了潜在艾滋病的预防措施。

手术同意

所有关于手术同意的信息仅仅是为了说明,围绕术前同意的环境并不总是像我们想象的那样简单。在大多数情况下不会有问题,但如果出现任何的质疑,明智的做法就是寻求关于这件事的指导意见,确实也需要大量的指导意见。当然法律上的指导意见,地方政策,都将反映出法律要求、专业要求以及患者要求。专业要求和当地政策法规经常被称为"准法律",但是从业者必须使自己意识到这一点:如果他们的工作偏离常规标准时,必须能够提供证据来表明他们的行为是基于正当的理由做出的,而这个理由就是他们之前验证过的理由。

保密性

无论是不经意的一通电话或者是未经许可之下的拍照,无论将患者的个人信息带到医院之外,还是与医生同时在电梯里谈论"有趣"的病例,我们所有人都会在某一时刻在未得到批准时交流了患者的信息，让患者失望。

更有甚者，一位悉尼的神经外科医生，因为将自己的行医过程（包括手术）展现给人参观，以此作为慈善拍卖而遭到批评[32]。然而在不适当的情形下参观手术的请求也时有发生。

诚然，为了实现我们共同的义务，有的信息是应该被交换的，但是对患者信息大而化之的态度，以及广泛应用现代技术的依赖性，提醒我们应当提高从业准则来保护每一份患者的信息。

数据保护

欧洲指令中心设立的数据保护法案于英国开始实施，1988 年建立的数据保护法案规定了一系列使用个人信息需要遵守的原则。1988 年的人权法案第 8 条也承认了个人的私人权利和家庭生活权利[9]。

除了法定职责，其保密原则源于注意义务。根据雇佣合同的蕴含义务，有责任保证信息不被秘密传递，保密要求被列为职业操守守则的一部分。许多责任被写在个人专业术语里，但是雇主也有责任保持数据安全和确保员工接受相应的培训，任何违反保密规定的都将被严肃处理并可能导致解雇。

当然，也有例外的保密义务，其中包括关乎患者生存的利益、警察局或法院的命令公开的时候，在这些情况下可以不履行保密义务。此外，非匿名数据可能需要提供给管理人员和其他人不受职业行为规范的约束，比如发生投诉或不良事件被调查时。再次，保持机密性和满足其他机构的法定要求要达到一种微妙的平衡，所以一些备用协议常常在处理具体情况时自然而然的被建立。

有极佳的指导意见来自卫生部[8]和 NHS 组织内的个人建议，例如，来自数据管理员和卫报的建议。

文档备案

当一切顺利的时候，文档备案被看成一个艰难的任务，因为此项工作需要占用到护理患者以外的时间[26]，但当事情出现差错时，齐全的信息记录就能将"专业合法的操作规范"与"无组织纪律的操作"明显地区分开来。

注册人的每一份文档备案的质量反映了他们专业从业标准的水平[39]。

法庭有权对任何一份文档提出要求并最终将其构成法律文稿。若护理过程没有被记录文档，法律上将类似的纰漏视为该事件的发生不具备合法性[40]。

无论是手写稿还是电子稿,从业者要时刻地意识到文档是要求被备案保存的。其次也需要注意避免一些常见的错误,比如易读性、缩写、签名并注明日期。必须遵守当地的政策法规和国家指导方针[24]。

护理工作的交接

在手术中频繁出现的护理工作交接现象,被认为是带有风险性的。一些研究[7,25]证实上述现象在手术治疗中均属于高危节点,然而当我们对一些不良反应进行调查的时候,发现类似现象屡次出现在交接过程的间隙中。风险主要体现在这几个方面:误解、缺乏提问的机会、信息不对称、无法当即解决疑点,重要信息不完整、缺失文字备案,甚至是交接过程中出现临时变更和中断的现象。

因此,为了确保信息不出现遗漏或被认为更改,正确的方式是使用标准化的表格和检查清单,并依据现有约定进行有规律地反复核查。为了不出现理解偏差并对治疗关键问题达成一致,应该面对面交接工作。

信息沟通

手术过程当中良好的信息交流也是成功团队不可或缺的一部分,要是没有这一点就说明出现了问题。不存在一种可供效仿的工作模式,因为团队是需要构建的,也会根据工作需要进行重建,但是我们不能说工作熟悉程度、工作清单和工作流程能够确保良好的信息沟通。同样也不存在一种可供效仿的信息沟通模式。

设计出来的第一种有效沟通模式,是专门用于说明一种配有发射器、通话频道和接收器的广播和通话技术。在信息传送过程中会有产生干扰的噪声,然而这也只不过是一种简单基础概念[34]。这些年来一些发展良好的模式可以详尽地说明这一过程当中的每一个细节,尤其是交流沟通中容易发生的障碍以及传递意义和影响传递的因素的重要性[27]。今后的工作重点是针对口头与非口头交流方面的识别[1]。而这一方面将在手术室的工作当中得以体现[5,19]。越来越多的研究集中在从业过程信息沟通的描述方面,同样包括手术过程[37],以及越来越多的关于对团队之间顺畅交流起影响作用的人为因素[14,15]。

交流的失败

很多时候,信息沟通不能实现。一项研究表明超过60%的不良事件源于信息沟通的失效,该研究同时也发现在手术中手术成员之间将近30%的程序性交流都归于失败。由于时间上的耽误,交流没有了效率,信息交流既不完整也不准确,关键人物被排除在外,关键问题得不到解决直至出现紧急情况[14]。

不同的研究表明,"职业文化差异、个人原因和系统疏漏"这三个方面可以归结为手术中信息交流失败的原因。

- 文化因素主要是医生与护理的培训方式不同造成的,在他们的交流当中医生传达内容简洁明了,而护理所执行的简单传达就显得比较宽泛。再者医生的手术过程更多被视为一个单人操作而非护士支持的协同操作。工作职业等级会阻碍人们把本应要说的话讲出来。

- 个人原因方面包括"人的因素"和"程序因素"。人的因素有记忆力局限、劳累压力、注意力分散、注意力受扰以及缺乏无法胜任多任务的能力;过程因素有传达不清、听不清楚、环境嘈杂和语言交流障碍[21]。再者还有个人的职业素养问题也难辞其咎[10],包括缺乏互相尊重和礼貌待人的修养[21]。

- 系统疏漏方面同样对交流的效果起到不良影响,包括无培训监管、无反馈机制的管理模式[14]。

这些问题,安全检查条例和准则要求置于明显的位置便于有效传达。

安全检查条例和准则

2008年6月,世界卫生组织(WHO)在世界范围内为降低死亡率,就外科安全问题中临床工作人员的责任提出要求,该要求包括WHO在全国"国民保健部"范围内所推行的外科安全检查条例。明确要求提高手术期间关键时间点上护理方式的安全性。

团队准则是团队成员之间能共享安全问题和患者信息的一种简单方式,旨在构建出一种能够允许成员间交换信息,核实各种假设可能性的开放式工作环境。该准则要求内容简明扼要、简短易读,并在手术前由主刀医生拟定。

"准则"所包含的是一些如同"患者姓名"、预定程序或者设备要求这样的基本信息,除此之外同样还有必须经医生和一同手术的麻醉医生、护士各自分别审阅过的应急方案。例如护理方面,交代清楚与患者相关的各项具体事宜、设备、植入物、供应、人员以及其他与患者安全有关的任何问题,团队的所有成员需各尽其责。

准则旨在鼓励团队交流来保证所有人达到预期一致。一些观察研究证明团队信息使用得当能够降低交流当中出现的差错,提高团队协同性[14]。虽然一些外科医生对此抱怀疑的态度,但对于团队凝聚力有积极的作用。

手术操作过程中的团队协作与交流

- 团队的共同目标需要明确和反复重申,且必须能够反映组织方面的目标和结果还有个人及团队目标。需要向全员明确原则和恰当行为,尊重患者和同事。
- 专业实践中对于团队目标来说每个成员之间的专业角色的认同也十分重要,接受并理解共同目标对此有所帮助。
- 由于专业能力的不同成员之间不可避免存在差异,这些差异与教育、经验和个性有关。技术或非技术能力的评估是必不可缺的,跨专业学习和弥补职业"短板"的培训同样如此。
- 必须通过明确领导力来提升学习能力,从而理解什么因素对团队协作产生作用,降低外部干扰。
- 准则需与时俱进,信息沟通的问题必须根据不同时期的准则及时解决。最为有效的方式即在操作程序前后引入从业准则和监管报告。
- 从正反面经验教训当中学习,依据持续准则的相关文件检查都是极其重要的,内容须包括人为因素和系统程序上的问题。
- 每一次的结果都需要依据类似"分数表格"进行检测。这一点不仅有助于搭建明确合理可行的从业标准,并可以提供工作结果的数据。
- 另一个极其重要的因素是开放和诚信的工作环境,这样有助于团队个体之间的信任与尊重。而生硬的工作规定只能滋长等级观念的畏惧感和个体的自保心态。
- 为了降低差错率和维持团队高效性,需要树立所有涉及工作时间以及工作任务压力的相关规定,而这一点不再是一个可选项。

参考文献

［ 1 ］ **Argyle M** (1972) Non-verbal communication in human social interaction.In Hinde RA (ed.) *Non-Verbal Communication*.Cambridge: Cambridge University Press, pp. 243–269.

［ 2 ］ *B v. Children's Aid Society of Metropolitan Toronto*［1995］1 SCR 315 at 433.

［ 3 ］ *Bolamv. Friern Hospital Management Committee*［1957］2 All ER 118.

［ 4 ］ **British Medical Association Medical Ethics Committee** (1996) *Guidance for Doctors*

*Providing Medical Care and Treatment to Those Detained in Prison.*London: BMA.

［5］ **Campbell E** (1984) A study of the socialisation of the student nurse into the operating theatre (unpublished). University of Edinburgh.

［6］ **Cardoza J** (1914) in *Schloendorff v. Society of New York Hospital* 105 NE 92 (1914).

［7］ **Catchpole K, Sellers R, Goldman A, McCulloch P and Hignett S** (2010) Patient handovers with in the hospital: translating knowledge from motor racing to healthcare. *Quality and Safety in Health Care* 19: 318–322.

［8］ **Department of Health** (2003) *Confidentiality: NHS Code of Conduct.*London: Department of Health.

［9］ **Dimond B** (2008) *Legal Aspects of Nursing,*5th edn.Harlow: Pearson Education.

［10］ **Firth-Cozens J** (2004) Why communication fails in the operating room.*Quality and Safety in Health Care* 13: 327.

［11］ **Fyfe A** (2004) Managing prisoners in theatre.*British Journal of Perioperative Nursing* 14: 559–562.

［12］ **General Medical Council** (2001) *Good Medical Practice.*London: GMC.

［13］ **Hunter v.Hanley** ［1955］ SC 200.

［14］ **Leonard M, Graham S, Bonacum D.** (2004) The human factor: the critical importance of effective teamwork and communi cation in providing safe care. *Quality and Safety in Health Care* 13(suppl 1): i18–i19.

［15］ **Lingard L, Espin S, Whyte S,** *et al.* (2004) Communication failures in the operating room: an observational classification of recurrent types and effects.*Quality and Safety in Health Care* 13: 330–334.

［16］ **Malette v. Shulman** ［1991］ 2 Med LR 162.

［17］ *Marshall v. Curry* ［1933］ 3 DLR 260.

［18］ **Mason JK and Laurie G** (2011) *Law and Medical Ethics,*8th edn.Oxford: Oxford University Press.

［19］ **McGarvey HE, Chambers MGA and Boore JRP** (1999) Exploratory study of nursing in the operating department: preliminary findings on the role of the nurse.*Intensive and Critical Care Nursing* 15: 346–356.

［20］ *Murray v. McMurchy* ［1949］ 2 DCR 442.

［21］ **Nestel D, Kidd J** (2006) Nurses' perceptions and experiences of communication in the operating theatre: a focus group intervention. *BMC Nursing* 5: 1.

［22］ *NHS Trust v. Ms T* ［2004］ EWHC 1279.

［23］ **Nursing and Midwifery Council** (2004) *Code of Professional Conduct: standards for conduct, performance and ethics*. London: NMC.

［24］ **Nursing and Midwifery Council** (2009) *Record-keeping: guidance for nurses and midwives*. London: NMC.

［25］ **Patterson E, Roth E, Woods D,** *et al.* (2004) Handoff strategies insettings with high consequences for failure: lessons for health care operations. *International Journal for Quality in Health Care* 16(2): 125–132.

［26］ **Pirie S.**(2011)Documentation and record-keeping.*Journal of Perioperative Practice* 21(1): 22–27.

［27］ **Pluckhan ML** (1978) *Human Communication: the matrix of nursing*. New York: McGraw-Hill.

［28］ *Re C* **(an adult: refusal of medical treatment)** ［1994］ 1 All ER 819.

［29］ *Re E* **(a minor) (wardship: medical treatment)** ［1993］ 1 FLR 386 FD.

［30］ *Re J* **(a minor) (wardship: medical treatment)** ［1992］ 2 FLR 165.

［31］ *Re MB* **(adult: medical treatment)** ［1997］ 2 FCR 541.

［32］ **Robotham J, Doherty P** (2011) Surgery with spectators a good moneyraiser, says Cancer Council. *The Sydney Morning Herald* 29 January.

［33］ **Royal College of Nursing** (2003) *Safeguarding Children and Young People–everynurse's responsibility*. London: Royal College of Nursing.

［34］ **Shannon CE and Weaver W** (1949) *The Mathematical Theory of Communication*.Chicago, IL: University of Illinois Press.

［35］ *Shelley v. United Kingdom* ［2008］ 46 EHRR SE16.

［36］ Slater v. *Baker and Stapleton* (1797) 95 ER 860.

［37］ **Tanner J and Timmons S** (2000) Backstage in theatre. *Journal of Advanced Nursing* 32(4): 975–980.

［38］ Templeman L in *Sidaway v Board of Governors of Bethlem Royal Hospital* ［1985］ 1 AC 171.

［39］ **Tune M** (2009) Interview. *Nursing and Midwifery Council News* 29.

［40］ **Wood S** (2010) Effective record-keeping. *Practice Nurse* 39(3): 20–23.

第四章

围手术期的环境

黑兹尔·帕金森

在手术中为了给患者提供更好的护理环境,专门设计了很多各种各样的设置:

- 住院手术室。
- 患者治疗中心。
- 日间手术设施。
- 影像诊断和放射介入。
- 门诊部。
- 内镜检查单位。
- 社区或家庭医生设置。
- 移动手术室[10]。

无论这些部门如何设计或布局,他们都应该满足当地国家当前专业的指导方针,以确保患者的护理标准得到满足。本章的目的是对一些设计和目前存在问题的指导进行概述。

手术室环境的划分

外科手术和治疗仍处在继续发展和扩大的演变中,手术护理设施的建设或翻新应该考虑设备的发展[10],能够满足使用新设备的需求, 例如基于数字图像增强的设备、超声波设备、加上创新麻醉和手术机器人等腹腔镜手术设备。目前提倡增加空间的必要性,确保设施灵活使用和实现成本效益。技术发展的速度将对未来手术设计和布局的设施产生重大影响[10]。

在整个设计过程中必须重视患者的需求和经历[1]。在创建儿科具体设施设计时应该考虑孩子们的需要,不仅为了孩子也为了陪同的父母或监护人[3]。

员工对外科工作设施的需求也应该在早期阶段得到解决,以确保他们的健康和能力为患者提供高质量的护理,当前手术室部门中推荐的区域已在资料4-1中列出。

资料4-1

手术科室推荐应有的区域:

- 住院手术区[10]
- 接待区
- 住院部
- 麻醉室
- 手术室
- 清洁区
- 准备室
- 麻醉恢复室(PACU)
- 处置间
- 储藏室
- 员工区
- 麻醉科
- 科教科
- 行政区域

- 日间手术区[11]
- 接待和等候区
- 预评估室(可选)
- 更衣室
- 副等候区
- 麻醉室
- 手术室
- 清洗间
- 准备室
- 麻醉恢复室(PACU)
- 第二阶段复苏
- 出院休息室
- 处置间
- 谈话室
- 储藏室
- 员工区
- 教育和培训区
- 行政区

理想情况下,急诊、住院部门应该在医院的中央位置。这有助于最大限度地提高设备的机动性,使人员、设备和物资运用更为高效。很多医院有大量外科手术设施,不同的部门他们都应该有同样的政策和程序,以确保拥有高水准的护理和良好的临床管理。

在手术设备设计中还有一些其他因素需要考虑。包括:

- 预防感染战略——感染预防团队应该从开始就参与进来,而且围手术期护理的一个重要原则就是有义务注意患者安全,减少术后感染的风险。
- 在整个治疗过程中保护患者的隐私和尊严,包括按性别住宿[10]。
- 患者和医护人员的人文关怀。
- 残疾人专用通道。
- 患者和设备的移动处理。
- 储存设施。
- 路标和标志。

每个区域的核心功能

当接待区部门开始运营时,应该设有人员进行接待,作为患者和参观者的入口和出口。

在准许区域,当患者进入手术室时,凭着正确的病历、正确的身份识别,确保接收到正确的患者以及保障手术准备的完备。日间手术室配有更衣室和患者继续等待的区域。

麻醉室应该提供一个安静和不易被打扰的环境进行麻醉诱导。假如手术室内需要的话,还应该配备有相同标准的监控室。安装在墙上的气体设备——医疗空气、氧化亚氮、氧气、负压和废气出口,也应该同等标准的配备。安装可调式检查灯,满足临床操作需要。所有麻醉部门的房间应有统一的布局,以便于人员使用以及降低风险,药物应该上锁保存。

在外科治疗的手术间内,应该配有传统的通风系统,甚至是超洁净通风系统。

在清洗间或者是区域清洗处置间,要设计足够大的空间可以同时容纳几个戴手套和身着洁净服的员工,以规避对无菌表面造成的污染[11]。

准备室和手术室相连是为了更好地搁置手术使用的仪器。它们为整个外科手术提供所需要的基本物品,包括在手术中用来加热的设备。理想情况下每个手术室都应该有准备室来避免任何交叉感染的潜在风险[11]。在部门里这些房间都应该有相同的布局,这样用起来比较方便且使风险降到最低。

患者会被快速地转移到复苏室或者麻醉恢复室(post-anaesthetic care units, PACU),在那里直到离开之前可以得到护理。在患者等待转送到急救护理床的这段时间,PACU 应该可以容纳二级(可能三级)患者。每个隔离区都应该有安装在墙上的医疗气体、负压和标准监控设备。对于那些感染性强的患者应该有一个隔离区域。如果在成人区域护理孩子,必须考虑儿科特定的设施和人员配备,以确保符合孩子和他们的父母或监护人的需求。濒临死亡的患者及其家属的需求也应被考虑。PACU 常常是一个部门的中心区域,因此,应存储急救设备,如除颤仪[11]。

第二阶段的复苏,在日间手术室使患者复苏,患者可以留在复苏室,直到能够穿好衣服,就转移到出院的休息室,在那里他们可以被继续监护直到回家。所有部门内患者护理区域的应急电话系统都应该与 PACU 和员工休息区域相连以方便求救[11]。

处置室是用来立即清洁用过的器械车等,对器械进行分类收集,对缝针、分泌物和废弃物进行处理的区域。

手术室的清洁设备在手术开始和手术结束期间都应该处于备用状态。废弃物处置中心可用于存储设备和废物的分类、收集和再处理。

贮存设施是重要的,需要定期进行补充。包括用于存储用品的区域,如无菌器械盘、缝线、纱布、植入物等;用来存储设备的区域,如手术台、机械真空泵、透热疗法机和图像增强器;有一个被服库;药库主要储藏医院药房提供的药品,该药库应该上锁,用以提供麻醉、手术和 PACU 使用的药物、洗液和液体等。

应该有一个休息室,这样员工可以有休息放松的地方,有提供饮料和食物的设施以及安全的储物柜设施,使工作人员可以换合适的洗手衣裤,提供存储和清洗手术鞋的设施。

麻醉科的位置最好靠近手术室,提供办公场所和管理支持。手术室内部管理方面需要部门主管和工作人员。

教育和培训对能力提升和持续发展很重要,因此,一间教研室作为额外补充的设施可以为培训提供便利。

其他设施可能包括血气分析仪和血糖监测仪以及血液冷藏柜。

手术室建设的注意事项——需要考虑的方面

在手术室里通风系统有 4 个主要功能:

- 温度和湿度的控制。
- 能够稀释空气中的细菌污染。
- 控制空气流动以减少空气中的细菌从非清洁区域转移到相对清洁区域。
- 协助清除和稀释废气[9]。

传统的通风系统大约每小时更换 20 次手术室内的空气,通过迫使过滤后的空气从天花板上下来,从地板附近的排气孔出去,以此创建一个正空气压力[7]。为了保持正压和有效的通风,应尽可能地保持门的关闭,特别是手术正在进行时。工作人员必须考虑自己通过手术室的路线,以避免同时有超过一扇门打开,确保气流只在一个方向上流动[9,13]。

通风系统通常不完全关闭,保持房间正压状态,以避免潜在的污染空气回流,但是也应该可以调节成负压。当系统运行时,手术室的控制面板上应该有一个可视的指示器显示通风状态,同时具备人工控制功能[7]。

一些临床专业,如外科,患者感染的风险较大、感染后果很严重的区域,需要更特殊更高级别的通风[5]。在层流净化系统中,过滤后的空气以单向气流下降到患者上方以创建一个清洁区。高要求的气流是通过再循环手术室空气以及穿过 HEPA(高效微粒空气)过滤器实现的。层流净化系统有高达 300 次/h 换气次数[6]。

由管道供应给手术室、麻醉室和 PACU 的医用气体包括:氧气、氧化亚氮、医疗空气、负压,麻醉废气排出也用管道输送。在麻醉室和 PACU,这些设备应该安装在墙上。在手术室,这些设备应该安装在天花板上。为了实现更高的灵活性,下垂物应该放在手术台的两端,使手术室的配置能够根据患者需要而改变[10]。在每个操作环节之前,所有的系统都必须被检查,以确保足够的供应。氧气和氧化亚氮的备用气瓶,应该连接到麻醉机以防管道故障,机械真空设施也应该备好以防线路故障。

正常情况下自然光线对患者和医护人员的舒适感有重要作用[10,11],在可能的情况下,手术室、PACU 和员工区域应该有自然光线。

在手术室中一定要有一个均匀分布的照明,同时能够独立及一并控制的照明系统。手术台上的灯必须满足临床专业的需要,并设计成能够便利地清洗和维护,操作人员应该有能力操作和调节灯光让手术团队的视线最大化[8]。在腹腔镜手术等场景下,减弱灯光以便于显示屏能够清晰地显示。员工需要做出安排去监控麻醉监视器和器械车等设施,以确保监控正常运行,减少污染的风险。在黑暗的环境下,工作人员应该意识到潜在的物体滑倒和绊倒的危险。

完整的墙体必须足够耐用和结实,来承受设备和器械车的撞击。类似于门框、角落和储物设施这些脆弱的区域,需要加强来抵御撞击。同样移动设备和器械车也应避免伤害。墙体应该具备一个不透水的卫生防护,能够承受重复的清洗,并粉刷成一个轻快的和吸引人的颜色,这样不会影响到医生对患者肤色的观察[10]。损坏的区域应该得到及时修复,避免微生物污染。手术室的墙体应构建成达到辐射防护的级别[10]。手术室的天花板应该密封,符合微生物标准要求[11]。同时,其他的区域应该构建成模块化的结构,满足对该部分区域的资产维护。

地板必须能够承受手推车、操作台以及重型设备的移动。地板和墙壁之间需要保持连续和光滑,有密封或焊接接头来避免微生物污染。损坏或凸起的地面应得到及时修理,从而避免微生物污染以及滑倒、绊倒和跌倒的风险[10]。地板需要结实到足以承受泄漏和擦洗,需要定期清洗,并具备耐滑的特质[11]。地板上的标记用来指示超净通风头罩所在的区域[10],并指示放有特殊用途的特殊设备的位置,例如机器人手术设备。

门应完全关闭,通常为自动关闭的形式,要为通风系统增加效率。玻璃面板将减少事故的风险,但应该用毛玻璃来保护患者的隐私和尊严。门应该衬铅防止辐射,玻璃不能被激光穿透[11]。

有窗口存在的情况下,自然光线是需要的,但是它们必须完全地密封,或至少要装上双层玻璃[11]。增加降噪、节能以及确保室内有正压[12]。做好足够的准备,以应对停电的情况,密封部门应装有电子控制百叶窗[11]。

储存设施应避免表面的灰尘积累(即水平),但是要很容易接触、清洁和使用。存储区域应该被包括在深层次清洁程序内,任何表面损伤或配件应得到及时修理。

每个手术室都需要配备一个可操控相关设施的操控版,可连接控制通风设备、灯光、窗帘、X线图像采集、时钟和报警系统。保证从手术室通道能很方便地进入此控制系统进行维护。

为了有效地工作,手术室内需提供足够平台供 IT 设备使用。要充分利用触屏监视器,平面可擦拭键盘或配塑料保护罩的传统键盘。

患者护理区域的电话音量应该可控,或能通过灯光指示器静音,以免打扰正在工作的手术或者麻醉团队[11]。

为了安全起见,在手术室进出口应配备电子控制访问设备以降低无关人员进入的风险,并保持闭路电视监视器的全天运转。

如果要在手术室使用激光,应先从内锁门,并在所有进出口亮警示灯以告诫工作人员激光设备正在使用中。

各部门应在监督下持续供电。如果发生断电,要使用防干扰发电机为重要仪器供电,例如麻醉监视器和手术灯。员工需记住发电机插口位置,并只为重要仪器供电。

为了强调医疗人员手部卫生的重要性,需在所有科室显眼且便于进入的位置安置洗手设施[11]。洗手池需有流线型边缘并安装于墙上,池内禁放塞子,亦不能有溢流,且要配备非触碰式感应水龙头,并提供足够空间放置肥皂与毛巾自动发放机[11]。

患者流动

围手术期的操作旨在零感染,这就要求控制室内人员的移动和进入来降低通过空气传播的感染风险[5,6]。围手术期的感染源分内源和外源两种,包括空气传播的感染,例如因医护人员流动而造成的皮肤细胞脱落,这里面可能含有细菌菌落[5]。在手术护理区域工作的医护人员,必须经过移动规则和科室区域划分的教育和培训,减少人员流动以保持空气振动在最低值[5,6]。部门科室可以按照功能和空气洁净程度要求分为不同区域:非限制区、半限制区、限制区[7]。

非限制区包括访者接待区、患者住院区和更衣室。一些行政区和培训场所可以根据科室布局归为非限制区。

半限制区包括无菌储藏室、麻醉室、麻醉恢复室(PACU)和出院区。医护人员、患者和仪器的移动控制在最小范围内,避免非必要的移动。

限制区包括手术室、准备工作室和洗手间,并且要将医护人员数量控制在最少,在保证患者安全的情况下降低空气振动带来的污染。

患者、医护人员和仪器,在各科室的流动需在各方同意的情况下进行,并遵守规则。交通、输送、废物处理和储藏都需要和患者护理区隔离开,设洁净区和污染区,以此来降低交叉污染的风险[13]。

在医疗期间,医护人员和仪器的移动需要保持在最低限度,不鼓励从手术室直接进出,以避免空气振动、空气正压的流失和损害患者隐私。

在半限制区和限制区内,医护人员需配有手术服、合适的鞋子和帽子。尽管没有具体证据证明戴帽子可以降低感染风险[7,12],仅可以提醒人们患者此时处于脆弱阶段。

在限制区,医护人员必须了解哪些区域和物品是无菌的,并最大限度地减少在周围的活动,与无菌区保持 30 cm 的距离以降低污染风险。对无菌区要保持持续警觉,这样才能保证维持无菌状态。

废品

　　废品处理要遵守法律规定,手术室等医护场所需要强有力的政策和程序,这样才能保证恰当及时地处理废品[2]。这些政策需要服从健康与安全、环境、废品及运输相关规定,并随时反映最新的政策。这样才能在各种操作中开辟出一条统一的道路[4]。

　　当前欧洲和英国法律建议:

- 采取一个用于鉴别和区分感染性医疗废品的方法。
- 应用一个进阶版的、有色彩编码的废品隔离和包装系统。
- 采用欧洲废品目录编码。
- 危险性物品 / 医疗废弃物流出指的是非感染性的废品[4]。

　　所有参与废品处理的员工有义务保证废品在产生和销毁时都处理得当[4]。

　　手术室内的废品类型包括:

- 生活废品——普通家用废品,可进行垃圾填埋。
- 医疗废品——在健康护理过程中产生的废品,包括人体组织、血液或体液、排泄物、棉签、敷料、注射器、注射针或其他一些若无正当处理则有可能造成伤害并导致感染的利器[4]。
- 药用废品——包括任何过期的、未使用的或被污染的制药产品、药品和疫苗(细胞毒素和细胞生长抑制被分开处理,保证所有废品处理场所都不会再接触)。
- 利器——所有会导致割伤和刺伤的物品,包括缝合针、带针头注射器、解剖刀和刀片、玻璃安瓿以及输液器上的尖锐部分[4]。

　　医护人员接受培训和教育并学会适当处理废品是很重要的,这样能有效避免受伤和污染,培训应该包括:

- 认知和废品有关的风险。
- 废品的隔离和处理。
- 学会使用个人防护装备(personal protective equipment, PPE)及注重个人卫生。
- 规范物品储藏和收集。
- 规范操作程序。
- 学会应对物品泄漏、事故和突发事件。

第一部分

资料4-2
废品处理的关键准则
- 将废品投入安装有带颜色编码的废品容器
- 废品容器要紧临废品产生处
- 在达到3/4满时更换废品容器
- 用鹅颈瓶和塑料带密封废品容器
- 在废品容器上标注来源
- 保证时常收集废品
- 用可清洗和已消毒的密封容器运输废品
- 在处理之前用凝胶固化液态废品
- 在处理各类型废品时妥善使用个人保护设备
- 保证废品安全储藏，等待收集

参考文献

［1］**AfPP (Association for Perioperative Practice)** (2007) *Standards and Recommendations*. Harrogate: AfPP.

［2］**AfPP** (2008) *Standards and Recommendations for Surgery in Primary Care*.Harrogate: AfPP.

［3］**Department of Health** (2003) *Getting the Right Start: National Service Framework for Children, Young People and Maternity Services. Standard for Hospital Service s.* London: Department of Health.

［4］**Department of Health** (2011) *Health Technical Memorandum* 07-01: *Safe Management of Healthcare Waste*. http: //www.dh.gov.uk/en/Publicationsandstatistics/Publications/Publication-sPolicyAndGuidance/DH_126345 (accessed March 2012).

［5］**Gilmour D** (2005) Infection control principles.In: Woodhead K and Wicker P (eds) *A Textbook of Perioperative Care*. Edinburgh: Elsevier.

［6］**Hospital Infection Society** (2004) *Behaviours and Rituals in the Operating Theatre*. www.his.org.uk/resource_library/operating_theatres.cfm (accessed 4 December 2011).

［7］**Hospital Infection Society** (2005) *Microbiological Commissioning and Monitoring of Operating Theatre Suites*. www.his.org.uk/resource_library/operating _theatres.cfm (accessed 4 December 2011).

［8］**Hughes SJ, Mardell A** (2009) *Oxford Handbook of Perioperative Practice*. Oxford: Oxford University Press.

［9］**NHS Estates** (1994) *Health Technical Memorandum 2025: Ventilation in Healthcare Premises,*

Design Considerations. London: The Stationery Office.

[10] **NHS Estates** (2005) *Health Building Note 26: Facilities for Surgical Procedures*, Vol. 1. London: Stationery Office.

[11] **NHS Estates** (2007) *Health Building Note* 10-02: *Surgery. Day Surgery Facilities*. London: Department of Health Estates andFacilities Division.

[12] **Weaving P, Cox F and Milton S** (2008) Infection prevention and control in the operating theatre. *Journal of Perioperative Practice* 18 (5): 199-204.

[13] **Williams M** (2008). Infection prevention in perioperative practice. *Journal of Perioperative Practice* 18 (7): 274-278.

第二部分

围手术期感染预防

第五章

感染预防

马丁·基尔南

在围手术期间,预防微生物的传播至关重要,也很容易想到。预防感染的措施主要着眼于降低手术区域感染的风险,这些程序和方法,也将保护在手术环境中的工作人员。除了患者感染的预防非常重要外,也必须关注与血液和体液接触传播的潜在职业风险。标准预防措施,应始终运用于所有环境中,并为所有患者考虑,以确保所有人员受到保护,不至于受到潜在病原体的感染。

危害健康控制

在英国,感染传播的潜在风险,在卫生和安全法律法规中有详细规定。危害健康物质控制(COSHH)[30]涵盖了经传播有可能引起感染的因素。2005 年该法规得到了卫生和安全执行行业准则[17]的进一步支撑,危险病原体顾问委员会[2]的出版物中,提供了更多的建议。在有可能接触潜在病原菌的场所,需要进行风险评估,并规定这些评估必须是"合适和足够"的。

手术环境中的风险评估

危险病原体顾问委员会[2]建议,任何风险评估应该:

- 考虑被评估工作的性质:情况越危险,评估更需要深入。
- 听取专家建议(例如,来自感染控制部门的专家、健康和安全顾问)。
- 考虑所有可能因工作受到感染的人员。
- 考虑可预见的风险。
- 与该工作性质相适应,并确认可能保持有效性的期限。

风险管控通常分为三类：

1. 在可能的情况下，应消除的风险（在许多手术中不可能实现），通常运用于实验室中。
2. 应该在源头控制风险，如通过使用安全的设备以防止锐器损伤。
3. 通过执行安全工作制度控制风险，如通过执行手部卫生政策或者使用个人防护设备（PPE），以使风险最小化。请注意，法律规定此种风险控制应该是在消除或源头控制不可能实现的情况下的最后选择。

标准预防措施

为了确保所有进入手术环境中人员的安全，建议设置针对所有场合的一套标准预防措施。标准预防是最低标准的一套防护措施，以保护患者和医护人员不被传染病原体，降低交叉感染的风险。微生物即存在于完好的皮肤上，也能在体液中被发现，在所有程序中，对所有患者都严格遵守标准预防措施，降低上述两种情况中微生物传播的风险。标准预防措施应用于所有实际的、或可能与血液或其他体液的接触中，包括排泄物和分泌物，无论其中是否有明显的血液。同样也适用于与黏膜和受损皮肤的接触。

个人防护设备

除了严格执行的手卫生措施，标准防护措施包括，使用适当的个人防护设备，也称为PPE。手部卫生很重要，尤其是在去除任何一样防护装备后。最常用的个人防护设备，要求结实、大小合适并符合特定需求的手套。其他可能使用的个人防护设备，可依据对潜在病原体风险评估和工作程序而决定。其中需要考虑到有可能的接触。塑料围裙和/或者防水工作服防止体液污染，而且如果有可能发生液体泼溅到面部黏膜的情况时，应使用护目镜或组合式防护面具。在极特殊的情况下，腿和脚部防护也是必要的。

所有雇主负有对工作人员可能预见的潜在风险进行风险评估的责任，并采取措施降低风险。所有工作人员在工作中，应能使用恰当级别的防护装备。

围手术期的物理环境

保持一个舒适的手术环境，对患者和工作人员都很重要。决定手术环境是否舒适的因素有温度、湿度和空气流通[20]。室内温度应保持在 19 ~ 23℃[11]，此室内温度能使工作人员感到舒适，能降低患者体温过低的风险，并能抑制微生物的生长。在美国,相对湿度建议保持在 30% ~ 60%,因为,湿度过低,会使空气干燥,导致尘埃颗粒增多;湿度过高,可能促使其真菌生长[4]。在英国,建议相对湿度保持在 30% ~ 65%[11]。

通风设备

手术室使用专业的通风设备已有 50 多年历史。正压通风从 20 世纪 40 年代开始使用,这种情况下,空气从洁净的区域向周围流动。一些手术室被指定为超净空气手术室,然而没有证据显示,应该提高压入式(或传统)通风方式的标准,除非器官移植手术中[21]。

手术室通风的目的是降低伤口、手术区和设备免受空气中可能存在微生物感染的风险。一个有效的通风系统,要实现这个目的有两种途径:通过使用正压阻止污染空气进入手术室;通过实现建议的空气通风量,减少房间里尘埃粒子数[19]。虽然以前的手术室通常达到 20 次的空气通风量(每小时该系统供给的空气量是该房间空气量的 20 倍),如今的手术室(以及那些正在进行大型翻修的手术室)应该达到每小时 25 次通风量的新标准[11]。计算空气通风率很简单:一间 60 m³ 的房间,每小时供应 1 200 m³ 的空气,其空气通风量为 1 200 ÷ 60,即每小时 20 次通风量。

传统的欧盟 7 级标准的过滤器,应该能清洁空气处理机供给的空气。HEPA(高效空气过滤器)对传统手术室来说,既不具有临床适用性,也不节约成本。由于通风系统能被安全地关闭,或者当手术室未使用时,通风率降低(通称为“逆流”),节约使用通风设备是能实现的,只要该系统在一项工作开始前至少 15 min,从降低后的水平恢复到全运作水平(或者如果该系统完全关闭,在至少 30 min 内恢复)[19]。

层流手术室

超净通风的手术间,也称为层流手术室,在这些房间里,不含颗粒(因而不含细菌)的高度过滤空气,从层流罩单向流至手术室中心,快速消除手术中产生的污染物,并阻止层流罩外的空气污染该区域。有证据显示,从 20 世纪 80 年代开始,高风险手术中开始使用过滤空气[24],然而大多数证据与粒子计数和微生物学检测有关,而不是与感染率有关。近期许多研究发现,在层流手术室和在传统通风设备中进行的手术,感染率没有区别[7]。虽然,证据说服力不够,但许多指导原则采用了更务实的层流法,并建议在高风险的移植手术中使用这种通风法。

调试和验证

虽然对取样方法和可容忍限度没有国际公认的标准[12]，但无论使用的是哪种系统的通风设备，所有安装就绪投入使用前应调试至全国范围内可接受的标准，方可用于患者。通风过程包括空气通风率的估计，通风故障报警系统，以及正常运作和该系统是否处于"逆流"的指示等。空气流动方向的目视检查通过使用烟雾实现，烟雾也可以突显气流动荡区，例如天花板照明区域附近或者医用气体供应处。

在成功的调试运行后，在手术室服务期内需每年进行检验。同样，在通风设备进行大型修整后也应该进行检验[19]。

围手术期人员的活动

如同手术室操作的许多其他方面[35]，一套严格的工作人员行为规范能极大地减少对脆弱患者造成的风险。当手术中出现大量人员或当活动水平增加时，手术中测量的细菌数量确实发生波动并增加，这是早已证实并被认可的[16]。在手术的开始阶段，当患者被带入手术室并安置时，强气流出现，空气中的细菌水平达到最高点[6]。手术中，手术室附近工作人员的活动也会进一步产生气流，这会影响空气的洁净度。许多好的实践指南建议，在手术中将工作人员的活动最小化[5]。

"污染"或"感染"情况下的清洁和通风

如果通风设备是全功能的，由于手术室大部分区域会在约 30 min 内产生足够的空气通风量，一间手术室在局部清洁实施后即可恢复使用。在"污染"或"感染"情况发生后，使用的清洁用品会在地方政策中详细规定并应始终遵守。应该特别关注专业消毒剂的稀释和配制以确保达到有效浓度，并且确保消毒剂与物体表面接触的作用时间在建议范围内。

清洁常规

未接触到患者的无生命环境，对患者是没有直接风险的。在每次手术后用清洁剂和热水对地板进行有效清洁，黏尘垫的使用无根据且不可取。所有血液或体液的溢出物应尽快清除。在手术室清洗墙壁是常事,但仅出于视觉目的而非感染控制的目的。虽然手术室在每次手术后均按常规进行清洁工作,但定期的"深度清洁"是良好的做法,在这种"深度清洁"情况下设备如不经过一定程度的拆卸清洁则较难再投入使用。

无菌技术

无菌操作被界定为预防微生物传播。防止来自患者伤口以及工作人员的手向其他易感人群传播的技术[18]。围手术期间无菌操作,包含一系列的程序和方法,如患者准备、手部清洁、无菌设备的使用和无菌区域的维护。

外科洗手准备

长期以来手部卫生被视为感染预防和控制策略的重要组成部分。传统的刷手方法成为标准的操作程序已经有很多年了,那些程序中的技术操作确保了手、指甲和前臂皮肤被消毒液浸泡并被刷洗。最近的证据显示,传统刷手惯例被一个更简洁、更灵活的方法取代。在一项涉及 6 个外科专业,并且连续对 4 000 多名接受清洁和清洁-污染手术患者的大型研究中,发现无论手术者使用 75% 的酒精擦洗手或用聚维酮碘或氯己定进行手部刷洗,手术部位感染率没有明显区别。

另一个关键的研究结果是酒精制剂更容易被接受,这与对既定方案的遵从性有关。

刷手服

虽然没有证据显示,按正确程序穿着适合的手术服(通称为刷手服)会影响感染率,但是脱去个人服装换上干净的刷手服被认为是良好的做法。同样,建议供给足够的刷手服,以使工作人员在衣服被污染后能进行更换[2]。

手术衣

在一次全面的评审后,NICE 临床指南[28]发现,没有证据表明任何一种特殊形式的手术服能降低患者手术部位的感染率。然而,从常识和实用的观点出发,建议手术组的所有人员在整个操作程序中着无菌服。所有服装最重要的是应具有防液体渗透性,这样既能保护患者,更重要的是保护有接触体液风险的工作人员。没有迹象表明，一次性或可重复使用的手术衣对感染率造成差异，但是由于所有手术服和手术床单被定为医疗设备，地方再处理服务机构在每次使用这些物品时，应遵守 BS EN13795[14]的现代标准，这意味着许多组织已接受一次性使用的规定。

手术手套

手套是分隔术者与术区血液和体液接触污染、分隔患者和术者皮肤上细菌群的屏障。现在手术中使用的手套大多由乳胶做成，乳胶现被越来越多地与过敏反应联系起来，目前也有了其他可供选择的材料。洗手组使用的所有手套应该是一次性的和绝对无菌的。

双层手套作为降低将患者和佩戴者在高风险手术中手套破损的一种方法[32]，已引起越来越多的兴趣，但是，至今没有研究显示，单层和双层手套相比较手术部位感染率有下降现象。NICE 临床指南[28]在关于使用双层手套的建议中选择采用了一个更务实的观点，规定在手套存在较大穿孔风险的情况下（例如，在使用电动工具时或在无法看到手部的地方），以及因手套穿孔造成的交叉感染导致严重后果的情况下，手术者应该考虑使用双层手套。

无菌区

围手术期间执业者标准协会建议，在手部消毒完成及穿戴无菌衣服和手套后，刷手后的人员应注意，在戴手套的双手和前臂之间、腰以上、胸部以下部为无菌区[5]。手的位置决不应该低于腰以下，也不应该高于肩线，为防止意外感染的发生应确保刷手人员的双手在可视范围内，这是良好的习惯。

设置器械台

器械台是非常关键的区域，在术前、术中和术后，无菌设备都放置于此。布置器械台及准备器械的技能要求相当高，在布置器械台时必须遵守无菌操作原则。对从事这些行为的执业者来说，手术程序从此时开始启动。应指定一个宽敞的区域，用于打开在手术中将使用的无菌包。该区域应该有与手术环境相同的空气换气量，而且如果该手术是在超净手术室里进行，则器械应在层流罩区被打开和置放。

限制工作人员活动的相同原则，也适用于感染风险的最小化[5]。关键原则见资料 5-1。

资料5-1

器械台设置的关键原则[5]

- 洗手护士和巡回护士,双方都应该检查所有无菌包的有效期、完整性和无菌性
- 器械包应尽可能在最接近使用时间打开。由于存在感染风险,围手术期间从业人员协会不建议提前设置无菌台
- 器械台应至少铺两层合格的无菌单
- 所有工作人员都应该知悉正确打开无菌包呈送给术者的方法
- 当巡回护士打开外部包装时,应先打开对侧包布,后打开近侧的;当呈递无菌物品给术者时,外层包装应该留下或者固定以防止污染
- 当巡回护士打开内包装时,该无菌包最初是朝向他们自己,与无菌包保持一定距离以避免污染
- 传递给术者的物品始终在无菌区边缘传递,并应防止无菌手套被外部包装污染
- 物品应始终用正确的传递方式,决不能扔到无菌区
- 当倾倒溶液时,盛装器具应该放在器械台边缘或由术者拿着。一旦一个容器被打开,该容器的边缘应视为被污染,其无菌性不再有保证
- 锐器始终被打开放入容器内,以降低锐器伤害或损害无菌单
- 应视所有物品都处于污染的危险中,例如一旦离开无菌区就不应该再放回无菌区
- 一旦有违反无菌操作的情况,必须立即报告。被污染物品应迅速移开,以确保不对其他器具的无菌性造成威胁,并在需要的情况下重新铺设无菌单,换手套

锐器安全

据 NHS 记录[34],每年有 10 万多起锐器伤害,随之给伤者带来了血源性感染传播的风险。尽管关于这些风险的信息已广为传播,但仍有大量的未上报的伤害情况,一项针对手术锐器伤害报告的研究表明,50% 以上的手术人员受到过锐器伤害没有上报[23]。令人担忧的是,该研究还发现仅仅有 15% 的手术始终采用了锐器安全措施和经皮污染预防的三项原则:双层手套,防护面具和免手操作法。

在免手操作法中,锐器经过一个中间区域传递(通常是一个指定的托盘),该方法经证实能降低 60% 的锐器伤害及相关的经皮污染[31],但这些作者发现该方法仅在 42% 的手术中被使用。

所有组织会有保护工作人员免受锐器伤害的详细策略,但这些策略没有被坚持。一项研究显示资历似乎成为坚持该策略的一个因素,研究中,93% 的资深医生、67% 的资历较浅的医务人员和 13% 的其他围手术期从业人员不遵守地方规章[1]。研究中提到的遵从性不够的两个主要原因为:从事该工作时间长度(48%)和对来自患者的感染风险认识不够(78%)。地方操作程序中应该重视这些因素,以提升工作人员自我保护的遵从性。所有围手术期从业人员应该熟知地方规章。

患者准备

患者的术前准备工作,是为了降低因内源性皮肤菌群污染术区而导致感染的风险。在所有手术程序前,理想的做法是用肥皂水冲洗皮肤(最好是用淋浴的方式),因为在使用消毒剂前,肥皂能去除皮肤上的污物和油脂。现在,越来越多的文献建议,在手术即将开始前,甚至是在入院前,使用碘制备的抗菌皂[15]或葡萄糖酸洗必泰[26]进行淋浴是有益处的,因为氯已定对皮肤有累积和持续性的作用[13]。手术前淋浴的最佳持续时间和频率目前还未知[22]。

特定微生物风险评估和患者准备

虽然许多患者现在都进行了如耐甲氧西林金黄色葡萄球菌(MRSA)等特定微生物的筛查,但应该谨记这些测试是以筛选为目的,不是 100% 确定或敏感的。对所有接受手术的患者,进行风险评估以确认其是否为某种微生物的潜在携带者。例如对 MRSA 的风险评估应包括:卫生保健数据(例如入院频率)、护理区域、慢性伤口和其他长期内置医疗设施(例如导尿管)的情况。如果需要进行急诊手术,筛查测试的结果不能及时获取。风险评估应该确保做到合适并有效的抗生素预防,并且患者在整个围术期的过程中实施以切断传播途径的措施,如接触预防。

皮肤抗菌准备

虽然皮肤的杀菌无法实现,但在手术前通常要用抗菌剂对皮肤进行清洁。关于抗菌剂在此领域使用的创举[25]使复杂和费时的手术得以进行,而且术后并发症感染的风险明显降低(在当时由于无法得到治疗,术后并发症感染是通常导致患者死亡的原因)。

使用抗菌剂做皮肤表层准备工作的目的是根除皮肤皲裂和裂缝里的微生物,这些东西很容易用肥皂和清水清除。碘和氯已定被发现能有效减少皮肤菌群至最小化感染风险的水平,并且在这些抗菌剂中,以往都有其忠实的使用者。碘的好处是能使皮肤着色,这样涂擦溶液者能检查是否覆盖所有区域,但氯已定更具优势,它有明显的持续影响力,能延长药液的作用时间。上述两种均能在水或酒精制剂中获得,然而以酒精为基础的溶液,已成为危险品报告的主题,当过量溶液暗流至患者身下时,使用电外科会造成失火的危险。

直到目前为止,还缺乏强有力的研究碘与氯已定在降低感染率的效力。当酒精氯已定与含水聚维酮碘进行比较,使用氯已定溶液时,感染率明显降低[9]。如果对以酒精为基础的这两种抗菌剂进行对比的话,该研究会更具说服力,但作者们采取了一种务实的方法来研究,即将使用范围广泛的皮肤制剂进行比较,以使研究成果更容易被接受。该研究被认为卓有成效,它包含了许多手术指导原则,包括了由英国卫生部"拯救生命"集束化护理项目所提出的原则[10]。

皮肤准备步骤

皮肤准备所包含的区域为切口区域和周围重要的区域,当用手术巾覆盖时,需要确保切口区域及周围暴露的皮肤都是经过消毒的,包括任何条件下预期的切口或者被用于伤口引流的皮肤。消毒液不宜过多,否则会污染其他医疗设备,例如止血袖带、电极片或者其他监护设备。

如果皮肤是完整的,消毒以切口为中心向外扩展,容易污染的区域应最后消毒。选择的皮肤消毒剂,需要在厂家建议的时间内使用,确保在有效期内。在铺无菌巾之前,所有消毒剂与皮肤应当有充足的作用时间。

手术前的备皮

为了不妨碍手术操作,去除毛发在部分手术中是必要的,通常被认为去除毛发是为了避免增加感染的风险。直到现在为止,去除毛发仍是传统的备皮方法之一,但是这样的方法会损伤皮肤,皮肤表面细微的擦伤可能会增加感染的风险。

长期以来对具有相似作用的不同备皮方法的研究表明,例如,一个20世纪70年代重大的研究,一个备皮后的患者感染率为2.3%,而一个已经修剪过毛发的患者则有更低的感染率(1.7%)[8]。在所有研究小组中,没有修剪过毛发患者的感染率是最低的(0.9%)。在该研究之前,其他研究也报道过备皮的患者感染率为5.6%,而没有剔除毛发患者或者用脱毛手法的患者感染率为0.6%[29]。

备皮的时间同样也非常重要[3]。在已报道的患者中,手术完成后的30天左右,早上备皮的人比晚上备皮的人手术感染的概率更低。

这些方法是一套已经出版的系统性研究的课题,该课题总结出备皮是绝对必要的,用剪刀修剪也是首选的方法[33]。有趣的是,尽管现在绝大多数的指导丛书,建议使用化学方法去除毛发,但是单一功能的设备或者剪刀修剪,却在手术中发挥着更大的作用,根据NICE临床指南[28]报道,术前备皮的研究仍在持续进行中,正如他们还没有进行修剪和化学备皮的对比性研究。

> **资料 5-2**
> **NICE 临床指南推荐：分类 1**
> - 只有被切开的区域需要备皮，如果在手术前一天无法用脱毛膏去除，则需要在手术麻醉开始前，马上使用剪刀，修剪毛发，尽量不使用剃刀，不要使用修面刀
> - 尽可能不使用修面刀
> - 脱毛膏无法使用时，则使用剪刀修剪
> - 当以上设备无法使用时，最后考虑使用修面刀

手术巾及其应用

手术巾也属于医学设备[14]，主要被视作从有威胁的环境中，有效分离出患者手术区域的屏障。手术巾允许是一个不连续的区域，在手术期间，提前有效地做好无菌手术开始前的准备和帮助维持该手术区域的完整性。该区域通常被认为是"无菌区域"。除了患者之外，该区域同样也包括了手术器械和其他设备，例如 Mayo 台桌和其他的放置器具的台桌。

手术巾同时还具有保护手术中的医务人员远离血液或体液等污染物的作用，例如手术衣应该使用防水防污的材料制成。在早期的手术中，所有的手术巾只是简单的白布单。追溯到伯克纳·莫伊尼汉之后（最后成为莫伊尼汉勋爵），才把最主要的手术巾的颜色变成了绿色，他写过一封信关于 Lancet 的说明：

> 在过去的两年半的时间里，我用绿色的手术巾代替了白色的。绿色是使人安静的颜色，不会跟伤口表面的颜色形成鲜明的对比，并且不会影响清晰地看见绷带和缝线[27]。

莫伊尼汉把手术间的墙和地板都喷成了一样的颜色。

手术巾是否一直有效，对一次性与可回收手术巾功能的对比研究其证据不够充分，没有研究表明在可回收和一次性的手术巾之间存在显著的差别，尽管 BSEN 13975[14] 有一套复杂的标准，但是制造商的产品必须提供与该标准一致性的证明，人们也才能够普遍使用一次性手术巾，凡是使用可回收手术巾时，需要一个可以追溯使用设备的系统，持续的清洗和灭菌法，会导致材料明显的老化。有些材料可能需要 75 次清洗才会老化，但是未经处理的材料在 30 次之后就可能开始漏水[5]。

在欧洲标准下，该测试的结果证明，制造商的承诺被广泛接受，并且已经获得了基础 CE 评分产品的奖赏。

在其他需求上，手术巾需要考虑什么样才是最合适的。在手术中维持身体温度、减少刺眼、使用简便、适用性、防火性、抗静电性也是手术巾需要考虑的重要属性。

> **资料 5-3**
>
> **示范与 EN13796 相符合的测试**
> - 清洁度：微生物和微粒物质
> - 抗微生物穿透：湿润和干燥
> - 破裂强度：湿润和干燥
> - 拉伸强度：湿润和干燥
> - 抗液体渗透
> - 棉绒生产
> - 黏附性

> **资料 5-4**
>
> **手术洞巾的理想性能**
> - 允许刀口轻易地切开
> - 细菌不可渗透进入
> - 在手术的持续期间，能良好地黏附皮肤
> - 低致敏性
> - 手术期间能灵活地允许患者和皮肤的移动
> - 透明性允许皮肤可视化
> - 透气性能良好允许皮肤呼吸
> - 含碘预防切口边缘细菌的再繁殖

手术洞巾

除了普通洞巾的使用，切口洞巾也可能被用于进一步增强这个效果。切口洞巾是被用来覆盖切口处的黏合薄膜，给剩余的皮肤提供了一个屏障。其理论依据是，减少患者皮肤常居菌再生繁殖而来感染的风险。虽然一些研究已经提到，非抗菌性的浸渍的手术薄膜，能轻微地增加感染的风险，但使用浸渍的碘伏薄膜可以减轻感染风险，并且已经为 NICE 临床指南[28]所推荐。如果使用浸渍碘伏薄膜，那么首先需要确定患者是否碘过敏，若无过敏优先使用。

铺巾程序

使用手术巾应在确定手术体位后进行，粘贴手术巾时，应遵循以下原则：
- 操作人员对手术巾使用程序有一个详细地了解，并且在术前予以确认。
- 皮肤消毒后，再粘贴手术巾。
- 覆盖手术巾时，一定要保持无菌并完好无损。
- 手术巾应当被折叠在戴手套的手上，防止接触患者皮肤致使手套污染。
- 手术巾应该放置在空气流动最小的区域；不应该去摇动它们，因为这可能导

致反常的气流和棉绒 (来自由纤维材料制成的手术巾) 的产生和扩散。

- 手术巾首先被覆盖在手术区域,然后再覆盖周围的区域。
- 粘贴好手术巾后,手术台上人员不应该移动。如果有必要的话,由巡回护士进行,然后这个区域再次覆盖手术巾。
- 布巾钳直到手术结束方可被移除。
- 如果对手术巾的无菌性有任何怀疑,那就应该更换。

一旦这些手术巾已经被粘贴上了,并且明确了无菌区域,只有洗手人员能在这个区域工作。这些手术巾,应该保持在适当的位置,直到无菌手术后的伤口,被敷料敷上为止或者已经实现了一个密封的伤口。个人建议,使用后的手术巾按废弃物处置,这些操作仍然在戴着手套穿着手术衣的时候进行[5]。

参考文献

［ 1 ］ **Adams S, Stojkovic SG and Leveson SH** (2010) Needlestick injuries during surgical procedures: a multidisciplinary onlinestudy. *Occupational Medicine* 60 (2): 139-144.

［ 2 ］ **Advisory Committee on Dangerous Pathogens** (2005) *Biological Agents: Managing the risks in laboratories and healthcare premises.* London: Health and Safety Executive.

［ 3 ］ **Alexander JW, Fischer JE, Boyajian M. Palmquist J and Morris MJ** (1983) The influence of hair-removal methods on wound infections. *Archives of Surgery* 118 (3): 347-352.

［ 4 ］ **American Institute of Architects** (2006) *Guidelines for Design and Construction of Health Care Facilities.* Washington, DC: American Institute of Architects Committee on Architecture for Health.

［ 5 ］ **Association for Perioperative Practitioners** (2011) *Standards and Recomendations for Perioperative Practice.* Harrogate: AfPP.

［ 6 ］ **Ayliffe GA** (1991) Role of the environment of the operating suite in surgical wound infection. *Reviews in Infectious Disease*13 (Suppl 10): S800-804.

［ 7 ］ **Brandt C, Hott U, Sohr D, et al. Gastmeier P and Ruden H** (2008) Operating room ventilation with laminar airflow shows no protective effect on the surgical site infection rate in orthopedic and abdominal surgery. *Annals of Surgery* 248: 695-700.

［ 8 ］ **Cruse PJ, Foord R** (1973) A five-year prospective study of 23 649 surgical wounds. *Archives of Surgery* 107 (2): 206-210.

［ 9 ］ **Darouiche RO, Wall MJ, Jr., Itani KM et al.** (2010) Chlorhexidine-alcohol versus povidone-iodine for surgical-site antisepsis. *New England Journal of Medicine* 362 (1): 18-26.

［10］ **Department of Health** (1999) *Saving Lives: Our healthier nation.* http: //www.dh.gov.uk/en/

Publicationsandstatistics/Publications/PublicationsPolicyAndGuidance/DH_4008701 (accessed March 2012).

[11] **Department of Health** (2007) *Health Technical Memorandum* 03-01: *Specialised Ventilation for Healthcare Premises. Part A: design and validation.* London: Department of Health, Estates and Facilities Division.

[12] **Dharan S, Pittet D** (2002) Environmental controls in operating theatres. *Journal of Hospital Infection* 51 (2): 79-84.

[13] **Edmiston C, Krepel C, Seabrook G, et al. Brown K and Towne J** (2008) Preoperative shower revisited: can high topical antiseptic levels be achieved on the skin surface before surgical admission? *Journal of the American College of Surgeons* 207 (2): 233-239.

[14] **European Committee for Standardization** (2002) *BS EN* 13795-1 *Part 1: Surgical Drapes, Gowns and Clean Air Suits Used as Medical Devices for Patients, Clinical Staff and Equipment.* Brussels: CEN.

[15] **Finkelstein R, Rabino G, Mashiah T, et al.** (2005) Surgical site infection rates following cardiac surgery: the impact of a 6-year infection control program. *American Journal of Infection Control* 33 (8): 450-454.

[16] **Ford CR, Peterson DE, Mitchell CR** (1967) Microbiological studies of air in the operating room. *Journal of Surgical Research* 7 (8): 376-382.

[17] **Health and Safety Executive** (2005) Control of substances hazardous to health. The Control of Substances Hazardous to Health Regulations 2002 (as amended). *Approved Code of Practice and Guidance* L5, 5th edn. London: Health and Safety Executive, HSE Books.

[18] **Hill D, Millward S** (2009) Prevention of infection in wards and outpatient departments. In Fraise AP and Bradley C (eds) *Ayliffe's Control of Healthcare-Associated Infection.* London: Hodder Arnold.

[19] **Hoffman PN, Williams J, Stacey A, et al.** (2002) Microbiological commissioning and monitoring of operating theatre suites. *Journal of Hospital Infection* 52 (1): 1-28.

[20] **Humphreys H** (1993) Infection control and the design of a new operating theatre suite. *Journal of Hospital Infection* 23 (1): 61-70.
Woodhead_c05.indd 54 7/16/2012 11: 14: 34 PMInfection Prevention 55Section 2

[21] **Humphreys H and Taylor EW** (2002) Operating theatre ventilation standards and the risk of postoperative infection. *Journal of Hospital Infection* 50 (2): 85-90.

[22] **Jakobsson J, Perlkvist A, Wann-Hansson C** (2011) Searching for evidence regarding using preoperative disinfection showers to prevent surgical site infections: a systematic review.

Worldviews on evidence based nursing/Sigma Theta Tau International, Honor Society of Nursing 8 (3): 143-152.

［23］**Kerr HL, Stewart N, Pace A, et al.** (2009) Sharps injury reporting amongst surgeons. *Annals of the Royal College of Surgeons of England* 91 (5): 430-432.

［24］**Lidwell OM, Lowbury EJ, Whyte W, et al. Stanley SJ and Lowe D** (1983) Airborne contamination of wounds in joint replacement operations: the relationship to sepsis rates. *Journal of Hospital Infection* 4 (2): 111-131.

［25］**Lister J** (1867) On the antiseptic principle in surgery. *Lancet* 2: 353 – 356.

［26］**Milstone AM, Passaretti CL, Perl TM.** (2008) Chlorhexidine: expanding the armamentarium for infection control and prevention. *Clinical Infectious Diseases* 46 (2): 274-281.

［27］**Moynihan B** (1915) A green background for the operation area. *Lancet Sept* 11th: 595.

［28］**National Collaborating Centre for Women's and Children's Health** (2008) *Clinical Guideline 74: Surgical Site Infection.* London: National Institute for Health and Clinical Excellence.

［29］**Seropian R, Reynolds BM** (1971) Wound infections after preoperative depilatory versus razor preparation. *American Journal of Surgery* 121 (3): 251-254.

［30］**Statutory Instruments** (2002) *Control of Substances Hazardous to Health Regulations.* Health and Safety Executive. London: The Stationery Office.

［31］**Stringer B, Infante-Rivard C, Hanley JA** (2002) Effectiveness of the hands-free technique in reducing operating theatre injuries. *Occupational and Environmental Medicine* 59 (10): 703-707.

［32］**Tanner J, Parkinson H.** (2006) Double gloving to reduce surgical cross-infection. *Cochrane Database of Systematic Reviews* 3: CD003087.

［33］**Tanner J, Woodings G, Moncaster K** (2006) Preoperative hair removal to reduce surgical site infection. *Cochrane Database of Systematic Reviews* 3: CD00412.

［34］**Trim JC, Elliott TS.** (2003) A review of sharps injuries and preventative strategies. *Journal of Hospital Infection* 53 (4): 237-242.

［35］**Woodhead K, Taylor EW, Bannister G, et al. Hoffman P and Humphreys H** (2002) Behaviours and rituals in the operating theatre. A report from the Hospital Infection Society Working Party on Infection Control in Operating Theatres. *Journal of Hospital Infection* 51 (4): 241-255.

第六章

去污与消毒

韦恩·斯宾塞

什么是去污和消毒

去污被定义为清洗、消毒、灭菌等程序的组合。通过这些过程使重复使用的物品,能安全地提供给使用者进一步使用和操作[10]。这种不成功的说法"服务使用者"(一个引用文献的需要而产生的词汇,以反映阅读对象广泛的社会护理背景),在这本书的上下文语景中,可能被用来指"患者"。在过去,去污被单纯定义为清洁过程,但现在普遍用来指:使用外科器械或医疗设备适合于下一位患者使用的整个循环周期。

清洗不仅是定义的第一步,而且是大部分程序的第一步,并且被广泛地接受,作为对物品上面污渍的去除以达到下一个程序要求的程度(还有一些预期使用低风险医疗设备的情况)。消毒在欧洲相关清洗标准中被定义为,通过使用清洗消毒器将物品中可繁殖的微生物数量降低到一定水平,使该物品达到后续使用标准[16]。然而,灭菌却有一个更严格的定义,欧洲标准将其定义为一种完全没有微生物存在的状态[4]。

在实践中,这3个不同的流程经常被依次应用,还要与生产一个无菌器械的最终目标相一致。在某些情况下,或许只要前2个步骤(清洗和消毒)就够了。根据 Spaulding 分类法来决定最后是否需要灭菌。该系统是基于患者感染风险控制之下的各种类型的干预措施。英国药品和健康产品管理局(MHRA)在微生物学咨询委员会指导下采用了一种改进方式,通常被称为 MAC 手册[17](表 6-1)。

表6-1 医疗器械去污的感染风险分类[21]

风险	应用项目	建议
高度	• 穿透皮肤或黏膜 • 进入无菌组织或器官内部	灭菌
中度	• 接触黏膜 • 污染的,特别是有毒的或容易传播微生物的 • 优先用于免疫功能低下的患者	达到灭菌或消毒的要求,在一些循证情况下清洁或许也是可以接受的
低度	• 与健康皮肤接触 • 不与患者接触	清洁

消毒和灭菌的必要性

随着预防保健相关感染和医疗标准关注度的提高,去污成为一个公共健康重视的问题。英国药品和健康产品管理局(MHRA)最近发布警告,称他们最近接到一份由于交替使用喉镜手柄,消毒不到位而导致患者交叉感染、败血症死亡的尸检报告[18]。不可否认,清洁消毒的过程与患者感染息息相关。

去污的必要性在较早的使用中已经被定义。该规定"要求循环使用的器械要在本次使用完后,下次使用前合理清洗消毒,确保下一次的安全使用"。如果我们想要确保患者携带的微生物(无论传染性强弱)不会传染给下一位,那么成功的去污就显得十分必要。最近,医源性传播变异型克雅病的风险大大降低,产生了对于去污管理体制中清洗程序的极度关注。1999年卫生部发布的一个通知表明,清洗对减少通过手术器械传播疾病的风险是极其重要的[6]。

去污和灭菌的简史

1878年罗伯特 · 科赫(Robert Koch)展示了蒸汽消毒的有效性,1880年查尔斯 · 尚柏朗(Charles Chamberland)使用加压蒸汽制造了第一个高压灭菌器。尽管他们的手术器械并没有普遍使用。虽然真空灭菌器直到十年以后才被广泛应用于手术器械的灭菌,但是早在1960年真空灭菌器就已经上市了。

直到20世纪60年代中期,器械和敷料通常是分别消毒的,敷料和手术衣在大的消毒容器消毒,器械使用前在沸水里消毒。在这个阶段,清洗过程是手工的,并在一个多功能水槽进行。鲍伊(Bowie)等人[3],发表了一篇论文,描述了一个组合的敷料和器械托盘系统,他们将之命名为爱丁堡预设托盘系统

（Edinburgh Pre-set Tray System）。尽管很多系统已经升级为纯仪表盘系统，但是因为耗材和纺织品分别被作为预消毒物品，所以爱丁堡预设托盘系统至今仍在许多医院使用。仅仅几年以前由（阿利森）Allison 的一篇文章[2]概述了已经在贝尔法斯特（Belfast）形成完整的消毒供应中心，重新将注射器、手术器械和敷料打包，成了未来的蓝图。然而，在这个阶段，手术室仍然提倡对单一的手术器械和换药碗进行再加工。

到 19 世纪初，很多医院中心供应室也推广手术器械再加工，并且采取器械自动清洗。随着健康技术备忘录（HTM）2030 的出版[5]，已验证：有效的清洗和消毒可以达到与灭菌器相当的效果。

立法框架

欧盟指令（MDD）和消费者保护法案

欧洲的立法框架里关于可重复使用的手术器械和再加工的医疗设备指令 MDD93/42/ECC，1993 年欧洲共同体颁布（European Community 1993）[12]，涵盖了欧洲市场上的任何医疗设备（不一定是销售或奖励）。还介绍了很多新指令 007/47/EC（European Community 2007）[13]。医疗设备管理条例根据英国的法律执行。这些法规在 1987 年消费者保护法案中颁布，因此，成了联系医疗设备再加工和消费者权益保护的直接纽带。医疗设备指令除了基本要求之外没有技术上的要求。这些清楚规定了设备必须不危及患者、使用者或其他人的健康或安全。出现在医疗设备或其包装上的 CE 标志，意味着设备满足相关的基本要求，并且符合制造商指定的预期用途。

药品和保健品管理机构在消毒和灭菌中的角色

该指令规定了在每个欧洲会员国的作用，被称为主管部门。主管部门负责落实指令在每一个国家实施的情况。在英国，这称为英国药品和健康产品管理局（MHRA）。他们的作用是确保制造商遵守法规，并评估医疗设备的不良事件报告。任何医院对手术器械（医疗设备）去污也能用于其他医疗机构的话，大多数情况下需要向英国药品和健康产品管理局登记注册。

统一的欧洲标准

被接受以满足指令基本要求的欧洲标准，称为统一标准。根据这些标准再加工的医疗设备一般会被假定为符合相关指令的基本要求。由于统一标准的应用是自愿的,所以再加工手术器械的某个人可能选择显示出依从性的替代方法。例如,他们可以使用国际、国家或内部标准。在英国范围内,因为存在完善的全国性消毒指导体系,一个消毒器械的组织可以决定使用该指导意见作为它的规范,以显示它依从了基本要求,但是如果它这样做的话,那么它就应该使自身满足指导意见的全部要求。

遵守国家标准

医疗保健相关感染的实施规范及对去污的影响

2006 年的卫生法案进入英国立法,随之出台了"预防和控制医疗保健相关感染的实施规范"。自从更名后的"预防和控制感染相关指导意见"[10],对于国家框架下一系列去污规范的核心要求,一个组织必须领导去污的规范化进程,并且制定去污的规范化政策,要求如下:

- 对于可重复使用医疗器械的去污使用适当的设备。
- 对于去污设备的购买、维护和校对需要有适当的程序。
- 确保对人员进行去污程序的培训,并且保持岗位要求的适当的专业能力。
- 要有一个保存记录的管理体制,以确保去污程序符合使用目的和质量体系要求。

重要的是,它包含以下方面:

可重复使用的医疗器械去污,应与制造商的使用说明书和当前的国家或地方的最佳实践指南保持一致。这必须确保在适当的情况下,设备符合2002 年医疗器械法规的"基本要求"。这就要求在适当的地方对设备进行清洁,然后消毒,达到临床使用的要求。

这里的重点是要符合 MDD 基本要求,无论是否投放市场或在 MHRA 注册。因此,不论一家医院是否是其他组织的供应商,它仍然应该满足指令的要求。

包括了护理质量委员会职能的规范化管理体制

2010 年规范活动条例[10]颁布了一个健康或社会护理提供者的注册要求。作为监管机构的护理质量委员会,有责任确保人们所接受的护理符合质量和安全的基本标准。条例第 16 条要求(安全性、可用性和设备的适用性),相关组织做出适当的安排,以保护患者和其他人免受不安全的医疗设备带来的风险。护理质量委员会(CQC)有强制执行的权利,去改善服务或防止医院进行违规的活动。

去污和灭菌的位置

集中部门的作用、局部去污、院内/院外

大多数侵入性手术器械的去污在专门的中心部门进行。这些部门存在各种各样的名称,如集中消毒供应部门、医院除菌和消毒单位,近年称为无菌服务部门。有时,一些医院可能有一个消毒的服务部门,仅用于手术室,这些通常被称为手术室消毒供应单位,简称SSD,在这章中用来表示以上所述。

总之,这些部门使用一个混合的手术室托盘,为病房和各部门补充器械和更多其他的普通包。而15年前,大多数部门还提供了一个混合工具组合托盘,包含棉签和各种消耗品,目前的趋势是托盘仅仅包含器械(由SSD提供单独包装预消毒的供应品或直接由手术室提供)。

2002年英格兰卫生部开始现代化的去污规划[19]即大型非现场中心,由私营部门经营。这些中心通常远离医院,并为2~12家医院服务。他们被称为超级中心。手术室支持包[20]提供使用院外服务的建议。

局部外来器械的去污逐渐减少到非常低的水平,虽然,在医院小型压力蒸汽灭菌器存在于一些小型治疗中心内,并且广泛应用于牙科,最灵活的柔性内窥镜消毒是在传统的毗邻内镜套房的小型设施中完成。创造更大的内镜处理和运输内窥镜的部门,并且用一种特殊设计的手推车运送这些内窥镜,是当前的一个趋势。

设备去污的要求

2004年卫生部针对SSD发布了一个设计指南[8],被称为卫生建筑注意事项(HBN)13。该指南规定了所需的房间,提出了一个标准的地面布局,并且就机械服务(包括通风)的要求提出了建议。一个典型的无菌服务生产区布局如图6-1所示。主要特点是:

- 制定工作程序和工作人员的流动线路,划分为独立的清洁区与去污区,以避免交叉污染。
- ISO 8级(BS EN ISO 14644;国际标准组织1999)[14]控制并监测检验、组装和包装(IAP)的房间。
- 在单独的清洗间里,配备单向通道清洗消毒器,将清洗后的器械送往IAP

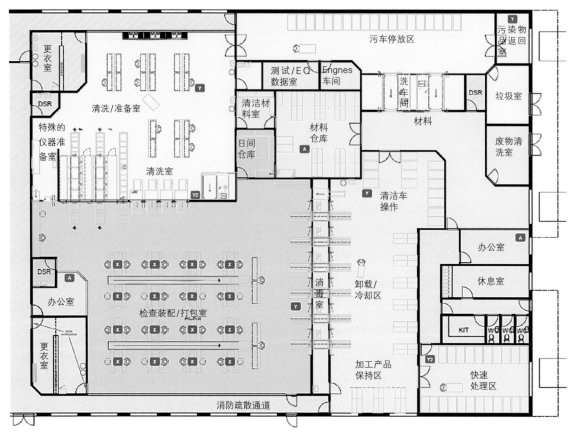

图6-1 典型无菌服务部生产区布局

房间。

• 双门通道或单门通道灭菌器,单门通道灭菌器有与 IAP 分离的专门卸载区。

• IAP 和洗涤间都需要设置更衣室。

无论是为医疗设备有意设计的 SSD 或最小的牙科操作间都涉及医疗器械的消毒,对于设施管理的关键目标是有污洁分离的房间 / 设施,避免交叉的工作流程导致的污染,在患者的治疗范围内不应该进行去污。

去污/灭菌方法

生命周期法

去污生命周期(图 6-2)是一个图形化的手段,代表每一个阶段的去污过程。在所有阶段中,需要考虑以下问题:

• 过程管理。

- 去污现场。
- 在每个场地的活动。
- 在每个场地的设施和设备。
- 设备的验证、测试和维护。
- 政策和规范。
- 培训。

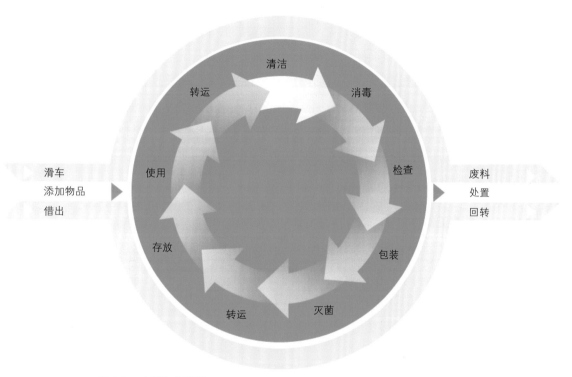

图6-2　去污生命周期

卫生建筑注意事项（HBN）13[8]表明成功去污的一些关键条件,包括以下:
- 有效的管理控制系统应该覆盖这种生命周期的各个方面;
- 通过自动化的验证过程对设备进行去污;
- 设备需要有计划的预防性维护和校准,在设备的使用期限内,以确保它们以同样的参数运行;
- 验证的过程需要对每个循环周期的关键变量监测,并且这种监测应该独立于控制器;
- 需要验证的所有去污程序,只能使用自动化设备,以确保重复的可用性,包括清洗。
- 去污程序应隔离,准备设备的环境条件应该是可控的,以防止不确定的污染。
- 外科手术器械应该通过去污过程进行跟踪,并且要跟踪到使用器械的患者。
- 应该提供适当的专用设施。

洗涤 / 清洗方法

在灭菌前彻底清洗设备是最重要的,以减少传染病传播的风险。用于清洗手术设备和柔性内窥镜的类型有 4 种:手工清洗、超声波清洗、加热的清洗消毒器到最复杂的全自动内窥镜消毒机。正如我们从成功去污的基本条件中看到的,卫生部建议自动化方法取代人工方法,清洁需要进行验证,人工方法很难验证这一过程。然而,有一些工具,由于其构造或材料的关系,并不适宜自动化的清洗器。例如内窥镜,应该先进行手动预清洗,再经自动化的内窥镜消毒机处理。

手工清洗

应按照卫生部颁发的手术器械去污的协议进行手工清洗[7]。手工清洗有 2 种方法:浸泡或不浸泡。

为了减少对人员的风险,在任何时候都要避免清洗液的飞溅。员工进行手工清洗,应随时佩戴个人防护用品。

自动化的方法：加热清洗消毒器

加热清洗消毒器是专门设计用于处理手术器械和其他医疗设备的清洗机器。该设备可用于仪器、器皿、麻醉配件和非侵入性的医疗器械。他们利用机械清洗作用与洗涤剂结合使用,应该首选双门通道的清洗设备。

购买清洗消毒器时应选择符合相关规定,并符合相关欧洲标准的验证。英国国民健康保险制度(NHS)供应链运作采购框架,允许购买者挑选预先选定的型号,无须进行全面招标采购。有一些清洗消毒器符合现行标准的不同模式。选择尺寸大小、规格和类型应考虑工作量和吞吐量的要求,还应具有升级使用的空间。

工作日志应当由指定的“使用者”记录。记录包括任何负载的描述、周期参数和任何独立的监测记录,以及日常测试和维护的细节。

自动方式：自动内窥镜消毒机

全自动内窥镜消毒机（automatic endoscope reprocessors,AERs）是一种专门为柔性内窥镜设计的清洗消毒机。它们比起一般的清洗消毒机有更低的操作温度,因为它们通常是通过化学作用而不是加热进行消毒。它们将额外的连接管道使水、洗涤剂、消毒剂流过内窥镜的内腔。应该通过检查管道内的液体流动（称为管道通畅试验）和内窥镜的测漏试验对内窥镜进行检查。这些机器不仅适用于单门/单盖类型的设备而且适用于带通道类型的设备。

AERs 的购买也应该符合相关规定,并得到相关欧洲标准的验证。同样,NHS 供业链应执行采购协议框架。这些机器的选购应该考虑与内窥镜的兼容性（通过连接管道）,因此,比购买标准的加热消毒器更复杂一点,同时也要考虑消毒。

正如以上讨论的,对于加热清洗消毒器也要保持适当的记录。

超声波清洗机

这些往往是最简单的清洁机。在水槽底部安装超声换能器、定时器。更复杂一点的,包括一个锁盖、排水和定时器与周期循环控制相连。在该操作最后,他们通常冲洗管腔器械附件,也适用于很难手工清洁的组合套件或有关节点的器械。超声波清洗机不推荐用于清洁某些特定的物品,特别是会吸收超声波的橡胶制品。

超声波清洗机可以是独立的超声波清洗方式或属于大型清洗消毒器的组成部件。很多浴缸式的清洗不包括消毒阶段。在 SSD 部门,用超声波清洗机对手术器械进行预清洗是一种重要的方法。水箱水每 4 h 或有明显污物时更换。

显示选择清洁程序的流程图,如图 6-3 所示。

检查

所有已通过清洗程序的物品,应使用目视检查作为去污程序的一部分。所有不合格物品（例如脏的、潮湿的或染色的）应拒收,并退回重新清洗后再包装或消毒,具有边刃的器械应检查锋利度。

包装类型

大多数被 SSD 供的器械应该被包装起来或提供灭菌容器。然而在某些

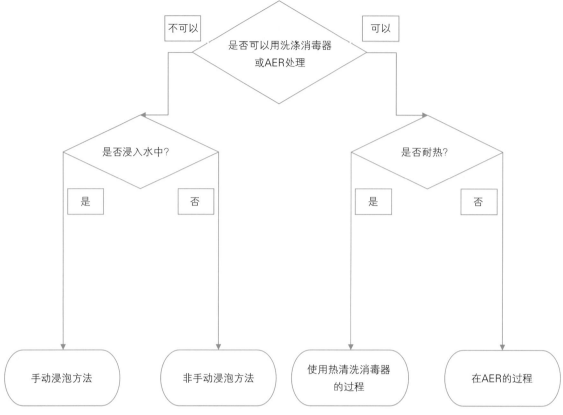

图 6-3　清洗程序选择

情况下,器械可能没有包装就在消毒,例如,初级保健诊所或社区牙科消毒使用的这些类型(如非真空台式灭菌器),不推荐使用包装灭菌,因为这可能妨碍消毒。在使用的包装,应符合 BSENISO11607 系列[15]。包装材料必须与灭菌技术兼容,可以是硬性或柔性材料。柔性内窥镜通常在 AER 进行不包裹消毒后存放在干燥柜或在 3 h 内使用。

常见的包装类型包括:
- 使用两层一次性包装的纸包装系统;
- 使用一次性纸两层黏合的单纸包装系统;
- 可重复使用的双层阻隔纤维;
- 可重复使用的阻隔纤维外包装与内层包装纸结合;
- 带有滤器或阀门的硬质灭菌容器盒;
- 带有纸 / 膜的剥离袋包装。

大部分的包装系统是通过颜色变化提示灭菌结果(无论是印刷在包装本身或作为一个标签),表示该物品已通过适当的灭菌处理。如果这个指示条没有改变到规定的颜色,则不能使用。

灭菌的方法

成功灭菌的前提需要器械和设备的表面与灭菌剂充分接触。这主要取决于被灭菌物品的性质,选择一种合适的灭菌剂。他们生产和包装方式制作的材料以及每一个灭菌过程中,会有很多关键的参数需要实现和/或监测,当完成参数后即可以使用,该过程被称作参数发放验证。在某些低温或化学灭菌过程中,不可能去验证这些参数。那么一个生物指示监测剂被放置于物品中,在这种情况下,使用物品前必须知道生物监测的结果。该系统被称为生物释放。HTM 01-01[9],授权一个独立的工程师(去污)签署确认记录并提供建议给去污专业人员。NHS供应链遵照采购协议框架,允许购买者预先选定的型号系列,无需进行招标购买。

使用和登记应当由指定的“使用者”记录。记录应包括处理对任何负载的描述、周期参数和独立的监测记录以及日常测试和维护的细节。

蒸汽灭菌器(高压灭菌器)

这些是医院内最常用的类型,依靠高压蒸汽杀灭细菌。在SSD内的设施,通常为多孔加载的高真空类型,使用一系列的真空脉冲排除空气。它们适用于包装物品的灭菌,例如托盘、容器内的器械、管腔装置以及平面器械等。牙科诊所、初级护理实践和一些手术部门可能没有被称为下排式真空灭菌器、快速压力蒸汽灭菌器或重力灭菌器等具有排除空气功能的设备类型。那些没有排气功能的设备仅用于未包装的无内腔器械。它们在手术环境中作为再加工的替代方式而使用,在SSD内部是不提倡的。

低温灭菌

低温灭菌有几种不同的类型,最常见的类型是汽化过氧化氢体系(带或不带气体等离子体)和环氧乙烷消毒器。很多医院现在投资这种消毒器,用于消毒不能耐受蒸汽温度的物品。环氧乙烷灭菌柜现在已不常见,但许多组织使用的是来自商业供应商提供的产品。

运输与配送

运输和储存手术器械和无菌托盘,与不破坏其无菌性同等重要。如果从高速公路运输包括使用过的托盘到异地,那么就要考虑危险货物道路法规的要求[11]。安全、防漏的手推车用于运送手术器械和托盘(图6-4和图6-5),可以用带有托盘和衬垫的专业手推车运送内窥镜。

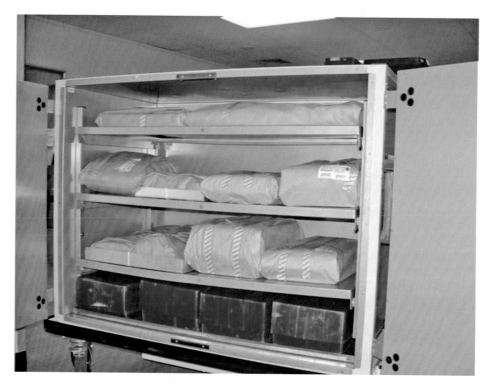

图6-4　装载有纸包装托盘的典型配送物品小推车

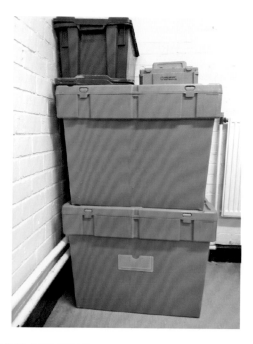

图6-5　补给器械的手提箱式的配送工具

准备回收使用的器械,所有尖锐物品、纱布或其他临床废物应分类丢弃,托盘应重新安装,确保所有的器械被放回到正确的托盘里。器械托盘应该按照原来的包装包裹好,或者按要求包裹在一次性塑料袋内,任何额外的包装应该丢弃。用过的补充物品和托盘应该被放置在运输容器内,便于收集。使用手推车装载,以确保员工的安全与保护各种器械。

存储

手术室储存室应该:

- 有专用的目的。
- 有合适的、易于清洁的架子和房间,空气流通、防止器械包损坏。
- 物品存放于距离地面最低水平以上,避免阳光直射,安全、干燥、温度适宜的地方。

较重的托盘应方便拿取,而不是放在更轻的物体顶部。

大部分组织将有效期标注在灭菌包表面上,这应该在使用前检查。然而,无菌包的保存是基本操作,粗鲁的传递可能造成器械包的破坏,同时也破坏其无菌性,在使用任何无菌物品前都应检查以确保包装完整。

新仪器和制造商的操作说明书

对于MDD的遵守,可重复使用的医疗设备要求制造商提供一个经过验证的、书面的再加工说明书,详细说明如何清洁器械,如果合适的话,详细说明如何消毒。应该根据规格购买新仪器。负责仪器采购的人必须确保制造商提供的再加工说明书真实可用,可以通过可用设备对器械进行适当的再加工。

朊毒体疾病和vCJD症

vCJD的出现和发现极大地影响了手术器械的清洗方法。记住以下几个关键点:

- 朊毒体没有像微生物疾病那样表现出同样的方式,是因为它对标准的灭菌技术是有抵抗力的。
- 有相当数量的资金被投入到这个领域的研究,可能新的灭菌方法将变得更有效。

- 当前的建议,使用自动清洗消毒器可以有效地防止朊毒体通过手术器械传播。
- 在验尸之前患者的诊断不能被证实,故患者应被归类为可能的或有风险的。
- 朊毒体在体内的分布意味着:这些程序处于"风险"中或者说"疑似的"患者被分类为高、中、低风险程序,以应对组织感染。
- 对于高度、中度等风险或疑似病患使用过的器械进行隔离,直到诊断被确诊或被排除。

在这种情况下卫生部出版了手术器械隔离的指导意见[1]。

跟踪和追溯

通过对器械的再加工循环过程和使用过这些器械的患者进行追溯是必要的。这样做确保了我们能够在需要的时候召回器械。随着 vCJD 症的出现,追溯患者使用过的器械并跟踪以往接触过器械的患者变得很重要。市场上有许多电子系统比纸上的文字更好。

我应该使用器械吗?

用一种安全的方式,把无菌器械发放到手术室的过程被称作物品发放。但是,好的发放不会在 SSD 的出口处停止,一个手术从业者在决定使用器械或托盘的时候,就做出了一个发放的决定,他们的职责是确保他们打算使用的设备是"可用的",在前面提到的手术支持包(Theatre Support Pack)围手术期护理协会(the Association for Perioperative Practice)建议如下:

- 应该检查物品的状况,以确保包装完好。
- 在打开无菌物品之前应该检查外包装,以确保它的完整性以及标签的有效性、外包装的无菌指示物。
- 打开无菌物品前,应该检查物品有无潮湿,包括灭菌日期在有效期内,没有肉眼可见的污迹,有任何异样应报告。
- 包内物品应该与托盘清单进行核对,然后由进行检查的巡回护士签字。有任何差异都应该引起注意,文字记录到检查清单上并作为不合格物品上报。这样的情况下,应该进一步检查,且由洗手护士在清单上签字。
- 需要注意有任何破损或者丢失的器械和工具,如锋利的物品,应该记录在检查表上。

参考文献

［1］**Advisory Committee on Dangerous Pathogens** (2011) *Transmissible Spongiform Encephalopathy Agents: Safe Working and the Prevention of Infection:* Annex E. London: Department of Health.

［2］**Allison VD** (1960) Hospital central sterile supply departments. *British Medical Journal* 2(5201): 772–778.

［3］**Bowie JH, GillinghamJ, Campbell I and Gordon R** (1963) Hospital sterile supplies. *British Medical Journal* 2(5368): 1322–1327.

［4］**British Standards Institute** (2001) *CEN.BSEN556–1: 2001Sterilisation of medical devices. Requirements for medical devices to be designated 'STERILE.' Requirements for terminally sterilized medical devices.* s.1. London: British Standards Institute.

［5］**Department of Health** (1997) *Washer–disinfectors.*Health Technical Memorandum2030. London: Department of Health.

［6］**Department of Health** (1999) *HSC 1999/178: Variant Creutzfeldt–Jakob disease (vCJD): minimising the risk of transmission.* http: //www.dh.gov.uk/en/Publicationsandstatistics/ Lettersandcirculars/Healthservicecirculars/DH_4004969(accessed3 October 2011).

［7］**Department of Health** (2001) *Protocol for the Local Decontamination of Surgical Instruments.* London: Department of Health.

［8］**Department of Health** (2004) *Health Building Note13, Sterile Service Department.* London: Departrment of Health.

［9］**Department of Health** (2007) *Health Technical Memorandum 01-01: Decontamination of reusable medical devices - Part A (Management and environment).* Estates and Facilities Division. London: Department of Health.

［10］**Department of Health** (2010) *The Health and Social Care Act 2008: Code of Practice for health and adult social care on the prevention and control of infections and related guidance.* London: Department of Health.

［11］Economic Commission for Europe, Committee for Inland Transport (2010) *European Agreement concerning the International Carriage of Dangerous Goods by Road.* Geneva: United Nations, 2010.

［12］**European Community** (1993) Council Directive 93/42/EEC of 14 June 1993 concerning medical devices. *EUR LEX.* http: //eur-lex.europa. eu/LexUriServ/LexUriServ. do?uri=CELEX: 31993L0042: EN: HTML (accessed 3 October 2011).

第二部分

［13］**European Community** (2007) Directive 2007/47/EC of the European Parliament and of the Council.*Official Journal of the European Union.* s.1.

［14］**International Standards Organization** (1999) *BS EN ISO 14644 Cleanrooms and associated controlled environments Part 1: Classification of air cleanliness.* London: British Standards Institute.

［15］**International Standards Organization** (2006) *BS EN ISO 11607 Packaging for Terminally Sterilized Medical Devices.*s.1. London: British Standards Institute.

［16］**International Standards Organisation** (2009) *BS EN ISO 15883 Washer-disinfectors-Part1: General requirements, terms and definitions and tests.* s.1.London: British Standards Institute.

［17］**MHRA (Medicines and Healthcare products Regulatory Agency)** (2010) *Sterilisation, Disinfection and Cleaning of Medical Equipment: Guidance on Decontamination from the Microbiology Advisory Committee to Department of Health, Part 1.* London: Department of Health.

［18］**MHRA** (2011) *Medical Device Alert: Reusable laryngoscope handles-all models and manufacturers (MDA/2011/096).* http: //www.mhra.gov.uk/home/groups/dts-bs/documents/ medicaldevicealert/con129221.pdf (accessed March 2012).

［19］**National Decontamination Programme** (2003) *Strategy for Modernising the Provision of Decontamination Services.* London: Department of Health.

［20］**National Decontamination Programme** (2009) *Theatre Support Pack.* London: Department of Health.

［21］**Spaulding EH** (1972) Chemical disinfection and antisepsis in the hospital. *Journal of Hospital Research* 9: 5–31.

拓展阅读

1. Medicines and Healthcare products Regulatory Agency. *Directive Bulletin No8.* London: Department of Health.

2. Medicines and Healthcare products Regulatory Agency. *Directive Bulletin 13.* London: Department of Health.

第七章
伤口愈合和手术部位感染

梅丽莎·罗森

导论

手术伤口的成功愈合依赖于伤口边界的精细处理和预防感染。手术中止血、组织的仔细处理和管理、透热疗法都有利于手术伤口康复。外科医生的技术和专业知识将会决定伤口边缘如何很好的对齐。重要的是涉及多学科团队的所有成员,应积极应用安全一致的操作来减少手术部位感染的风险。

伤口感染包括真菌(例如酵母假丝酵母)[24]、原虫[45]与皮肤感染相关的病毒(例如单纯疱疹)[28],细菌通常与手术部位感染发生率有关[6],本章在介绍预防手术部位感染的关键措施之前,本章将回顾了伤口愈合的过程以及细菌和伤口感染。

伤口愈合的原理

伤口愈合是指损伤后的恢复过程,创伤或手术切口的完整性和上皮表面和皮下组织的恢复。一般来说,具有良好的条件,组织灌注和氧合(这里指正常体温)能快速治愈严重的创伤。尽管伤口愈合的 3 个阶段可以被描述为重叠和非线性(图 7-1),但当慢性伤口出现时,愈合过程停滞在一个阶段。

伤口愈合阶段

炎症阶段

在受伤的时候,交感神经系统和伤口激素刺激引起的炎症治愈阶段就已开始[41]。

资料7-1

细菌

单细胞微生物(活细胞)是无处不在的。通常与人类是互利共存的。细菌称得上是正常的共生菌群(存在于皮肤和上呼吸道,肠道和阴道)具有一定的保护作用,因为它们与其他有害细菌争夺生长空间与营养

在手术中的某些情况下,如果特别致命的细菌进入伤口,或共生细菌无意中从它们的自然居住地转移(病原体),或是通常无害的细菌附着到危害/损坏或破坏组织的脆弱患者(条件致病菌),在这些情况下细菌可以导致伤口感染

如果它们能够引起疾病,此类细菌才被称为病原体,本章的重点是造成手术部位感染的能力。病原体具有致病因子,这决定了它们很容易对细胞和宿主造成结构或功能性的损伤

对于一个细菌的临界负载反应,身体的炎症反应通常是感染的典型征兆

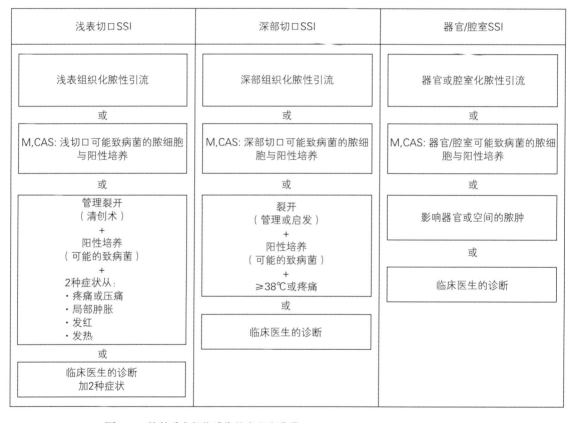

图7-1　外科手术部位感染的定义和分类

(来源:HPA protocol[18])

血管反应　紧接着伤口的形成,机体寻求自我保护(恢复体内平衡)的需要,微血管反应收缩停止出血(止血)和保护伤口防止外来异物和有害细菌的进入。

这是通过血管壁(内皮细胞)属性以及血液的性能达到的。血管收缩或狭窄,从而降低血液流动的区域。血小板(小细胞片段)聚集在这个位置。化学信号指导血管和细胞活动产生血浆蛋白——主要是纤维蛋白和纤维蛋

白原构成一个纵横交错的网状,网罗大量血红细胞,导致凝固(凝血)停止出血[2]。此外,这个凝块的基本结构能阻挡细菌,引起细胞反应,起着保护伤口的作用[3]。

止血后,进一步的血管活动有助于稀释区域内的任何毒素,促进细胞反应:

- 血管扩张-小动脉平滑肌松弛,以便于细小血管的血流量(毛细血管和小静脉)增加。

- 轻度充血(血红蛋白或红细胞增加)的结果,给受伤部位带来氧气、温度和起保护作用 的细胞[6,47]。在伤口部位观察的话,充血导致了大量的发红和发热。

- 小血管的通透性增加——细胞间的空隙扩大是为了在内皮细胞创建临时的缺口[42]。同时,增加的血流量(可压迫小血管和体液进入组织)和血管渗透性增强会导致伤口部位的水肿和疼痛。

- 疼痛是通过直接创伤或肿胀刺激的,由于组织张力的增加,和/或化学兴奋剂的释放导致[42]。

- 当有足够的肿胀和疼痛可能造成炎症所谓的第五个迹象——功能丧失。

细胞反应　组织损伤和凝血因子刺激炎症细胞、细胞因子等炎性物质（如前列腺素、缓激肽和组织胺）[4],为了配合他们的努力,炎症细胞通过释放细胞因子互相发送信号（吸引和刺激细胞的分子 ）。

血管反应的激活,一个具有恢复和保护功能的渗出液,胶体颗粒和大分子的免疫防御系统(抗体和补体),可以移动出血管进入局部组织[4],清除和吞噬渗出物、坏死组织、细胞碎片,由炎症细胞和微生物的破坏性吞噬引起的,[22]吞噬作用是由白细胞(WBC)完成。

白细胞可能驻留在局部组织(多形核白细胞或多晶型的)也可以在血液循环系统中被调动到急性炎症区(中性粒细胞和单核细胞,单核细胞后变成巨噬细胞)。吞噬细胞对场所有针对性的运动称为趋化性。细菌的存在,相对于伤口形成更能吸引了大量的中性粒细胞的趋化运动[47]。

伤口的愈合,通常在3天完成。然而,严重的细菌感染、免疫功能受损、血管基础疾病、贫血或灌注不良可能延长炎症过程。

增生或重建阶段

拉克哈尼(Lakhani)和多安(Dogan)的报告指出"修复过程需要很多不同类型的细胞增殖并恢复组织完整性,加强蛋白质的合成" [21]。在手术切口 2 ~ 4 天后,为了清除细菌和碎片,巨噬细胞吸引成纤维细胞(结缔组织细胞),局部成纤维细胞沉积胶原蛋白[15],不同类型的胶原蛋白(人体内主要成分是蛋白质)为新的组织和血管生成提供了体系结构(细胞外基质)产生新组织和血管。

资料7-2

湿性愈合

　　湿性愈合(moist wrond healing,MWH)提出,使用相互作用的敷料的伤口愈合环境,将促进伤口的表皮层细胞愈合,愈合会变得更好[45]

　　人们已经注意到湿性愈合的证据是基于更传统的、小规模的、非盲法研究。最近的研究表明,湿性愈合不适用于手术创伤与伤口愈合。传统的干敷料更有效,患者可以接受,成本更低[36,39,40,48]

　　无论在伤口愈合前选何种敷料,无菌技术都是必须的[44]

肉芽组织,由炎性细胞和成纤维细胞组成,使伤口从基底部向上生长,通常在伤口第一期愈合不明显,这个过程比较费力,然而,第二期愈合大规模进行[41,47]。

区域内因新生的血管分布产生明亮的红色,新生肉芽组织呈粒状容易出血[21]。

伤口边缘或边界将被拉到一起从而减少伤口的整体面积,通过一期缝合愈合的伤口是最小的[5]。通过细胞迁移和增殖来覆盖伤口,24 h 内上皮细胞开始迁移,清洁手术伤口[23]开始愈合[34]。应当指出,上皮细胞不形成焦痂或坏死组织。

新的上皮细胞呈白色 / 粉红色的外观,容易受到剪切力的伤害。

成熟阶段

在这一阶段,伤口变得不那么血管化。随着时间的推移,新组织的结构和强度增加[15]。

伤口愈合类型

缝合 / 封闭材料的种类,使用缝合技术(方法和缝针大小)都取决于缝合材料的特点和患者的伤情。缝合可采用不同的缝合方式,例如采用连续或间断(如打结)等方法,比如"褥式缝合"、"经皮或透皮技术"或使用更复杂的八字法或皮内技术[9]。

一期愈合

伤后直接以手术缝合、钉或黏合剂(表 7-1)。这种类型的闭合方式被应用于小的组织损失和伤口边缘可以对齐的情况。通常这类伤口很少发生水肿、裂开和浆液外渗[14]。表 7-2 提供了进一步的评论,这种方法适用于清洁、清洁-污染或创伤,如果彻底的清洗 / 清创是可以实现的[15]。

表7-1　伤口缝合材料

可吸收的	不可吸收的
天然的	天然的
合成的	手术用丝线 合成的
抗菌涂层缝线 单乔	尼龙
聚对二氧环己酮(PDS)Ⅱ	聚丙烯(缝线) 组织黏合剂(如多抹榛,生物胶) 胶带 / 条(如无菌带)

表7-2　手术创伤

	推荐	注释
切口	切口敷料和 / 或保护密封胶	皮肤应该允许密封并恢复其自然保护作用,防止细菌侵入只有少数路径[31]。爱德化·琼斯[11]指出微生物很少渗透完整皮肤,如果他们做到的感染可能是系统而非局部伤口感染
	需要按压去减少出血、渗血、水肿或血肿形成	用无菌手术垫或层纱折成窄条(以提高额外压力)覆盖在原伤口敷料或用一个弹性绷带包裹(50% 重叠),或者应用胶条拉伸到皮肤[8]。如果出血没有停止,继续施加压力在敷料 / 额外填充上,或建议外科手术。大约 72 h 后,浆液性渗出物不在有助于促进伤口愈合过程[44]
		伤口处理的原则,应该避免频繁换药和伤口周围潮湿和组织溃烂,向护士或医生寻求伤口愈合的建议[35]
		伤口边缘的张力,采取减小缝针间距或黏合带(例如胶条)[26]来减小张力,否则重新缝合。向患者提供指导(例如咳嗽时轻压伤口、胸廓有伤口的女性患者佩戴胸罩),适当的液体平衡管理或反重力措施(抬高患肢)是恰当的
敷料	伤口敷料可以进行查看,并保证与检查前的一致性,体位以患者舒适为宜(允许患者洗澡,但要保持敷料完好无损)	敷料应用松紧适宜,考虑术后水肿(无论是伤口创面的一部分或是全身创面)和患者的运动,否则皮肤会起水泡[30]
		应该选择透气良好和促进湿润伤口愈合的敷料(见资料 7-2)[26]
引流管	手术切口可能渗漏(例如 Redivac, Bellovac 抽吸引流管),通过一个单独的切口放置远端	这样能够减少并发症的风险,包括由于拆除缝线、减压、防止死腔和血肿形成[16]。加强局部和引流管的无菌管理,防止感染发生,并记录引流液体的量、性质,若无必要及时拔出

资料 7-3

革兰氏阴性菌和革兰氏阳性菌

　　大多数细菌可以用革兰氏染色技术来区分,在实验室中产生的革兰氏阳性或革兰氏阴性染色。不能被革兰氏染色者的被认为抗酸菌[38]

　　大多数细菌的细胞壁是一层肽聚糖,保护他们免受机械损伤和控制物质进入。革兰氏阴性细菌有一层薄薄的肽聚糖,外膜包含脂多糖(LPS)[43]。在细胞壁和细胞质之间有一个明显的空间。称为壁膜间隙。革兰氏阳性细菌的细胞壁是由质膜包围着一层厚厚的肽聚糖。其结构较之革兰氏阴性细胞壁结构更简单。保护性更小

　　革兰阳性细菌的例子有:葡萄球菌和链球菌。梭状芽孢杆菌、枯草芽孢杆菌和棉状杆菌

　　革兰阴性细菌的例子有:肠球菌层(变形杆菌、假单胞菌、肺炎克雷伯菌、大肠埃希菌、不动杆菌、拟杆菌)

二期愈合

　　指伤口感染后逐渐达到的瘢痕组织修复,这些伤口通常是敞开着,有重要的上皮细胞和组织的损失和/或细菌污染。颗粒状、收缩和再生上皮是这类伤口的显著特征[34],这样的伤口应被组织修复专家进行处理[26]。

一期延迟愈合(三期愈合)

　　对于污染较重或可能感染的伤口,清创后暂用引流,观察 3~5 天,作延期缝合。可以缝合皮肤或可用材料临时保护伤口。采用延迟愈合情况有细菌感染或由于过度渗出或水肿的存在[17],或器官手术在愈合之前需要稳定,可能有心脏或肠道手术的情况。

　　伤口愈合的类型和伤口护理计划,应在交接时清楚地传达。连续的评估是非常重要的,所以,如果需要强化(张力缝合)或分段拆除(例如间歇性的拆除缝线),也许是不错的选择。

伤口感染

　　据保守估计,有 5% 的患者因手术部位发生细菌性感染(见资料 7-3 细菌分类),有证据表明:由此而加重患者个人的经济负担、死亡率、发病率,影响生活质量以及浪费医疗资源[33]。

感染源

　　研究表明,大约 95% 的伤口感染为细菌感染(来自于患者的皮肤、空腔脏器),在手术时获得[43],相比之下,细菌作为外源性病源很快地出现交叉感染(其

他患者）。外源性传播可能是通过接触,包括直接接触或间接接触(如医疗保健工作者的手传播或医疗设备传播)或空气传播(如分泌物或鳞状上皮细胞)。因此,要做好手卫生或气溶胶产生经空气传播的管理[12]。

感染的风险

感染的发生依赖于 3 个因素:细菌毒力,细菌数量和宿主免疫力。

致病因子

细菌一般不致病的,只有细菌分泌成分(包括毒素和有毒成分)导致机体的病理生理变化。毒素可能是外毒素或内毒素:

- 外毒素主要由革兰阳性菌分泌,能干扰或破坏细胞结构和 / 或功能。
- 内毒素在革兰阴性菌的生长繁殖过程中,由细胞壁分泌到菌体外的物质(细胞溶解)。内毒素可直接作用巨噬细胞释放细胞因子,这可能引发严重的炎症和免疫反应。血液中内毒素的存在可能导致败血症,这是由于血液感染引起的危及生命的疾病(通常无菌)。菌血症是微生物短暂存在血液中(通常是通过肝脏或脾脏清除,也可能需要临床治疗)。

毒力因子,如抗生素耐药性,可以垂直传递(例如从母亲到子代细胞),或能通过水平迅速传播(微生物之间通过交换遗传物质的,这可能不一定是相同的菌株)[13]。

回想一下,细菌的低毒性,如凝固酶阴性葡萄球菌(存在在正常皮肤菌群),可能会转移到另一个身体部位成为致病菌:在英国,2009 年爆发的人工瓣膜心内膜炎与一个外科医生有关,他在不知不觉中被感染上表皮葡萄球菌耐药菌株,一种凝固酶阴性金黄色葡萄球菌[25]。

生物的数量

细菌生长和分裂(二分裂变)。最佳条件下一个细菌如大肠杆菌约在 20 min 有双倍速率,所以,细胞能在 1 天之内产生超过 10^8 个细胞[37]。在良好的条件下,一个健康人正常的防御可以有效地管理一个合理的微负担,确实会有一些细菌在伤口[49]。然而,正如赫拉涅茨(Hranjec)等人[19]强调那样,大于 $10^5/g$ 组织的微生物会影响伤口的愈合。

重要的是,少量病原体也存在感染的风险,假如有局部缺血、组织异物(例如假体材料、塑料管材或植入设备,如起搏器)、血肿或渗出物的存在[14]。生物膜被描述为一个微生物繁殖附着的无生命的物体(污染物)。生物膜似乎是更耐免疫反应和抗生素治疗[32]。

资料7-4

手术部位感染发生的危险因素（摘自 Risk factors for developing SSI, SIGN 2008, p. 6）

- 营养不良
- 老年人和儿童
- 潜在的疾病，如糖尿病、癌症、遗传缺陷、艾滋病
- 免疫治疗：药物治疗、放疗或化疗
- 并发感染：（如机体其他部位的感染）或细菌定植
- 生活方式：肥胖、过度吸烟或饮酒
- 低体温[20]

宿主免疫

宿主免疫由物理、细胞和化学防御系统提供[32]。免疫系统具有非特异性防御（皮肤、黏膜表面和正常菌群）以及特定的血液和组织防御（被称为后天性或特异性免疫所提供的补体和抗体）。降低宿主抵抗力的因素被列在资料7-4中。史密斯（Smith）等人[37]指出对微生物如何引起宿主伤口感染的认识仍存在差异，许多手术部位的感染、发展，因出院后而不能反映这些风险因素。

外科手术部位感染的定义

这一部分是指由英国健康保护局（the Health Protection Agency HPA）提出的伤口感染的定义和分类（图 7-2）。依据细菌的作用导致手术部位感染：病原

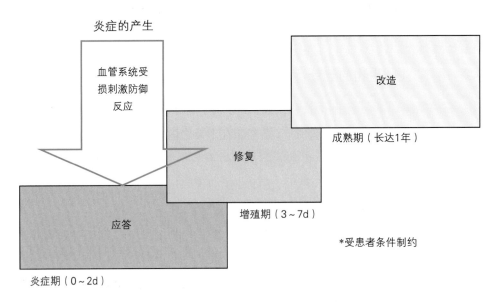

图7-2　创伤、异物、伤口破裂和感染的应对

菌可能是随着宿主的炎症反应,临床医生根据对症状的观察判断为手术部位感染(不是由于机械损伤或伤口延迟愈合),或临床医生/技师观察感染不限定于切口而是与手术时相关的空间和/或器官操作有关。

HPA 的定义,可以应用到广泛的手术类型;它考虑到伤口感染的早期识别和适当的治疗[1]。然而,这个定义的目的是要促进一个双向的结果(是/否),同样它不能获取患者管理和影响,感染患者和/或成本的数据。

显微镜检查、培养和敏感性(MC&S)

有时脓细胞(称为白细胞或多晶型物)报道了微生物的存在。在最初的伤口愈合阶段,他们的存在表示伤口延迟愈合或感染。资料 7-5 介绍了显微镜检查、培养和敏感性的检测,并为这个标准的感染提供了一些关键点。虽然伤口感染但不一定能培养出细菌,细菌的存在也并非表明感染[14]。有意义的显微镜检查、培养和敏感性结果,依赖于准确的、详细的实验室检查和使用无菌技术获得的样品(见第十九章)。即使有这些考虑,阳性结果可能也不是致病的病原体(负责感染的病原体)。

资料 7-5

显微镜检查、培养和敏感性(MC&S)

- 显微镜检查:样品在变干之前,被固定在一个玻璃片行革兰氏染色。然后在显微镜下检查,这是一个基于形状识别细菌的种类,而非培养方法(如球形、杆状、螺旋),染色方法可用于检查脓细胞证据样本,但不是所有的样品都能测试脓细胞的存在,还需要其他的条件
- 培养:在一个平板上的营养培养基(如血琼脂)上生长的微生物,从患者身体上取材后接种到无菌培养基(加)孵化一夜,肉眼可见细菌菌落
- 敏感性:在孵化前,在细菌培养板上放置抗生素盘。细菌的生长被抑制(对抗菌药物敏感)或畅通(对抗生素有抵抗作用)

重点

- 实验室选择使用的媒介要有利于或抑制特定的微生物,如果实验室没有足够的信息来选择最佳的媒介的话,则病原体可能无法被识别
- 当检查伤口培养结果时,在一定程度上暂居菌总是存在的,这表明并手术操作没有做到最佳
- 一些实验室不定期报告常驻菌,或报告这些"可能的污染物",除非一个特定的要求或临床资料表明细菌与某个系统感染有关,如机体中枢神经系统、临床资料(如患者是否有血培养阳性或发热),对检测执行和实验室发布的结果对于临床诊断是必要的
- 记录患者任何抗生素过敏反应结果,以避免假阴性,因为这将影响患者的安全

同样,培养阴性的结果并非不存在感染。样本中无病原体的存在,或脓/渗出液可能已经干燥,细菌在检测之前已经死亡[15]。此外,细菌细胞壁可能是不可分辨的,也不能通过抗生素或吞噬作用破坏。

化脓

有时可能出现脓液和坏死组织。脓液可以流动（例如"处于机体较低位置"触诊可及，或采用限制性体位使脓液局限，防止感染扩散）。某些病原体引起强烈的中性粒细胞反应，脓液呈现不透明状，原因是脓液中存在许多细胞[47]。与此相反，坏死组织是一种湿润的物质，作为伤口基质的部分显现，比起脓液更容易观察到。坏死组织可能延伸到伤口边缘，有时是很难去除。在伤口的一期愈合中坏死组织不能被观察到，除非伤口有一些缝隙或裂开。

裂开

裂开可以被描述为管理意义上的切口裂开，分为在器械清创时机械性伤口裂开或由于伤口自然裂开的（由于自身原因导致治疗失败），不恰当的操作技术（例如不正确的缝合）或感染。许多病原体释放胶原酶消化胶原纤维，从而减少新组织的强度[15]导致切口或伤口裂开。

发热、发红、疼痛和临床医生的诊断

这些症状应该放置到上下文里。

- 患者曾做过什么操作？例如涉及关节的操作，可能在一段较长的时间内会有更明显的肿胀或发红。
- 伤口在哪里？（如培养阳性或裂隙）可能来自伤口位置，而非显性感染。
- 什么是术后日？炎症通常是在 2 天，但如果 7 天的话会产生怀疑。
- 患者的皮肤是什么样的？基础疾病会延缓愈合吗？通常愈合得好吗？
- 随着时间的推移，疼痛是增加而不是减少？
- 发红和肿胀超出伤口边缘。辨别血肿（可能是前驱感染，所以也应该注意）。
- 发热的其他原因（如胸部或尿路感染）？
- 正确定义和分类手术部位感染并确保其一致性和客观性。

手术部位感染监测方案

手术部位感染监测应采取积极、主动、公正、准确的态度，推荐连续监督监测，监测指标用感染率反应。在英国，骨科手术参与英国健康保护局（HPA）的监测方案是强制性的要求，其他则自愿参与。

HPA 定义的优点是它允许国家基准以及通过监控更广泛的机构，如欧洲医院感染控制环节的参与（HELICS），从而有助于临床治疗以及循证实践的实施[29]。

集束化护理预防手术部位感染

资料7-6列出的以证据为基础的做法，已证明减少手术部位感染的发生率。其核心原则，旨在提高机体的免疫力，减少内源性和外源性病原体的数量。

唐尼（Downie）[10]指出，临床指南被视为可信、可行的指导，不幸的是，有时通过随机对照试验（RCT）生成的结论受到理论问题的限制，定量的调查结果可能被视为僵化和死板的[27]，实际研究的目的是为了扩大或概括一个更大的实验数量[7]。记住，集束化治疗在没有计划的情况下是不切实际的，比如寻求常温心脏。低温麻醉（事实上这一类被排除在集束化措施外）。相反，还有调查结果被应用的例子，如评估患者在病房的舒适措施；或使用新的设备（如温度计）或资源（如毛毯）。这种集束化护理方法确保综合应用。相反的还可施以成熟的方法，为患者提供最佳保温措施。

资料7-6

集束化方案预防手术部位感染[9]

术前阶段

- 筛选和去定植：患者已筛选出的MRSA（耐甲氧西林金黄色葡萄球菌）使用本地指南，如果手术前发现阳性，根据推荐协议去定植MRSA
- 术前洗澡：患者沐浴（或沐浴洗澡/如果无法沐浴）术前用肥皂
- 脱毛：如果需要脱毛，使用一次性的修剪工具（不剃毛）操作程序尽可能接近预计的手术时间

术中阶段

- 皮肤准备：患者的皮肤已经用2%氯己定、70%异丙醇溶液消毒（如果患者过敏，使用聚维酮碘）
- 预防性抗生素：在切皮前60 min内注射适当的抗生素，如果有过多的失血，手术时间延长或在植入假体时，重复使用适当的抗生素
- 正常体温：在围手术期患者的温度保持在36℃以上
- 切口手术巾：使用含有抗菌剂的切口手术巾
- 补充氧气：患者的血氧饱和度保持在95%以上（或尽可能高，如果有潜在的呼吸功能不全）。在术中和术后阶段（恢复室）补充氧气
- 血糖控制：糖尿病患者一直保持在小于11 mmol/L的血糖水平（这种严格的血糖控制，与非糖尿病患者无关）

术后阶段

- 在手术结束后伤口覆盖敷料，直到愈合
- 伤口敷料至少保持48 h，除非有潮湿否则不需更换
- 伤口恢复期间应使用无菌原则（非接触技术）
- 手卫生：每一次接触患者之前和之后，使用正确的手卫生方法（WHO"手卫生的5大时刻"或国际患者安全认证的"清洁你的双手活动"）

总结

　　本章重点为伤口愈合和感染的基本解剖学和生理学原理以及减少 SSI 的措施。描述了伤口闭合的类型,概括了伤口感染的病原学、鉴别和治疗。

参考文献

［ 1 ］ **Aziz AM, Isalska B** (2010) Sternal wound infections: improvements made to reduce rates. *British Journal of Nursing* 19 (20): S20 – 29.

［ 2 ］ **Bale S** (2004) Wound healing. In *Nursing Practice Hospital and Home. The Adult,* 2nd edn. London: Churchill Livingstone.

［ 3 ］ **Benbow M** (2005) *Evidence Based Wound Management.* London: Whurr.

［ 4 ］ **Benbow M and Stevens J** (2010) Exudate, infection and patient quality of life. *British Journal of Nursing* 19 (20): S30 – 41.

［ 5 ］ **Bryant R, Nix D** (2007) *Acute and Chronic Wounds Current Management* Concepts, 3rd edn. London: Mosby.

［ 6 ］ **Collier M** (2004) *Recognition and Management of Wound Infections.* www.worldwidewounds. com/2004/january/Collier/Management-of-Wound-infections.html (accessed 7 April 2010).

［ 7 ］ **Cormack D.** (2003) *The Research Process in Nursing.* Oxford: Blackwell Publishing.

［ 8 ］ **David M, Gogi N, Roa J, et al.** (2010) The art and rationale of applying a compression dressing. *British Journal of Nursing* 19 (4): 235 – 236.

［ 9 ］ **Department of Health** (2008) *Clean, Safe Care: Reducing Infection and Saving Lives.* London: HMSO.

［10］ **Downie F** (2010) NICE clinical guideline: prevention and treatment of SSIs – is it enough? *Wounds UK* 6 (4): 102 – 110.

［11］ **Edward-Jones V** (2010) Science of infection. *Wounds UK* 6 (2): 86 – 93.

［12］ **Elliott T, Hastings M, Desselberger U.** (2000) *Lecture Notes on Medical Microbiology*, 3rd edn. Oxford: Blackwell Science.

［13］ **Galbraith A, Bullock S, Manias E, et al.** (1999) *Fundamentals of Pharmacology.* London: Pearson Prentice Hall.

［14］ **Gottrup F, Melling A and Hollander DA** (2005) An overview of surgical site infections: aetiology, incidence and risk factors. http://www.worldwidewounds.com/2005/september/ Gottrup/Surgical-Site-Infections-Overview.html (accessed 20 April 2011).

［15］ **Gould D, Brooker C** (2000) *Applied Microbiology for Nurses.* London: Macmillan Press.

［16］ **Gruendemann BJ and Mangum SS** (2001) *Infection Prevention in Surgical Settings.* London: W.B. Saunders Co.

［17］ **Hess TC** (2002) *Clinical Guide: Skin and Wound Care*, 6th edn. London: Lippincott Williams & Wilkins.

［18］ **HPA (Health Protection Agency)** (2011) *Protocol for the Surveillance of Surgical Site Infection Version 5. Surgical Site Infection Surveillance Service.* http: //www.hpa.org.uk/web/HPAwebFile/ HPAweb_C/1194947388966 (accessed 10 May 2011).

［19］ **Hranjec T, Swenson BR, Sawyer RG** (2010) Surgical site infection: how we do it. *Surgical Infections* 11 (3): 289 – 294.

［20］ **Hulse M** (2011) *Forced Air-warming: an effective tool in fighting SSI.* http: //www. infectioncontroltoday.com/articles/2011/03/forced-air-warming-an-effective-tool-in-fighting-ssi.aspx (accessed 23 April 2011).

［21］ **Lakhani SR, Dogan A** (2004) Wound healing. In Kirk RM and Ribbans WJ (eds) *Clinical Surgery in General,* 4th edn. London: Churchill Livingstone.

［22］ **Male D** (2007) *Immunology.* Cambridge: The Open University.

［23］ **Mercandetti M and Cohen AJ** (2005) Wound Healing: Healing and Repair. *Emedicine.com* http: //emedicine.medscape.com/ article/1298129-overview (accessed 20 April 2011).

［24］ **Modrau IS, Ejlersten T, Rasmussen BS.** (2009) Emerging role of Candida in deep sternal wound infection. *Annals of Thoracic Surgery* 88 (6): 1905 – 1909.

［25］ **National Patient Safety Agency** (2011) *Outbreak of Prosthetic Valve Endocarditis. National Reporting and Learning Service* http: //nrls.npsa.nhs.uk/resources/type/signals? entryid45=130186 (accessed 22 April 2011).

［26］ **NICE (Natronal Institute for Health and Clinical Excellence)** (2008) *Surgical Site Infection: Prevention and treatment of surgical site infection.* http: //tinyurl. com/35zeekf (accessed 02 March 2011)

［27］ **Paley J** (2005) Error and objectivity: cognitive illusions and qualitative research. *Nursing Philosophy* 6: 196 – 209.

［28］ **Patel AR, Romanelli P, Roberts B, et al.** (2009) Herpes simplex virus: a histopathologic study of the depth of herpetic wounds. *International Journal of Dermatology* 48 (1): 36 – 40.

［29］ **Pellowe CM, Pratt RJ, Loveday HP, et al.** (2004) The EPIC project. Updating the evidencebase for national evidence-based guidelines for preventing healthcare-associated infections in NHS hospitals in England: a report with recommendations. *British Journal of*

第二部分

Infection Control 5 (6): 10 – 16.

［30］**Pukki T, Tikkanen M, Halonen S.** (2010) Assessing Mepilex® Border in postoperative wound care. *Wounds UK* 6 (1): 30 – 40.

［31］**Roitt I, Brostoff J, Male D** (1993) *Immunology,* 3rd edn. London: Mosby.

［32］**Salyers AA and Whitt DD** (2005) *Bacterial Pathogens: A Molecular Approach.* Washington, DC: ASM Press.

［33］**Scottish Intercollegiate Guidelines Network (SIGN)** (2008) *Antibiotic Prophylaxis in Surgery: A National Guideline 104.*Edinburgh: SIGN.

［34］**Sheperd A** (2009) The role of the surgical technologist in wound management. *Surgical Technologist* June: 255–261.

［35］**Sheppard M, Wright M** (2006) *Principles and Practice of High Dependency Nursing.* London: Baillière-Tindall.

［36］**Shinohara T, Yamashita Y, Satoh K, et al.** (2008) Prospective evaluation of occlusive hydrocolloid dressing versus conventional gauze dressing regarding the healing effect after abdominal operations: randomized controlled trial. *Asian Journal of Surgery* 31 (1): 1 – 5.

［37］**Smith JMB, Payne JE, Berne TV.** (2000) *The Surgeon's Guide to Antimicrobial Chemotherapy.* London: Arnold.

［38］**Trounce J** (2002) *Clinical Pharmacology for Nurses*, 16th edn. London: Churchill Livingstone.

［39］**Ubbink DT, Vermeulen H, Goosens A, Kelner RB, Schreuder SM and Lubbers MJ** (2008) Occlusive vs gauze dressings for local wound care in surgical patients: a randomized clinical trial. *Archives of Surgery* 143 (10): 950 – 955.

［40］**Vogt KC, Uhlyarik M, Schroder TV.** (2007) Moist wound healing compared with standard care of treatment of primary closed vascular surgical wounds: a prospective randomized controlled study. *Wound Repair and Regeneration* 15 (5): 624 – 627.

［41］**Vuolo J** (2010) Hypergranulation: exploring possible management options. *British Journal of Nursing* 19 (6): S4 – S7.

［42］**Walsh TS** (2004) The metabolic response to injury. In Garden JO, Bradbury AW and Forsythe J (eds) *Principles and Practices of Surgery,* 4th edn. London: Churchill Livingstone.

［43］**Weston D** (2010) The pathogenesis of infection and immune response. *British Journal of Nursing* 19 (16): S4 – 11.

［44］**Wilson J** (2003) *Infection Control in Clinical Practice.* London: Ballière Tindall.

［45］**Winter GD** (1962) 'Formation of the scab and the rate of epitheliasation of superficial wounds in the skin of the young domestic pig. *Nature* 193: 293 – 294.

[46] **Wolcott RD, Gontcharova V, Sun Y, et al.** (2009) Evaluation of the bacterial diversity among and within individual venous leg ulcers using bacterial tag-encoded FLX and titanium amplicon pyrosequencing and metagenomic approaches.*BMC Microbiology* 9: 226.

[47] **Woolf N** (2000) *Cell, Tissue and Disease: The basis of pathology,* 3rd edn. London: W.B. Saunders Co.

[48] **Wynne R, Botti M, Stedman H et al.** (2004) Effect of three wound dressings on infection, healing comfort, and cost in patients with sternotomy wounds: a randomized trial. *Chest* 125: 43 – 49.

[49] **Young T** (2010) Managing the 'at risk' patient: minimizing the risk of wound infection. *British Journal of Nursing* 19 (20): S1 – 11.

第二部分

第三部分

围手术期患者安全和风险管理

第八章

术前护理

马克·雷德福和罗斯·帕尔默

任何外科手术前,围手术期就是一段包含评估和优化以确保患者生理上和心理上有准备的过程,因此,在许多方面,术前准备是至关重要的,以便患者得到及时和适当的外科护理[2],本章研究的重点将从入院护理开始,管理那些因手术治疗而焦虑的患者,优化临床路径直到患者安全转移到手术室。

外科治疗模式

随着外科手术专业技术的发展,药理学和精湛的技术已经彻底进入到外科护理这个领域。近年来随着日间/短时、住院、急诊和创伤手术的不断发展外科手术一体化模式如图 8-1 所示[16]。手术模式的发展,要求专业护理人员,在不同的环境和模式下,为患者提供护理。然而,无论其采取何种手术,绝大多数的术前护理普遍适用于所有的外科患者,这是本章需要讨论的内容。

日间手术和留观设施

现代外科手术设施,已经发展到管理患者通过简捷的路径达到术前准备的目的[17]。日间病房通常是个独立的部门(图 8-2),围绕患者有计划的入院、治疗和术前护理,重点是确保完成全面的术前评估,识别危险因素(临床、社会、心理)在手术前进行干预。那些术前需要等待 23 h 或更少时间的流程,逐渐演变成日间手术。

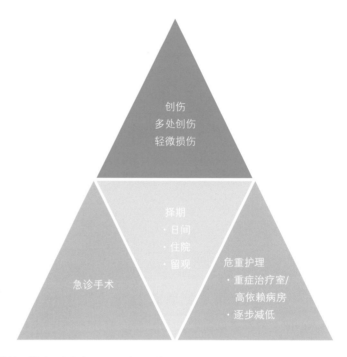

图 8-1　外科护理模式，改编自 Soreide（2009）

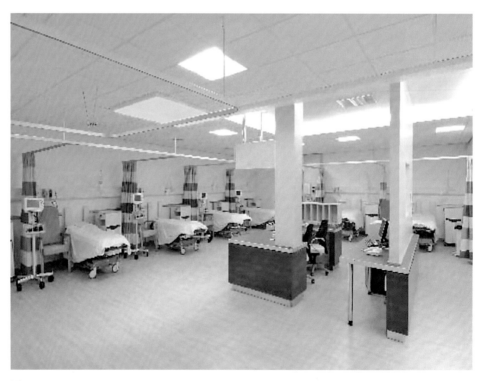

图 8-2　日间病房设施

住院患者手术日

大部分的住院患者在完善术前准备后，于手术日到达等候区。此区域是一个远离繁忙病区的环境，在那里可以进行术前核查，也可以供患者及家属等候，减轻焦虑和压力[7,13]。当天手术等候区（图 8-3）也有为患者安排协调手术的功能，同时为临床医生提供一个与患者及其家属沟通的环境。一旦确定手术，患者常常从这个区域进入手术室。

重症监护病房（intensive care society，ICS）突出患者自理能力分类，同时也强调他们护理的重点（表 8-1）。英国大学医院协会（AUKUH）指导，赫斯特（Hurst）提出[3]，患者的自理能力和依赖程度在病房所需人力的比例占据主要因素。AUKUH 强调患者敏锐度水平可能是患者需要的护理类型和标准。适应表在表 8-1 中列出，其中也包含合理的人员配置以满足患者需要。

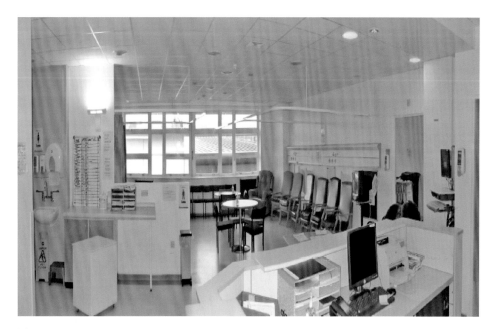

图 8-3 日间病房

紧急手术分类和对护理的影响

手术风险分级有一个要求，以确保优先级的患者能够得到正确的术前护理，以便他们能够在第一时间进行治疗。依据英国国家机密调查患者的结果和死亡（NCEPOD），设立了自己的体系，确定了四个主要优先级手术，如图 8-2 所示。

第三部分

表8-1　适应病房和各部门的依赖程度

分级	定义	标准	指导护理	环境和人员配置
0级	患者的需求可以满足,在医院普通病房	计划入院,诊断后,在医院普通病房。可能有潜在的疾病需要治疗,等待出院的患者	术后常规护理(包括每30min巡视,直到病情稳定)每2～4h定期巡视,心电监测,液体管理,患者自控镇痛泵,氧气疗法24%～40%	普通外科病房/日间手术或患者是短时普通手术科室/日间病房或者是短暂停留的部门(门诊)人员配置比例:1个训练有素的护士护理6～8个患者
1a级	病情不稳定。这标志着患者病情加重或者有潜在的恶化(如重要器官波动的迹象)	观察和治疗。从2级护理转下的患者,术后护理,紧急或者复杂手术,接下来的围手术期事件。病情恶化的情况或发生命体征不平稳	病情不稳定要求持续地观察/有创血压监测,需要外科团队的支持而不是更高层次的护理。O₂＞40%±胸部物理治疗2～6h。间歇的动脉血气分析,接下来24～48h气管切开术,气管插管/硬膜外麻醉/胸膜引流	外科手术治疗替代设备人员配置:1个训练有素的护士照顾4个患者
1b级	依赖性增加。这标志着患者需要治疗或更多的护理投入,但是并是极度不适	严重感染、败血症,复杂伤口的管理、免疫系统,要求持续地监测。脊柱不稳定移动困难	复杂的药物机制,由于严重的疾病预后或临床结果而需要患者和/或护理人员持续的支持。日常生活的所有活动完全依赖筈护理协助。由于伤害的风险而进行的持续观察	
2级	患者需要更详细的观察或干预,包括支持(提供)器官系统衰竭或2个器官系统的支持。这些需要更高层次的护理	恶化/缺乏抵抗力的单官系统,大手术后的术后管理,术后优化延长术后护理,从3级护理转入,未修正的主要生理畸形	患者需要无创性通气。需要一系列的治疗干预措施包括:O₂浓度大于60%,持续心电和有创血压监测,血管活性药物注入,血液动力系统的不稳定性。疼痛管理:静脉注射止痛剂,中枢神经抑制气道和保护性反应,神经系统监测	手术或一般高度依赖人群的人员配置:1个训练有素的护士照顾2个患者
3级	患者需要先进的单独的呼吸支持或基本的呼吸支持,伴随至少2个器官系统的支持。这一级别包括所有需要的支持	监控和支持治疗,缓解2个或2个以上的器官系统的衰竭	呼吸中枢或神经系统抑制/要求机械缓解/有创通气,有创血压监测,血管活性药,低血容量治疗/大出血/脓毒症或神经保护	特护病房的人员配置:1个训练有素的护士护理1～2个患者

表8-2 NCEPOD外科手术分类

准则	分类	内容	时间指标	举例
1	即刻	即刻 ① 救命 ② 挽救肢体或器官复苏与手术治疗同时进行	在几分钟内决定手术	主动脉瘤破裂、胸腹部多发性(严重性)创伤、骨折伴随主要神经血管缺损、筋膜室综合征
2	紧急	急性发作或恶化,危及生命的情况肢体或器官存活、骨折固定、缓解疼痛症状	通常一旦复苏完成,在几小时内决定手术	开放性骨折、肠穿孔伴随腹膜炎累及器官、肢体缺血、眼球穿通伤
3	限期	患者稳定,需要早期干预,但不是直接危及生命,肢体或器官存活的情况	在几天内决定手术	神经和肌腱损伤、稳定和没有广泛感染的外科手术患者、视网膜脱落
4	择期	计划手术或入院前已登记过	按计划进行手术	包含即刻、紧急、限期除外的所有情况

Reproduced with kind permission of National Confidential Enquiry into Patient Outcome and Death (NCEPOD, 2004) [12].

第三部分

办理入院

有计划的办理入院,目的是确保患者做好安全准备。这个过程是一个始于结合患者的特定手术和整体需求的预评审阶段。术前访视或者了解手术日情况,有助于设备的准备,如床头铃、床旁心电监护或者是工作人员间寻求帮助等。

术前护理评估

患者可能是评估前入院,但每个患者入院时都要求有一份护理评估,通过该份报告对患者给出相应风险评估及后续护理计划。

例如,与组织损伤发展相关的风险因素,由于在术前患者是活动的,压力可能小,但是术后可能会大大增加。在制定可行的护理计划时,要先完成基本评估,常见的护理评估包括:

• 组织修复能力——来自压力损伤的风险应对措施。
• 静脉血栓栓塞症——来自血栓栓塞和相关肺栓塞的风险应对措施。

- 营养——外科治疗中尤为重要，同时，良好的恢复也高度依赖于营养状况。
- 坠床——坠床风险增加，可能因为手术后麻醉诱导。

完成入院护理评估时应考虑患者的各个方面，他们的健康需求、个人偏好、生活方式和社会环境，尤其应该考虑既往手术史、并发症，这可能直接影响到对他们的护理。患者的饮食偏好也很重要，例如，他们是严格的素食主义者，不希望通过胶囊药物治疗。进一步说，个人方面所选择的信仰也可能会影响到护理，例如，在护理锡克教的患者接受截肢或耶和华见证人接受输血的情况。

患者是这些评估的核心，大多数情况信息主要来源于他们自己。有些患者可能无法独立地讨论这些问题，因此，照顾患者的角色需要考虑，当护理痴呆或听力障碍、行为异常的患者时，护理人员可能总结出相应的应对机制。护理评估时应完整地记录评估内容，让所有参与护理患者的人员都知道并可以利用这些内容。

出院准备

出院是一个涉及多学科程序的过程，需要多次讨论。这应该包括所有方面，从药物治疗到外部机构的家庭护理。出院评估是一个倾听患者问题的机会，目的是减少焦虑和压力。医生的建议在这个过程中起着关键作用。

当下术前护理模式

根据文献强调传统的手术方法往往是过时的，促使企业资源计划的发展，企业资源计划（enhanced recovery programmes，ERP）是一个系统化的方法，通过选择性外科手术，用循证技术和医疗规程，规划和实施患者的整个过程[5]（表8-3）。ERP旨在减少发病率和死亡率，同时促进早期活动和正常功能。反过来，这将导致更短的住院周期，提高效率。术前护理阶段在改善患者的围手术期护理中越来越受重视。

提高患者相关疾病知识和期望值

EPR的有效性取决于改善患者住院期间的期望值。现代围手术期护理技术显著提高的结果是减少住院时间，患者也容易接受。在围手术期过程的每一部分，想要达到一个完整的、始终如一的解释，依赖于清晰的记录、易于理解的

表 8-3 加强手术恢复的原则

术前	提高患者相关疾病知识和期望值
	手术前临床症状最优化
	术前禁饮禁食和营养
	当天手术
	肠道准备
术中	围手术期血流动力学管理
	最佳镇痛效果
	适当使用微创技术
术后	早期活动
	术后早期营养供给
	正确护理引流管、静脉导管、导尿管
	出院指导

书面材料,有助于管理患者的期望。这样做的结果是患者能够理解他们的整个过程及潜在的挑战,一个明确的住院时长。这也是个减少许多患者手术前焦虑的经验。

引起术前患者焦虑的原因

麦克林(McClean)和 库珀(Cooper)提出[9],患者的焦虑开始于外科手术计划,入院时达到最高水平[8,14]。焦虑有很多来源,包括未知的恐惧、担心疼痛、恶心和安全、对恢复的担忧、甚至对死亡的恐惧。这对术后镇痛、术后恶心呕吐的发生率增加有一定的影响[10]。然而,识别和治疗焦虑可以对患者的护理产生巨大影响。

阿姆斯特丹术前焦虑评分表(APAIS)[10]旨在评估术前焦虑的原因,提醒专家注意个体患焦虑症的风险。

这种信息表强调,信息和知识需要被应用于管理术前焦虑[6]。普里查德(Pritchard)[14]讨论了可以通过提高患者的信息量来管理术前焦虑。清原(Kiyohara)[6]和伊瓦森(Ivarsson)[4]等人提出不同的观点。通过结合这两个方面的焦虑,Moerman 信息表可更多的用于患者焦虑管理计划。普里查德(Pritchard)[16]建议,采取多模式策略,如允许家庭成员在场,重新进行检查,如当患者镇静后完成血液测试、或者用分散注意力的方法,如音乐、书籍和治疗性谈话(表 8-4,表 8-5)。

表8-4　阿姆斯特丹术前焦虑和信息表

	1 一点也不	2	3	4	5 非常
我担心麻醉					
麻醉不断出现在我的脑海中					
关于麻醉我想知道尽可能多的信息					
我担心这个过程					
这个过程不断在我的脑海中					
我想知道尽可能多的程序					
摘自 the Amsterdam Preoperative Anxiety and Information Scale [10].					

表8-5　急性和慢性疾病的术前优化策略

手术紧迫性	急性术前优化注意事项	慢性疾病术前优化注意事项	
		新发现 / 恶化	长期条件
即刻	优化主要是手术治疗的同时复苏如大出血的患者补充体液,严重脓毒血症其他感染和疼痛控制	长期情况要求积极治疗,由于他们恶化的结果 / 或者手术治疗 / 或者创伤损害,例如心肌缺血、糖尿病、慢性肾功能不全	
紧急	优化的目标是稳定外科手术前发生的条件如对出血、休克、败血症的液体补充,其他感染和疼痛控制	条件是在外科手术前积极地治疗和改善,如果一个改进可以实现降低风险,只能要求延迟时间	维持常规的治疗方案,除非手术禁忌或急性最优化
限期	疼痛控制,水合作用,血液的生化条件和胃肠道[肠道准备和胃食管反流(GORD)]	条件是在外科手术前积极地治疗和改善如果一项改进可以实现降低风险,可以要求延时例如,胸部感染心房颤动,泌尿道感染	维持常规的治疗方案,除非手术禁忌或急性最优化
择期	疼痛控制,水合作用,营养和胃肠道准备[肠道准备和胃食管反流(GORD)]	考虑推迟手术(如果合适的话),直到病情已经稳定	条件,如哮喘、高血压、糖尿病通常由术前的围手术期评估服务进行优化。维持正常的治疗方案,除非手术禁忌或急性最优化

术前临床条件的优化

术前临床条件优化的重要性,取决于手术的紧迫性和患者的临床条件。由于需要即刻手术,选择改善临床条件受限,可能存在优化和手术同时进行(如在修复创伤性动脉瘤失血的情况)。在紧急手术中,优化一个窗口条件,可以降低风险。优化的两个要点是:急性和慢性条件优化,需要根据患者当前的临床状况和同期治疗来把握(表8-5)。

术前药物管理

综上所述,优化患者的状况,要求在术前阶段管理一系列的药物。正如扬(Young)[18]和 汤普森(Thompson)[18]强调几个用药阶段,具体注意事项如下:

- 手术前禁食对药物治疗和术后胃肠功能改变的影响。
- 手术和麻醉对共存疾病的影响。
- 麻醉和手术对药物作用、代谢的影响。

大部分情况,慢性病所需的药物应该持续到手术当天,并尽可能快的重新使用,除非被外科医生或麻醉医生取消。然而,证据表明,患者往往是"未进食"的,这些药物在手术前漏服了,这可能造成严重后果。一些药物需要在术前常规的评估,因为,他们与麻醉药的相互作用或者是手术潜在并发症有关(表8-6)。

当下术前禁食和营养管理

患者通常在手术前禁食,以减少麻醉诱导过程中发生误吸的危险。证据表明,长时间的饥饿对患者临床条件的优化是有影响的,可喜的是,禁食建议已经更新,以体现最佳做法。在成年人择期手术禁饮禁食的时间建议(英国皇家护理学院,英国和爱尔兰麻醉师协会):

- 固体食物术前6 h。
- 清亮液体术前2 h(包括水、茶和咖啡)。

对孩子而言,运用同样的规则,除了母乳可以术前4 h。嚼口香糖也要求术前2 h。许多病房在不同的时间段把患者送到手术室,这样可以提高效率和患者的舒适感。这需要与患者有良好的沟通,并给出禁食指导。需要注意的是,如果更改手术顺序或者患者的手术时间延误,要求对患者重新评估,以确保患者有足够的液体补充。如果患者的手术延误超过2 h,可以进一步的补液(250 ml)。

表8.6　术前阶段药物管理。

药物分类	药物	管理
抗凝血药	华法林、肝素钠	管理基于出血和血栓栓塞之间平衡的风险。NR 测试将决定患者是否应该停止 / 或转为肝素钠。手术前一天晚上使用预防疾病的低分子量肝素钠
抗血小板药	阿司匹林、氯吡格雷	在停止前,需要由麻醉医生,主刀医生和心脏病专家做一个全面的风险评估,通常在手术前 5 ~ 10 d
类固醇	泼尼松龙	类固醇不应该突然停用,因为这可能引发严重的并发症。它通常要求患者进行外科手术时采取类固醇代替处理
抗心律失常药	地高辛	心电图显示患者的心室率是否控制得好(<100) .U & Es 需要排除低钾血症
甲胺氧化酶抑制剂（MOAIs）	苯乙肼、异(噁)唑(酰)肼、苯环丙胺	这些药与麻醉用药和镇痛药物有很严重的相互作用,通常手术前停用
口服避孕药		雌激素合成药促凝血药,伴随深静脉血栓风险的增加。将要进行腿部、臀部、骨盆大手术的患者,应该术前一个月停止口服避孕药并给出替代口服避孕药的建议
胰岛素口服降糖药	格列齐特	糖尿病患者需要密切监测血糖水平,口服降糖药通常手术当天忽略,手术后重新启用。根据患者的糖尿病控制和手术的类型,他们可能需要按比例来控制血糖
草药	麻黄、大蒜、银杏、人参、卡瓦胡椒和圣约翰草等	理想情况下应该术前 2 周停药

　　紧急手术和急诊手术患者常规的术前禁饮禁食。进行腹部手术的患者(阑尾切除术、肠梗阻)将进行胃肠减压或放胃管。术前使用阿片类药物可以减慢胃排空速度,导致误吸的风险增加。急诊和创伤手术时,为进一步减少误吸的风险,将麻醉技术调整为快速诱导(rapid sequence induction technique, RSI)。

　　ERP 也强调提高术前、术后营养摄入可以提高肠道手术的愈合。术前,碳水化合物主要来源于术前几天或几小时饮用的碳水化合物饮料。显然,提倡术前 2 h 饮用没有固体物质的碳水化合物,且没有产生并发症。紧接着的是术后尽快饮用碳水化合物饮料、口服液体和固体食物。

紧急手术和急诊手术患者术前电解质和液体的管理

　　在所有术前患者中,电解质和液体管理是重要的。对于日间手术和日间病房的患者,这将解决短期禁食、快速恢复和术后早期液体摄入。对于其他手术患者,考虑更复杂的手术时静脉输液是重要的,手术时间延迟导致体液不足(如肠道准备),或者是其他的慢性病没有补液的(慢性肾衰竭或糖尿病)。液体的选择根据患者的身体状况来决定,急性和慢性病导致的体液平衡紊乱,特别是电解质紊乱,需要电解质测试。

安全转移到手术室

随着患者入院和临床条件的最优化,他(她)们将会被送到手术室。所有类型的手术,都将需要大量的流程,目的在于确保提高效率和安全。

转移前病房核查

患者离开病房前,制定一个系统的核查程序是势在必行的,使错误发生的可能性降到最低。制定清单与手术室进行交接,这些检查旨在确保患者做好充分的术前准备(资料 8-1)。

转移到手术室的方法

把患者转移到手术室的方法有很多种,这将取决于患者在病房的临床评估、手术紧迫性以及患者的选择。目前,越来越多的人选择步行入手术室[1]。结果表明,这种方法既被工作人员作为一个高效的体系而倡导,又被患者所接受[11]。

这些患者预选的转运方式取决于他们的身体条件,一个潜在的运动诱发的伴随疾病(如心绞痛),不服用可能导致镇静作用的药物,如阿片类和苯二氮䓬类或者头晕等。转移患者可通过手推车或轮椅(图 8-4)。手推车有独特的设计特点,为患者提供舒适(床垫、半卧位的椅背/坐姿),安全(头部倾斜、氧气、吸引和床),以及有一定程度的功能设备(包括麻醉诱导和复苏)。

高危患者的评估和转运

急诊患者在转移到手术室前病情可能恶化,需要病情稳定之后再转运。转运这样的患者是一个挑战,需要重要的技能、资源和协调能力。

不稳定的患者需由具有知识和技能的合格人员护送,以管理转运期间任何潜在的并发症。

任何转运之前,必须实现临床最优化,改良的评估协议 ABCDE 是一个有用的评估指南[15],根据临床情况和转运的原因,询问的问题会有所不同(资料 8-2)。

设备应该是轻巧、紧凑、方便使用和易于清洁消毒。电池驱动的设备应该大于 2 h 连续使用的备用电池(图 8-5)。

从业人员确保患者转运的安全

从病房到手术室的转运护理是一个关键时刻,患者处于最焦虑状态,这要求从业者具备一定的技能以确保患者及亲属放心,而且关注信息的交流。许多核查程序需要在这一阶段确保交接完成,并提供机会讨论、优化临床状况的变化(资料 8-1)。

资料 8-1
- 患者佩戴身份识别手腕带
- 患者穿着手术服
- 手术部位正确标识
- 患者附有正确的病历本包括相关护理文书/处方单
- 完整的手术同意书/术前核查表
- 相关影像资料
- 患者禁食时间足够
- 没有佩戴贵重物品
- 所有管路接口,金属制品,心脏起搏器和除颤器列出清单
- 列出相关感染清单（如MRSA、C. diff.、Hep B/C、HIV、CJD）
- 患者是否有过敏史药物、乳胶、食物等
- 术前检查和结果
- 皮肤清洁
- 有疑问可以提出
- 静脉血栓评估与管理计划完成

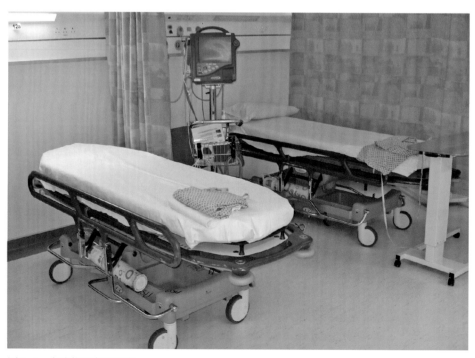

图8-4　多功能患者转运车

资料8-2

转运不稳定的患者对手术室的要求

A–保持气道通畅和控制可能的颈椎损伤

- 气道是否得到控制？
- 转运期间气道情况是否会恶化？
- 使用什么方法？
- 颈椎稳定吗？

B–呼吸控制或支持

- 是否有良好的气体交换？
- PaO_2 $PaCO_2$是否通过动脉血气分析？
- 所需氧流量是多少？
- 患者需要镇静、给氧或麻醉吗？
- 患者需要什么类型的气体交换/是否需要机械通气支持？

C–循环控制和支持

- 患者静脉通路稳定吗？
- 补液量的评估（尿量）
- 失血和液体补充
- 强心药的使用

D–不利条件

- 神经系统稳定（AVPU, Glasgow Coma Scores）
- 其他损伤（胸部、长骨等）
- 前期损伤/共存疾病情况
- 疼痛模式

E–暴露

- 患者体温过低吗？
- 在转运期间会加剧吗？

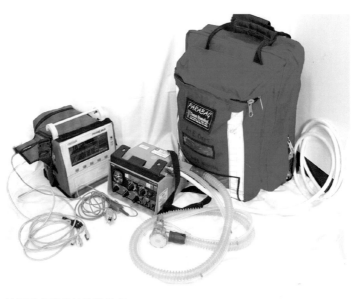

图8-5　转运重症患者的监护设备

第三部分

WHO手术核查单

在英国一个额外的安全检查实施基于WHO"安全手术、拯救生命"活动。英国国家患者安全机构（NPSA），列出了一个手术安全核查单（图8-6），包含三个点，可以执行额外的检查来提高手术室的安全。

总论

术前阶段是围手术期过程中一个重要的时期，患者的家属和执业医生都在为手术做准备。第一，要求医疗从业者具有精湛的技能，在从事一些具有挑战性的临床工作，从日间手术评估到转运不稳定的患者到手术室。第二，在持续评估和手术患者术前程序最优化中，术前时期至关重要。第三，整个过程医疗执业人员必须持续关注患者安全，确保有效安全的护理。然而，理解这一点很重要，也就是说护理这种情况下的患者需要进一步地研究和实验。

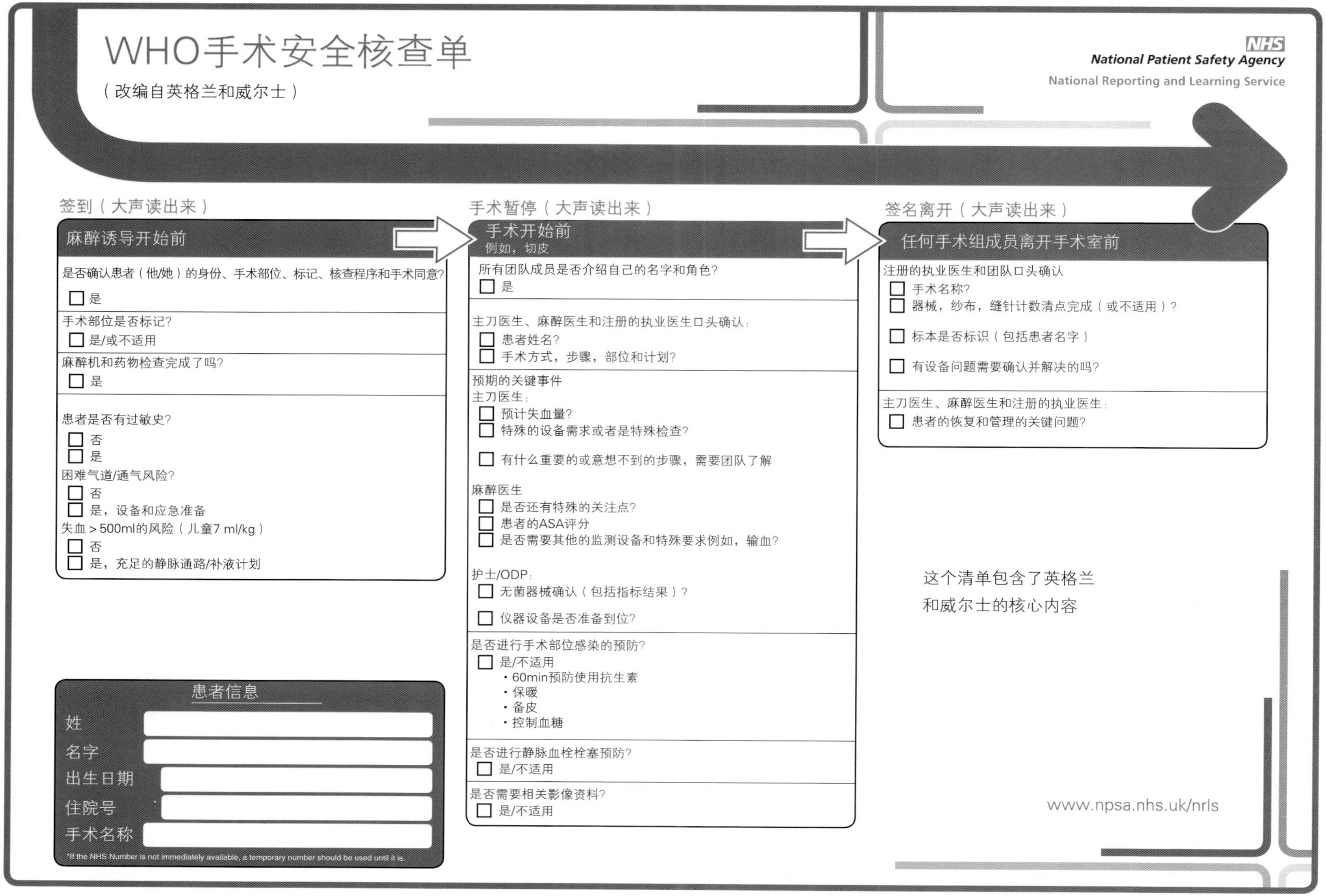

第三部分

WHO手术安全核查单

（改编自英格兰和威尔士）

National Patient Safety Agency

National Reporting and Learning Service

签名（大声读出来）

麻醉诱导等开始前

是否确认患者（他/她）的身份、手术部位、标记、核查程序和手术同意？
- □ 是

手术部位是否标记？
- □ 是
- □ 是或不适用

麻醉机和药物检查完成了吗？
- □ 是

患者是否有过敏史？
- □ 否
- □ 是

困难气道风险？
- □ 否
- □ 是，设备和应急准备

失血 >500ml的风险（儿童7 ml/kg）
- □ 否
- □ 是，充足的静脉通路/补液计划

患者信息

姓
名字
出生日期
住院号
手术名称

*If the NHS Number is not immediately available, a temporary number should be used until it is.

手术暂停（大声读出来）

手术开始前

例如，切皮

所有团队成员是否介绍自己的名字和角色？
- □ 是

主刀医生、麻醉医生和注册的执业医生口头确认:
- □ 患者姓名？
- □ 手术方式，步骤，部位和计划？

预期的关键事件

主刀医生:
- □ 预计失血量？
- □ 特殊的设备需求或者是特殊检查？
- □ 有什么重要的或意想不到的步骤，需要团队了解？

麻醉医生:
- □ 患者的ASA评分
- □ 是否还有特殊的关注点？
- □ 是否需要其他的监测设备和特殊要求例如，输血？

护士/ODP:
- □ 无菌器械确认（包括指标结果）
- □ 仪器设备是否准备到位？

是否进行手术部位感染的预防？
- □ 是不适用
- □ 60min预防使用抗生素
- · 保暖
- · 备皮
- · 控制血糖

是否进行静脉血栓栓塞预防？
- □ 是不适用

是否需要相关影像资料？
- □ 是不适用

签名离开（大声读出来）

任何手术组成员离开手术室前

注册的执业医生口头确认:
- □ 手术名称？
- □ 器械、纱布、缝针计数点完成（或不适用）？
- □ 标本是否标识（包括患者名字）
- □ 有设备问题需要确认并解决的吗？

主刀医生，麻醉医生和注册的执业医生:
- □ 患者的恢复和管理的关键问题？

这个清单包含了英格兰
和威尔士的核心内容

www.npsa.nhs.uk/nrls

图8-6　WHO手术安全核查单

摘自the UK from the WHO 'Safe Surgery Lives' campaign by the National Patient Safety Agency.

参考文献

［1］**Ball DR, Clark M, Clark M** (2006) Which patients would prefer to walk to theatre? *Annals of the Royal College of Surgeons of England* 88 (2): 172-173.

［2］**GarcíaM, Serrano Aguilar and López B** (2009) Preoperative assessment. *The Lancet* 362 (9397): 1749-1757.

［3］**Hurst K** (2005) Relationships between patient dependency, nursing workload and quality. *International Journal of Nursing Studies* 42 (1): 75-84.

［4］**IvarssonB, Larsson S, Luhrs C and Sjoberg T** (2005) Extended written pre-operative information about possible complications of cardiac surgery: do the patients want to know? *European Journal of Cardio-thoracic Surgery* 28 (3): 407-414.

［5］**Kehlet H, Wilmore DW** (2001) Multimodal strategies to improve surgical outcome. *American Journal of Surgery* 183 (6): 630-641.

［6］**KiyoharaLY, Kayano LK, Oliviera LM** (2004) Surgery information reduces anxiety in the pre-operative period. *Revista do Hospital das clinicas* 59 (2): 51-56.

［7］**Kulasegarah J, Lang EE, Carolan E, et al. Gaffney R and Walsh RM** (2008) Day of surgery admission – is this safe practice? *Irish Medical Journal* 101 (IP-7): 218 -219.

［8］**Lee A, Gin T** (2005) Educating patients about anaesthesia: effects of various modes on patients' knowledge, anxiety and satisfaction. *Current Opinion in Anaesthesiology* 18 (2): 205-208.

［9］**McClean GJ, Cooper R** (1990) The nature of preoperative anxiety. *Anaesthesia* 45 (2): 153-155.

［10］**MoermanN, Van Dam FS, Muller MJ, et al.** (1996) The Amsterdam preoperative anxiety and information scale (APAIS). *Anaesthesia and Analgesia* 82 (3): 445-451.

［11］**NagrajS, Clark CI, Talbot J, et al.** (2006) Which patients would prefer to walk to theatre? *Annals of the Royal College of Surgeons of England* 88 (6): 607-608.

［12］**NCEPOD (National Confidential Enquiry into Patient Outcome and Death)** (2004) *The NCEPOD Classification of Intervention.* London: NCEPOD.

［13］**Ortiga B, Capdevila C, Salazar A, et al.** (2010) Effectiveness of a surgery admission unit for patients undergoing major elective surgery in a tertiary university hospital. *BMC Health Services Research* 10 (12): 23.

［14］**Pritchard MJ** (2009) Identifying and assessing anxiety in pre-operative patients. *Nursing Standard* 23 (51): 35-41.

［15］ **Radford M** (2005) Surgery in specialised settings. In Woodhead K and Wicker P (eds) *Brigdens Textbook of Perioperative Practice*.Edinburgh: Elsevier.

［16］ **Soreide K** (2009) Trauma and the acute care surgery model – should it embrace or replace general surgery? *Scandinavian Journal of Trauma, Resuscitation and Emergency Medicine* 17 (1): 4.

［17］ **Thomas W, Senninger N** (2008) *Short Stay Surgery.* London: Springer.

［18］ **Young S, Thompson J** (2011) Perioperative pharmacological optimisation. In Radford M, Evans C and Williamson A (eds) *Preoperative Assessment and Perioperative Management*. Keswick: M&K publishing.

第三部分

第九章

麻醉护理

拉塞尔·奇尔顿和罗斯·汤普森

"麻醉"这个词来源于希腊语,意思是"没有感觉"[22],这是麻醉的目的,为了使患者对疼痛不敏感,可以采取的措施有清醒、镇静或者全身麻醉。

麻醉的开始不是患者进到手术间那一刻,从术前评估麻醉就算开始,术前评估他或她对麻醉和手术的适应能力[10]。英国国家健康和临床医学研究所制定了一套标准用于手术类型的分级,与美国麻醉医生协会(ASA)评分相一致,也就是术前对患者进行健康评估[7]。这些信息,加上麻醉前评估以及整个手术的全过程,将指导麻醉医生,制定最适合患者的方案。这个方案将被提前或者在手术当天告知主管医生。

原则

实施麻醉的基本原则是尽可能给外科手术提供最有利的条件[15]。为手术团队提供理想的环境可以采取很多技术:全身麻醉、区域阻滞、局部麻醉或镇静[21]。也可以几种技术联合使用。通过使用一系列特殊的药物使患者达到麻醉状态,也称麻醉的"三要素",这个术语是里斯(Rees)和格雷(Gray)在1950年提出的。麻醉期间可能很难保持平衡,所以要通过后续的药物治疗进行调控,这取决于哪方面需要处理。这使得三要素成为"麻醉核心"(图9-1)。

一般情况下,麻醉被分成4个阶段,而且目标是尽量快速平稳地达到第三阶段:

- 第一阶段——意识混乱期。也就是大家所知道的"诱导",也就是患者从无痛,但不遗忘到无痛且遗忘的过程,最后无意识。

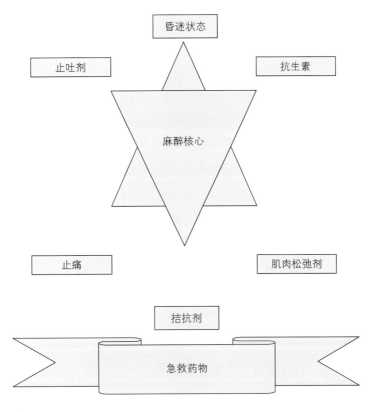

图9-1 麻醉核心

- 第二阶段——兴奋期。以不自主的肌肉运动,生命体征改变、瞳孔扩大、呕吐,甚至喉痉挛为特征。
- 第三阶段——外科麻醉期。这个时期的患者失去对刺激和反射做出有意识反应的能力,肌肉变得松弛。这个时期的全身麻醉患者需要借助合适的气道设备来维持通气。
- 第四阶段——深麻醉期。这个阶段有潜在风险增加的情况,如果麻醉医生没有测定患者对手术刺激的麻醉深度,将对患者产生不利影响。这一开始被称作"抵抗最小化原则"。

人员

一旦麻醉开始,麻醉医生必须拥有专属的、有资格的助手[4]。助手通常为麻醉从业者,可以是注册护士或者外科医生。助手有两方面的作用:作为支持者,向麻醉医生提供帮助以及支持患者[10]。同时还应该具备第三个人,出现难以预料的情况时向患者提供支持和帮助。

培训

任何麻醉从业者都必须遵守国家职业标准（NOS）[4]。注册护士（registered nurse，RN）从事麻醉职业之前需要完成额外的专业认可和批准的培训。

鼓励所有的麻醉从业者积极参加专业进修（持续的专业发展）来更新知识。这将使从业者能够保持严谨和专业，从而维持就医环境安全以及给患者最优质的护理[21]。持续的专业发展形成了雇主复核以及专业人员注册合规的基础。

麻醉从业者的作用就是显著提高患者的舒适度，作为支持者，提供专业的方法是他们的职责。这通常需要通过语言，以患者为中心的、证据为基础的实践和批判性思维来完成，需要积极反思的态度来支持。为了履行麻醉多学科团队一员的职责，应用一系列专业的和个人的技能是必要的。要特别熟悉环境，保持患者的健康和安全、准备医疗设备、监测生命体征、对患者进行循环和呼吸支持[8]。

麻醉助手的作用

对任何一个麻醉从业者来说，指南的作用是时刻确保患者的安全[24]。为了让患者尽可能得到最好的治疗，从业者要不断地更新知识库以及提高核心技能（图 9-2）。很多从业者将根据自己的经验逐渐养成一定的习惯；然而，这必须通过最佳实践来强化。威克（Wicker）和奥尼尔（O'Neil）[21]提出，麻醉从业者基本的作用是：

- 环境准备。
- 精密设备的准备。
- 确保安全核查表已完成。

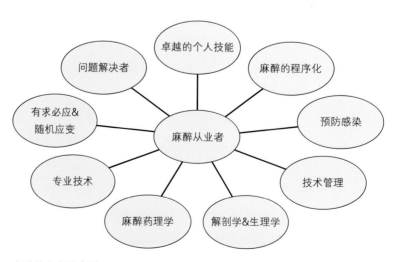

图 9-2　麻醉从业者的素质

- 满足患者的需求。
- 支持所选择的麻醉方法。
- 作为多学科团队的一员（multi-disciplinary team，MDT）。
- 连接适当的监测。
- 和多学科团队成员沟通任何潜在的问题。
- 确保病历准确、完善。

当麻醉顾问被问道"如何成为一名优秀的麻醉从业者？"最常见的回答是"在我知道我需要什么之前某人就已经具有它，这个人就是优秀的麻醉从业者！"然而这是真的，不同的情况定义不同。

在手术室中，沟通是至关重要的。我们必须认识到我们潜在的问题，包括性别、种族、偏见、职业竞争，对于如何能够克服它们，自己具有的局限性或者组织上的困惑。Gopee 和 Galloway[9]建议给患者清晰而有效的术前沟通/信息：

- 改善患者的预后。
- 提高患者的期望。
- 减少术后疼痛。
- 减少患者的住院天数。

沟通是一个互动的过程，而不是一个简单的不带感情的话语或动作[19]。为了支持患者或多学科团队成员，一个优秀的麻醉从业者应知道怎样（交流）、什么时候（交流）以及进行什么水平的交流（图9-3）。英国国民保健服务体系（NHS）创新和改进[14]提出了一个称为"SBAR"（形式、背景、评估、建议）的框架。

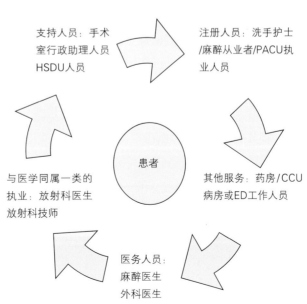

图9-3 以患者为中心的跨学科团队[10]

环境

麻醉间的大小和布局受到许多因素的影响,常常通过法规干预来推荐一些良好的做法,如英国围手术期护理协会(AfPP)[6]、健康与安全执行局(HSE)、工作健康和安全法案(1974)以及 NHS(2005)[13]。麻醉房间的布局应该遵循,什么时候会在哪里进行什么操作的逻辑顺序;例如,吸引器放在麻醉机旁边,注射器放针头旁等等。同样应极为贴近库房。麻醉医生将逐步形成自己的工作方式。理想情况下,应当制定一定的常规。有些人可能会遵循患者的入室过程——首先准备监测、然后置套管针、气道设备等,有些人可能会顺时针方向检查他们的房间。不管使用哪种方法,只要确保任何东西不被遗漏或忽视。学生以及刚入职的从业人员应该考虑把"常规"写下来以便提醒及适应。

设备

任何麻醉从业者都要掌握所使用设备的基础知识。所有的医疗设备都由英国药品和健康产品管理局(MHRA)管理,医疗器械法规[11]进行后续的修订。进一步的监管和指导来自专业机构,尤其是英国围手术期护理协会(2011)[6]和爱尔兰麻醉医生协会[2]。主要围绕以下原则:

- 不使用不熟悉的设备
- 不使用有效期外的设备
- 遵循厂家说明书
- 不使用有缺陷的设备
- 按照当地的协议报告设备不良事件

爱尔兰麻醉医生协会制定了检查麻醉设备的基本指导意见,正确地进行设备检查是麻醉医生的责任,并规定麻醉医生应正确执行令人满意的检查。对于麻醉从业者来说,初始检查是常规,每次使用前或者改变任何当前设置后,都要强制性的对麻醉设备进行检查[2]。这些检查包含所有和麻醉管理相关的每个方面,包括气体供应管道、麻醉机、线路、呼吸回路、气道附属物、通气、吸引器、监测和辅助设备,这些检查的记录应登记在麻醉机旁边[2]。麻醉机上应长期附有一份由 AAGBI 制定的清单。下面的建议主要是来自于 AAGBI 签发的标题为"麻醉设备的检查 3"的文件[2]。

麻醉机

大多数麻醉机可以简单地描述为一个装满医学气体的盒子(如氧气),选择性的将气体和麻醉药混合,通过一个回路向患者输送特定量的这种气体或混合物。通常是麻醉机直接连接到主电源。虽然可以和其他设备连接,但是不要用多孔的扩展插座。从本质上讲,麻醉机是一个方便组装和运输的医疗设备。

在机器出现故障时,必须有另一种有效供氧的方法。可以是氧气袋或带有氧气瓶的回路,这些物品必须放在麻醉间并适当地检查。

医用气体的供应

麻醉医生应该识别和注意哪些气体通过管道来提供,还要注意每个管道都和相对应的供应终端连接正确。特异性的接头可以预防连接错误。

所有机器都有氧气故障报警,检测到的(氧气故障)包括断开和机器相连接的氧气。反复断开气体软管可能导致施罗德(Schroeder)接头和插孔过早破坏。因此,一个"拖拽"测试足以确认每个管道的正确连接。如果有气体总开关的话可以使用它来替代。除了这些检查,氧气故障报警必须每周检查,通过断开氧气管的同时打开氧气流量计来检查,必须有书面记录。除了听到报警的声音,持续时间至少 7 s,氧气故障预警装置也和气体节流阀装置有关。

所有和麻醉机相连的气体压力都必须在 400 ~ 500 kPa,任何其他要使用的气体必须供应充足且连接正确。所有储备气瓶必须安全固定且检查完毕后关闭开关。

手术前必须检查麻醉机的转子流量计,确保每个调节阀运行平稳、筒子自由旋转。如果要使用氧化亚氮,一开始打开氧化亚氮前就要检查防缺氧装置,确保至少 25% 的氧气流量。检查结束后氧气流应该关闭,再次检查确保氧化亚氮也已经关闭。

挥发罐

挥发罐常装有特定的麻醉药,如七氟醚™和异氟醚™。它们可用于麻醉诱导或维持[15]。挥发罐必须安装正确、固定在麻醉机背面并通过旋钮控制。它们(挥发罐)应该时刻保持直立且不能装太满。应该根据地方政策制定合适的加药方法,有害健康物质管控(COSHH)规定它应该安装在一个通风的地方,除了固定在转运装置上,否则任何时候灌装都应该进行封闭。

加湿器

加湿器是用来保护患者的呼吸道以及应对麻醉气体的干燥效应。它们也作为潜在微生物的一个屏障，一般被放置在导管和呼吸回路之间。

麻醉气体清除系统

这个系统帮助麻醉气体的清除。麻醉从业者必须确保该系统处于运行状态且已经连接到麻醉机上，能进行正常工作。

二氧化碳(CO_2)吸收回路

许多现代麻醉机都使用碱石灰作为 CO_2 的吸收装置。应该检查以确保它（吸收装置）是密封的，且未被耗尽。这过程可能产生腐蚀性的液休，所以更换碱石灰和清洗的时候必须戴手套。

呼吸系统

通过面罩、喉罩(laryngeal mask airway，LMA)或气管内插管(endotracheal tube，ETT)的方式，需要呼吸回路将麻醉药从麻醉机输送给患者[15]。主要有 3 种类型的回路：非重复吸入回路、重复吸入回路以及闭合回路(图 9-4)。重复吸入回路又可细分为"Mapleson 类型"，可以是开放式、半开放式或者半紧闭式。他们是现代麻醉中最常用的回路[10]。

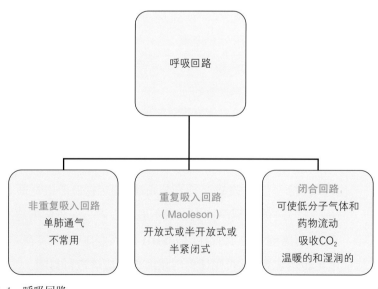

图 9-4　呼吸回路

每次使用前,所有的回路应该手动检查,以确保正确的配置和安装,并酌情进行调整。通过"推和旋转"的动作来确保连接。麻醉从业者应该确保贮气囊或呼吸回路没有漏气或阻塞。这样也可以保护患者,当不使用时,可以防止异物侵入。

每一个患者都必须使用人工鼻和弯接头。不管是开放状态还是通气状态,检查都很重要,当连接上呼吸回路后,要通过视觉以及整个装置的气体流量来确保正常。

通气

许多麻醉机的通气装置是内置的且可以进行自检。然而,如果不是,就需要单独进行检查。通气装置和管道必须牢固连接,确保所使用的控制装置在吸气阶段产生合适的压力。检查脱开警报是否正常。

吸引器

患者在麻醉中出现误吸、反流或呕吐应快速进行吸引。检查吸引器应包括固有功能,连接是否安全以及是否能快速达到合适的负压,可以通过堵塞管道来检查负压。

穿刺置管

静脉穿刺是麻醉实施的先决条件,通常需要在血管内置入套管。它有很多用途:用药、输液、营养支持、有创监测或血液透析[23]。在极少数情况下(如婴儿或惧怕打针的患者),可以不开通静脉就进行诱导,但还是要尽早建立静脉通络。

在麻醉中,最常用的功能是麻醉药物的管理,通常使用外周静脉。套管针分很多型号(图 9-5),选择哪一种取决于静脉的粗细及其用途。尽管我们常常在手背、前臂或肘窝处选择静脉,但是任何可用的静脉都可以选择。在英国有一个惯例,特定的颜色对应特定的型号。静脉穿刺成功后,必须使用适当的透明敷贴固定。这是为了使我们能够观察到任何潜在感染、过敏及出血。针的大小、位置、穿刺的时间和日期都要写在患者的记录里。

只有预计患者血压会出现剧烈波动时才使用有创性动脉置管动态监测血压。动脉管路的作用包括持续精确的血压监测或反复的动脉血气分析(arterial blood gases, ABG)。动脉管路通常选择非优势侧的桡动脉,然而,如果外周动脉穿刺困难,短时间的监测可以选择肱动脉和股动脉[23]。当使用动脉管路时,出血、血肿、局部缺血和感染的风险将增加,因此整个置管、固定、连接和拔除的过

型号	颜色	目的	图片
14G	橘色	快速补液	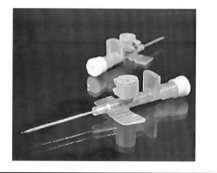
16G	灰色	输液/血	
18G	绿色		
20G	粉色	间歇给药	
22G	蓝色		
备注：22G流量约为40 ml/min，14 G为270～300 ml/min			

图 9-5　留置针比较

图片为BD公司生产的静脉留置针,并得到英国BD股份有限公司的许可

程都要非常小心。动脉套管和传感器相连,(它能够)将信号转换为血压读数。传感器必须接近心脏水平以及对着大气压校零。

通过颈内静脉、锁骨下静脉或股静脉行中心静脉置管,可以监测中心静脉压(central venous pressure,CVP)、用药、输液、静脉营养、长期留置或外周静脉难以建立时运用。代表性的技术就是 Seldinger 技术[23]。

监护仪

麻醉前、中、后患者都需要有效地监控[3]。尽管先进的技术和监控设备越来越多,且能够带我们进行精密的监测,但直接的临床观察仍然是至关重要的、有效的监测形式,我们同样应该使用[20]。所有设备在使用前必须检查功能。

麻醉诱导前连接好监护仪,持续监测,直到患者从麻醉中恢复过来[3]。特别注意确保所有设备是清洁、适用以及无阻碍的(处于被备用状态的)。

麻醉诱导和维持

以下是麻醉诱导和维持所需的:

- 脉搏血氧饱和度——测量血氧饱和度的循环水平以及心率[15]。
- 通过给患者外接袖带进行无创的血压监测。
- 心电图仪。
- 吸入的新鲜气流量、终末潮气量以及麻醉药。
- 气道压——避免气压伤且确保足够的通气。

还需要神经刺激仪（使用了神经肌肉阻断剂的时候）以及一种测量患者体温的方法

患者在镇静或区域阻滞下行"手术操作"的，必须至少有以下监护设备：

- 脉搏氧饱和度仪。
- 无创血压。
- 心电图。

体温调节

NICE 指南将低体温定义为机体的核心温度低于 35.0°C，建议围手术期让患者保持舒适的体温（36.5 ~ 37.5°C）。

从麻醉的观点来看，体温的有效管理包含术前和术中持续的监测。患者的体温应在麻醉诱导前测量和记录，然后每 30 min 测量一次，直到手术结束。

值得注意的是，在恢复后或 ICU 中，术中可以用低温来管理患者（特别是在神经外科和心脏手术）。具体的方式有冷却导管、冷却的毯子、背心和腿部包裹。

气道装置

有 5 种主要的相关设备（图 9-6）：

- 面罩。
- 口咽通气道。
- 鼻咽通气道。
- 喉罩。
- 气管内导管。

对于每一种装置都有一系列的型号，有些可重复使用，大多数是一次性的，还有很多新的发展改进（如"双腔管"和"插管喉罩"）。联合使用几种装置屡见不鲜（如拔管后使用口咽通气道）。所有从业人员应确保，所有合适大小的相关设备和连接器是可用的。这些设备只能在准备使用和检查后确定使用时才打开，以免污染和不必要的浪费以及有可能出现的大小的混淆。每个设备必须准备正确的型号，从业人员必须掌握怎么操作，以备紧急情况使用。

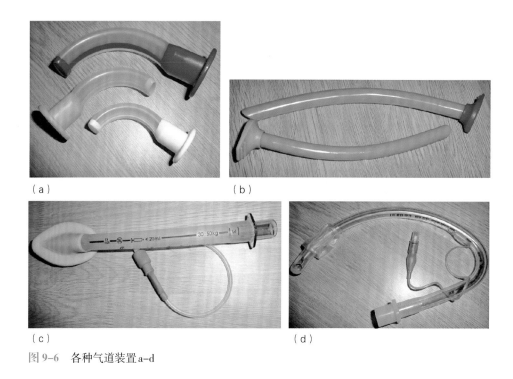

（a）　　　　　　　　　　　（b）

（c）　　　　　　　　　　　（d）

图 9-6　各种气道装置a-d

辅助设备

应该检查所有的辅助设备,包括插管钳、探条、神经刺激仪等,确保在手边且能使用。患者的病床 / 手术台在紧急情况应该能够迅速调整为头低位。所有注射器必须有符合国家标准的色码标签[1]。随时携带听诊器[3]。

准备不同大小的喉镜片。这便于麻醉从业者检查喉部,实施气管插管和 / 或留置胃管。需要测试它是否可用;还要有现成的备用电池和灯(如果不是纤维性的)。手术室里还应该备有喉镜片的特殊配件(例如插管钳、纤维喉镜或儿童专用喉镜)。

技术

接下来的部分是和麻醉支持相关的常见技术概要。患者的经历将成为提供技术逻辑的向导,从基础的点和类型到复杂程度的不断提高所取得的每个进步,包含了一系列预期的情况。麻醉从业者应该从患者的利益出发,考虑到任何治疗措施、解剖异常、应激反应带来的潜在影响,并做好相应准备。

麻醉从业者有必要参加团队培训学习,以吸取外科以及麻醉的知识。这个阶段需要咨询的是严重的过敏史、身高、体重,包括肥胖、交流学习障碍,以及任何预期的可能影响护理的并发症。

一旦患者到达后,由有资格的从业者进行核对,入室后连接监护仪,下一步开通静脉。确保所有设备可用,准备穿刺盘,里面包含有各型号的套管针、敷贴、棉签以及一次性使用的皮肤消毒巾。

外周静脉置管

外周静脉置管是一门技术活,通常是在助理的帮助下由麻醉从业者完成,助手充分压迫前臂远端组织(环形压迫),以防止他/她手的静脉回流,但不要压迫动脉。这样静脉足够充分充盈,使得置管安全、快速以减少患者的焦虑。由于置管非常不舒服,在操作之前应该告知患者即将进行的操作。作为患者的保护者,如果患者挣扎,其麻醉助理可以提供更多有经验的援助。大多数情况下,都可以快速置管,黏上敷贴,特殊情况下进行加强固定。

必须了解麻醉中/麻醉后护理常用的药物以及一些急救药。

中心静脉置管

中心静脉导管用于测量返回右心房的血流压力,提供快速输液的途径以及给药。导管通常在无菌条件下插入颈内或颈外静脉。将患者处置于头低位、头偏向左边、皮肤消毒、铺一次性无菌巾。托盘上铺无菌巾后放置穿刺物品。使用塞尔丁格(Seldinger)法将导丝放入套管针、退针、通过导丝用扩皮器扩皮,扩皮成功后,通过导丝置入导管。回抽排气后冲洗导管,连接换能器。当导管位置不变时,缝合是安全的,然后贴上透明敷料。

动脉置管

动脉置管可以提供精确的血压监测。动脉置管的方法与中心静脉类似。安全是最重要的,因为套管脱出后患者可能大量失血。远端持续泵注少量液体以维持导管通畅。一旦拔除,敷料加压包扎,防止出血。

基本的气道管理

麻醉医生必须确保所有设备都已检查,因此,在开始之前,经常按指南要求检查麻醉给药装置、麻醉机。麻醉从业者检查麻醉装置后要签署永久的记录。麻醉从业者应该告知设备方面的人员:设备已经检查、是否有什么问题,如不足或不可用的项目,并为每个手术清单上的患者讨论具体的计划。从业者应该从以下方面准备通气工具用车:

- 一系列合适大小的一人一用的硅胶面罩。
- 适当大小的一次性口咽和鼻咽通气道。

- 合适型号的喉罩（LMA）——可重复使用或一次性使用的。

- 打气囊的注射器和水样的润滑剂。

- 麦式插管钳、固定的胶带、体位垫以及贴眼睛的胶带，如果胶带是更好的选择。

要为患者预充氧。因为患者用了镇静药后将会失去意识。由于舌头会填满整个咽腔，气道可能会受到影响。从业者需要把精力集中操作上，包括诱导和气道管理。记住，他们是一个知识渊博的观察者，因此应该注意药物剂量和药效。一旦气道被控制，应该给医生准备一个口咽/鼻咽通气道，已经教过大家如何选择大小，以确保正确放置，减少气道阻塞。在麻醉医生表明他们希望插入喉罩之前，必须检查所有必要的物品，以确保它们在手边。通过托下颌、拉伸气道入口，从业者必须准备建立气道通气。一旦确定喉罩位置良好，便给套囊打气，只能打推荐容量的气体，然后用棉布条或胶带固定（只要患者不过敏）。有些人喜欢不固定喉罩。

一旦气道固定好，使用合适的方法覆盖眼睛。可以是纱布、预先准备好的敷料或简单的胶带。

一旦眼睛被包起来，麻醉医生要准备将患者搬到手术室。断开监测、最后断开麻醉回路和气道。麻醉医生应该确保使用后关闭医疗气体和挥发罐，还有呼吸机。

基础气道管理的改进

上面强调的程序都是针对一些常规的、经选择后的患者，他们常进行较小或中等手术。患者还可能会呈现另一些状况：

- 一些潜在的疾病，如慢性阻塞性肺疾病。

- 解剖异常（如食管裂孔疝）。

- 共享气道的手术。

- 急诊。

- 其他原因。

明确的气道控制需要经口/经鼻气管内插管。导管准备的关键问题是长度，经常都在导管上有标记，但是也可以由跟患者见过面的医生来指导。重要的是，一旦导管被剪过，要确保回路接头已经完全塞进导管以防留下空隙。导管的系带可能被空隙绊住，导致导管被带出或者被推进去很深，从而引起阻塞。在开始使用之前，必须对导管的套囊、控制管路以及套囊的充气阀进行全面的检查。其余的插管所需设备应该放置到易取的地方，并检查功能、保持清洁。可能需要以下物品：

- 2个正常工作的喉镜以及足够长的镜片。

- 大小合适的牙垫。

- 麦式插管钳，大小取决于患者类型（如婴儿或幼儿应该用小的）。

- 一系列的注射器用于套囊充气。

- 全套的口咽和 / 或鼻咽的通气道——取决于患者 / 手术类型。

- 固定导管的系带、胶带或预制设备以及使气道安全的产品。

- 导管显影线、非白色，但是 X 线能通过。

- 润滑剂。

- 一系列不同型号的气管导管和 / 或不同类型的导管——取决于手术或患者。

使用喉镜让导管在直视下通过上呼吸道。气管导管的末端通过声带，外部空间的标识为胸骨上切迹[16]。然后套囊充气。套囊压力过大会导致纤毛运动中断，可能导致气管组织坏死[5]。这里值得注意的是，手术过程中，由于环境温度的升高（21～37℃）以及氧化亚氮的弥散（如果使用），套囊的压力会上升。长时间的手术或者患者体位改变后，应该监测和评估套囊压力。

额外的气道管理

为了外科手术能顺利进行，常常需要使一侧肺塌陷（单肺通气），有装置放到肺里来确保气密性显得很重要。支气管导管较长，不需要剪短，有 2 个套囊，一个正常的近端导管套囊和一个较小的远端导管套囊，远端的位于更细的主支气管处。支气管导管放于工具箱，完成所有的连接。通过正确的方式将导管连接，测试以及准备插管。插入的方法和气管内插管是一样的，但必须保证一侧肺通气时另一侧肺萎陷。

支气管导管内必须能够放入较长的吸痰管。使用支气管导管时可以使用夹钳。打开吸引器前关掉新鲜气流供应。

蛛网膜下腔阻滞

选择性的与全身麻醉共同使用，蛛网膜下腔阻滞麻醉，通常使用穿刺针在L2 以下穿刺到脊髓腔。通过针注入药物，阻滞脐平面及以下所有的感觉。患者通常侧卧位，背对操作者，用一个枕头作为支撑，患者正前方站一名支持者，负责沟通交流以及体位支持。整个过程严格遵守无菌操作。麻醉医生需洗手、穿手术衣、戴无菌手套。皮肤用无刺激的消毒液消毒（如由 2% 的氯己定），麻醉医生通常选择 L3、L4 穿刺。患者的体位尽量保证椎骨分开,使得穿刺更容易。对皮肤先进行局麻,再进行深部浸润麻醉。

脊椎穿刺针非常细且富有弹性,以防在背部的平面组织中出现差错,如果需要从不同的角度重新穿刺,应该在穿刺前完全退出。当麻醉医生感觉针尖"突破"黄韧带,进入脊髓腔,就完成了穿刺。穿刺针位置正确的标志是:脑脊液顺着针栓流出来。操作者应观察脑脊液,注意其浑浊度,因为在注射前混有局部麻醉药。液体应该是清亮的。可以通过血糖监测来确定它就是脑脊液;结果应该为葡萄糖阳性(和血浆浓度近似)。一旦针到达预定位置,麻醉医生要稳稳地固定针的位置,然后注入高浓度局部麻醉药(如重比重丁哌卡因)或常规的局部麻醉药复合二醋吗啡。

由于针孔小,一旦拔出针,针孔就会自动封闭。皮肤可以喷雾或粘上胶布敷料,防止漏药。渐渐的,患者将感到麻木,腰部以下失去感觉。然后,患者常常会平躺,可能需要麻醉医生人为的帮助协调,确保患者或职员的安全。整个过程都应该和患者保持交流,确保舒适以及能应答任何问题。老年患者或有听力缺陷的,需要患者的家属重复麻醉医生的指示,所以需要专心以及以患者为中心的护理。

硬膜外麻醉

和上面的蛛网膜下腔麻醉类似,硬膜外麻醉也是从背部穿刺,但是进入的是硬膜外腔隙。硬膜外腔只有脊神经根,腔隙更大。因此需要更大容量的局部麻醉药以及更多的控制。肠道手术、剖宫产和一系列盆腔/腹部手术可以通过硬膜外来实施镇痛。

患者的体位和蛛网膜下腔麻醉类似,需要相同的人员。最大的区别就是材料,特别是针(图 9-7)。硬膜外穿刺针的开口在针的一侧,不是末端。这方便硬膜外导管的置入,退出针以后,导管将留在原来的位置。穿刺针上有以厘米为单位的刻度,以方便检查和记录进针的深度。

该技术和蛛网膜下腔麻醉收费相同。准备并冲洗要置入的导管和 $0.2~\mu m$ 的过滤器。摆放体位,打开椎体,麻醉医生穿好手术衣,戴好无菌手套后,经后背的皮肤穿刺,注射器阻力消失后,将装有盐水的注射器接在后背的针头上,缓慢进针,每次几毫米,每次负压消失后,轻轻推动活塞(负压实验)。如果针的末端进入大量的组织,盐水无法通过,压力就不会消失。由于针头进入硬膜外腔,当推注射器时,盐水很容易进入腔隙,这就意味着穿刺成功。

然后取下注射器,将细导丝通过针往里送。在送的过程中,如果导管碰到神

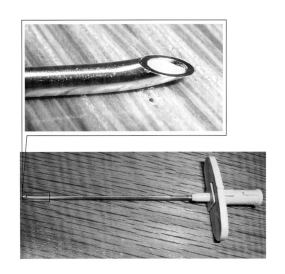

图 9-7　穿刺针

经根,患者会暂时感觉不舒服,这通常是一过性的,可以通过由旋转穿刺针的侧孔,定位导管远端到预期的位置,连接过滤器后,可通过导管推注局部麻醉药。局部麻醉的容量比蛛网膜下腔大,效果相对较差。麻醉平面呈剂量依赖性。如果需要,可以获得完全性阻滞,例如剖宫产、产妇保持清醒且无痛。

　　一旦置管成功后,要确保它没有被移动,且用敷贴固定,接下来用安全胶带将导管固定到患者背上。注意观察穿刺部位,确保无感染、无出血。当移动或搬动患者时要注意保护穿刺部位。

外周神经阻滞

　　和上面提到的技术一样,麻醉医生有广泛的选择用于替代或增强镇痛,包括区域阻滞(如坐骨神经、股神经或臂丛神经)。这种技术要求阻滞手术部位附近的神经或在解剖学上选择合适的位置,远离重要的结构和器官。所选用的针有一层薄薄的绝缘体覆盖,仅露出针尖。这需要一个低压电流来激活尖端,以便碰到神经的时候,引起兴奋以及相应的肌肉收缩,这就表明找到了该神经。

　　仔细进行神经定位,用神经刺激仪发出的电脉冲进行刺激。

　　操作前先检查设备、电池电量以及功能,配制合适的药物,检查有效期。向接受该操作的患者解释清楚,并自己摆放合适的体位。负极导线连到针头上,正极和患者身上的 ECG 相连,接近穿刺点。麻醉医生向针内注射局部麻醉药,然后取下注射器。万一寻找神经的过程中意外损伤血管,允许少量出血。用针穿刺皮肤,朝神经的方向前进。一旦接近神经,打开神经刺激仪,设置为 1 mA、2 Hz,当刺激的神经发生强烈反应,尽量降低刺激的能量,但是仍然维持肉眼可见的刺激。回抽无血,注入 1 ml 的局部麻醉药,肌颤应该消失。

剩下的处方剂量以低容量的形式注入,拔除针头。确保进针点无出血。大约 20 min 后麻醉起效。

手术开始前刺激皮肤痛觉感受器,确保已达到充分的阻滞。手术中可能需要加药,由手术医生直接从组织中注入。

超声引导下腹平面阻滞

腹平面阻滞涉及硬膜外导管的放置,通过超声引导,用硬膜外穿刺针将硬膜外导管放到腹内斜肌和腹横肌之间的神经血管平面。该技术通常在全身麻醉后实施。目的是阻滞腹壁的感觉和运动神经,对肠腔、妇科和盆底手术特别有效,包括腹腔镜手术。

在使用前必须对设备和技术进行学习,将是新从业者学习的一部分。这也将成为一个新的从业者专业进修(CPD)的一部分。

参考文献

［1］ **AAGBI (Association of Anaesthetists of Great Britain and Ireland)** (2003) *Syringe Labelling in Critical Care Areas.* London: AAGBI.

［2］ **AAGBI** (2004) *Checking Anaesthetic Equipment* 3. London: AAGBI, pp. 1 – 2.

［3］ **AAGBI** (2007) *Recommendations for Standards of Monitoring During Anaesthesia and Recovery*, 4th edn. London: AAGBI.

［4］ **AAGBI** (2010) *The Anaesthesia Team 3.* London: AAGBI. http: //www.aagbi.org/sites/default/files/anaesthesia_team_2010_0.pdf (accessed March 2012).

［5］ **Al-Shaikh B, Stacey S** (2007) *Essentials of Anaesthetic Equipment,* 3rd edn. China: Churchill Livingstone.

［6］ **Association for Perioperative Practice** (2011) *Standards and Recommendations for Safe Perioperative Practice,* 3rd edn.Harrogate: AfPP.

［7］ **Carlisle J** (2006) In Allman KG and Wilson I (eds) *Oxford Handbook of Anaesthesia.* Oxford: Oxford University Press, p. 4.

［8］ **College of Operating Department Practice** (2009) *Scope of Practice.* London: CODP, London, p. 4.

［9］ **Gopee N, Galloway J.** (2009) *Leadership and Management in Healthcare.* London: Sage, p. 20.

［10］ **Hughes S, Mardell A.** (2009) *Oxford Handbook of Perioperative Practice.* Oxford: Oxford

University Press.

［11］ **MHRA (Medicines and Healthcare Regulatory Agency)** (2002) *Medical Devices Regulations SI 2002/618.* www.mhra.gov.uk/Howweregulate/Devices/index.htm available from www.legislation.gov.uk/uksi/2002/618/contents/made (accessed 15December 2011).

［12］ **National Patient Safety Agency** (2009) *WHO Surgical Safety Checklist, NHS.* http: //www. nrls.npsa.nhs.uk/resources/clinical-specialty/surgery/ (accessed 15 December 2011).

［13］ **NHS Estates** (2005) *Health Building Note 26: Facilities for Surgical Procedures,* Vol. 1. London: Stationery Office.

［14］ **NHS Institute for Innovation and Improvement** (2009) *The Productive Operating Theatre – Team Working.* London: NHS Institute for Innovation and Improvement, p. 103.

［15］ **Oakley M, Van Limburgh M** (2005) Care of the patient undergoing anaesthesia. In Woodhead K and Wicker P (eds) *A Textbook of Perioperative Care.*London: Elsevier Churchill Livingstone, pp. 147 – 160.

［16］ **Pattnaik SK, Bodra R** (2000) Ability of cuff to confirm the correct intratracheal position of the endotracheal tube in the intensive care unit. *European Journal of Anaesthesiology* 17: 587 – 590.

［17］ **Radford M, County B, Oakley M.** (2004) *Advancing Perioperative Practice.* Cheltenham: Nelson Thornes.

［18］ **Rees GJ, Gray TC** (1950) Methyl- n -propyl ether. *British Journal of Anaesthesia* 22: 83.

［19］ **Russell J** (2005) *Introduction to Psychology for Health Carers.* Cheltenham: Nelson Thornes, p. 3.

［20］ **Thompson R** (2009) *Introduction to Anaesthetics,* Technic Journal, CODP, London.

［21］ **Wicker P, O'Neil J,** (2006) *Caring for the Perioperative Patient.* Oxford: Blackwell Publishing.

［22］ **Williams T, Smith B.** (2008) *Operating Department Practice A–Z.* Cambridge: Cambridge University Press, p. 12.

［23］ **Wolverson A.** (2008) Chapter 4. In Brooks A, Mahoney PF and Rowlands B (eds) *ABC of Tubes, Drains, Lines and Frames.* Chichester: BMJ Books, Wiley-Blackwell, p. 19.

［24］ **Younger J** (2000) Changing roles, changing titles in the perioperative environment. In Hind M and Wicker P (eds) *Principles of Perioperative Practice.*London: Churchill Livingstone, p. 148.

第十章

药品管理

乔安妮·迪克森

介绍

本章探讨围手术期药品管理的原则。包含了与法律有关的知识以及相关的专业实践。围手术期,手术患者在紧急情况下药物治疗的安全性尤其重要。将重点关注药品管理,也会涉及处方的相关方面,但主要的还是关注药品的管理。

药品管理的法律

由于法律和专业法规的原因,药品管理的过程不断规范。1968 年英国首次通过了《药品法案》,并且从此以后进行了不断地补充和修改。据此法案进行药品管理,并把药品分为 3 种主要类别。

- GSL(非处方药)——不需要医嘱或者护嘱直接卖给消费者的药物。
- P(药店出售药品)——在有证经营场所,不需要处方而在注册药剂师的监督下卖出的药品。
- POM(处方药)——药剂师根据授权医生开具的处方而卖出的药品。

处方的产生可能用以下 2 种方法:以具体患者为指导或以同类患者为指导。

以具体患者为指导是医生、牙医、护士或临床药师,对确诊患者开出书面处方的传统方法,大部分的药物仍然适用于这个过程[2]。具体例子是,在大多数 NHS 医院或者在手术环境中使用的住院患者药物表,是适合使用这个表的组织所决定的一种麻醉药物表。

同类患者处方(patient group direction, PGD)是一种在临床中使用许可药物的书面处方,在这种临床条件下,患者在进行治疗前可能不需要个别的确认[2]。

PGD 是由当地卫生局制定，并且满足特定法律要求，且得到使用 PGD 的医疗机构同意，PGD 处方只能被下列有执业资格证书的医护人员使用，例如，注册护士、助产士、进修医生等、医护人员、验光师、足病师、放射技师、验光师、理疗师、药剂师、营养师、康复治疗师、修复学家和矫正器修配者、语音和语言治疗师，值得注意的是，手术室注册护士（operating department practitioners，ODPs）并不在之列。虽然，在医疗实践中的手术环境下，PGD 通常没有被使用，但是一些医疗机构也会有一个允许手术室注册护士使用 PGD 的地方性协议。

药物也可能被有资质的非药学专业开药者开出，在过去的 15 年里，这类人的作用明显提高，以便患者得到及时的治疗。这一发展也确保大量医护人员的技能得到发挥，通过多学科团队合作开发的流程，药品标准管理[6]，改善患者的用药途径这个责任的扩展使合格注册护士能为患者开处方，包括一些管制药品，如果是在自己的能力范围之内。药剂师和验光师也可以独立开处方，但不能开管制药品，其他的专业团体（物理治疗师、足病师、技师）按照补充规定培训后，才能开处方。

任何受过适当训练的人员可以合法管理药品，这些药物是被授权的处方者对于个体患者开出的药。这一原则适用于各级注册及非注册人员。然而，非注册人员不能管理通过 PGD 开出的药品，也不能通过训练去开处方。大多数 NHS 医疗机构按照政策去限制未注册执业人员去开处方，只能开出经过批准在特定情况下使用的药物，例如，0.9% 的氯化钠冲洗外周静脉留置管道。

在英国使用的药物，必须有批准使用的药品和保健产品监管署（MHRA）的许可证。该许可证规定药物的使用范围，并给相应的制药公司出具安全性和药效证明。超范围使用的药品，开药者应给患者适当的指导，并应告知患者在这些情况下使用药物。

专业实践与药物

所有的医疗保健机构和大多数医疗机构，将制定药品处方和管理标准。NMC 药品管理委员会标准[6]，包含所有医护专业人员管理药品的相关指导。

患者识别是确保安全的一个重要步骤。腕带通常是作为手术室识别患者身份标识，同样也适用于患者用药前的身份识别。

用药之前必须确认并记录皮试或过敏试验的结果。通常这将会被写进患者的药物处方里。组织政策将规定谁可以记录过敏，但在大多数情况下，这包括任何注册的专业人士是有能力这样做的。在记录过敏反应时，重要的是要确定反应的类型和严重程度。有些情况下，会影响别人，比如青霉素过敏就意味着患者应记录所有青霉素过敏。对青霉素过敏的人也可能对其他抗菌药物过敏,药剂师通常要为这类患者选择合适的药物。即使在患者有过敏史的情况下,医生也可以决定是否为他开药,在这些情况下,发药的人有责任确认开药者的资质,并确保开药者事前知道过敏史。

负责药品管理的从业者,不能单纯依靠处方中所含的信息。处方中可能发生错误,并且管理者必须了解药物的适应证,以及潜在的不良反应和使用剂量。重要的是要考虑在这些因素的背景下与患者的既往史,以及他或她的目前诊断结果。对于某些药物这些信息特别重要,例如使用地高辛的患者,在口服前测量脉搏,并准备静脉注射含钾的液体,但需要测量血钾浓度。

在准备给药时,应使用非接触式技术,并选择适当的管理方法。这可能涉及选择液体或分散的制剂。如果药物是液态口服,口服药注射器专为这一目的而特别设计[4]。在实践中,这些通常是紫色的,以区别于那些用于静脉注射给药的注射器,它们必须有专门的连接器,防止它们被不经意地安装到一个静脉注射的装置。药物制剂还必须检查其是否适合使用、是否在有效期内。

纸质处方可能不清晰、不易辨认,许多医院正在走向电子处方、药品管理、药品发放、出院药方信息化。通过使用这些电子系统,电子处方的及时性、准确性、清晰度和患者的安全等方面能看到明显的优越性,但至关重要的是,都有机会获得使用电子系统的技能培训,同时理解当地部门的安排。

对于已经管理的药物,你必须清楚地记录管理的日期、时间、名称、剂量和途径。所有这些信息都可以是纸质的或电子的。还必须对每个用药记录进行签名,在药物控制的情况下需要第二个注册医生的签名。一些组织也在其他场合授权第二个签名,例如当药物通过静脉途径给药时。

无论任何原因没有被管理的药物,必须记录。NPSA[5]强调了错过药物效期和延迟药物剂量的问题,并报道了对患者造成伤害的发生率。药品管理部门得到药物后及时进行管理是很重要的,尤其对涉及时效性的药物是至关重要,如抗菌药物、抗凝药物和用于治疗帕金森病的药物。在围手术期,清楚的记录所有的药物管理是尤其重要的,以便其他同事在随后护理患者时有他们所有需要的信息。例如,他们有清楚的既往药物剂量的信息时,便可以安全地确定第二剂对乙酰氨基酚的时间。

药品储存

不同的临床领域将有不同的药物储存指导,这是有可能被记录作为药物整体管理的一部分。所有储药柜必须符合相应的国家标准,通常是 BS 2881：1989,用于规范医疗场所的储药柜。

有关于储药柜和储药柜锁定到位的指导。在普遍正常情况下,所有的药品柜不使用时必须上锁,并由专业人员管理,通常是一个护士、助产士或 ODP。一些手术室会有一个使用说明要求：只要有一个人负责监管在这段时间内的药物去向,在手术期间储药柜保持开放,可以按照手术清单取药。

药物必须储存在他们提供的容器里。药物不应该从一个容器转移到另一个容器,也不应该从容器中取出并且被打开。有些药物需要存储在一定的温度中,包括一些必须存放在冰箱里的。如果一种药物需要储存在低温下,包装盒上有明显的标识。冰箱必须特别指定存放药品,不含其他物品。冰箱必须有一个温度计,它是必不可少的,并有专人负责监测和记录冰箱的温度。

管制药品

注册护士或助产士负责手术室或医院管制药品的安全管理。即是医院的 ODP,最资深的注册护士或助产士负责管制药品,在 2007 年卫生部管理条例[3]中说明。通常注册医生会委托药品管制人员,负责管制药品柜,比如注册护士或 ODP。类似的管理条例也适用于管制药品的使用和检查。由指定责任专业团体参与管制药品的管理；

（一）注册护士、助产士或 ODP

（1）预订、接收、检查、记录和存储；

（2）记录发放给医务人员数量；

（3）返回未使用的安瓿；

（4）核对相应的剩余数量。

（二）医务人员

（1）手术室签收管制药品并登记；

（2）正确记录患者使用的药品及数量；

（3）返回任何未启封的安瓿；

（4）安全处置任何未使用的管制药品仍在一个开放的安瓿或注射器内。

（三）注册药剂师

（1）供应管制药品到每个库存位置；

（2）根据当地政策定期审核；

（3）检查管制药品的库存和登记至少每 3 个月一次[1]。

更重要的是,执业医生应注意其职业规范,应与当地的指导规范相一致。一般可能具备的特定信息包括:常规库存检查、文档管理、管制药物的运输,以及使用管制药物人员或组织登记记录。

关于管制药品废弃物的法规要求:必须有第二个注册专业人员在场,及时处理未使用部分的药品。药物处置必须将未使用的剩余药液标记为药品垃圾。一些医疗机构选择进一步改变管制药品"性质",以颗粒的形式或固化液体控制药物浪费。

管制药品符合标准的存储［药物滥用(保管)条例 1973］。他们必须存储在一个有锁的金属柜,钥匙由注册医生决定相关人员进行保管。

药理学

药品管理的复杂性,意味着所有专业的护理人员,必须很好地理解药物产生药效的方式。良好的药理知识是必要的,以确保药品被正确描述和使用,维护患者安全。

药物动力学是研究药物在整个身体的活动。药物动力学的 4 个阶段是吸收、分布、代谢和排泄。

- 吸收:通过血管吸收发挥药物对身体的作用,然后被分布到整个身体,给药的部位影响吸收。其他影响吸收的因素,包括药品剂型(例如缓释药剂比吸入剂吸收的更慢)和脂溶性药物。
- 分布:药物的分布受吸收部位血流、吸收器官的影响。例如,器官的血液灌注,如大脑和肝脏比脂肪和骨组织吸收的更快,药物的分布由溶解度决定。大脑是一个脂质含量高的器官,因此,脂溶性药物会迅速通过血液流到大脑。这是一种脂溶性麻醉药的例子,可以迅速从血液转移到大脑和快速产生预期的效果。
- 代谢:从原来的形式转变为一种水溶性形式药物的转化过程,肝脏是药物代谢的主要器官。药物代谢时活性消失或活性增强,从而发挥药理作用。这个过程受遗传因素影响,导致一些个体对药物的新陈代谢比其他人更快或更慢。
- 排泄:药物排泄是指体内消除药物的速度和方法。主要通过肾脏排出体外,其他途径包括胆道、汗液、唾液和呼吸道。

药效学是药物对身体的作用,药品产生预期效果的方式。一种药物可以用其属性作为受体激动剂或拮抗剂。一个拮抗剂反应的很好例子是,使用纳洛酮抵消阿片类药物的效果。纳洛酮通过阻断和阻止吗啡受体的激活。

每个个体对药物产生作用，其需要量也各有不同。一种药物的安全使用剂量被称为治疗指数。它是衡量一个药物的疗效和不良反应的措施。高治疗指数表明，药物治疗是相对安全的。治疗指数的计算方法是半数的有效量与半数的致死量之比，地高辛是一个治疗指数较低的药物，这表明地高辛中毒的风险更大。

药物管理时的注意事项

在药物管理审方时，医生必须考虑到药方所给予的人。患者的年龄是很重要的，一般认为需要特殊考虑的 2 个群体是儿童和老年人。各年龄段的患者体重对于使用药物很重要，例如一些低分子量肝素（LMWH）。儿科实践中孩子的体重是使用药物的重要因素，一些从业者自以为他们熟悉特定的药物，但他们不熟悉体重如何影响药效。近期案例，给予青少年注射对乙酰氨基酚，基于他们的年龄而不是体重，已经证明，从业者必须确保他们熟悉医学知识并参与其药品管理的所有方面。

英国有越来越多的老年人，他们有可能在准备手术治疗时服用药物以治疗慢性疾病。患者接受外科手术来修复骨折时，常发现由于降压药"复方用药"有影响平衡的不良反应， 随着年龄的增长，肝肾功能的减弱，药效也相差很大。

肝脏疾病本身是影响药物的另一个因素，个别患者尽管条件相似但影响非常不同。因此，对围手术期血液进行严密监测是至关重要的，以尽早确定影响药物代谢的因素。

肾脏通常负责药物从体内排泄，因此肾功能损害的患者还需要特殊考虑，肾病患者需要仔细监测。这通常涉及手术和麻醉团队之间的沟通，以确保患者的麻醉安全，肾功能损害的患者要给予小剂量的药物，以减轻肾脏负担。

药品管理

药物可以使用各种不同的管理方法，但是在医院中，通常使用较少的管理路径。

口服是清醒患者最常用的，所以用于术前用药和术后恢复期。它依赖于一个患者具有足够灵活吞咽的能力，也通常能够忍受口服液体，不适用于快速起效的时候。相关的方法可用于围手术期实践，例如口腔黏膜吸收（舌下）或颊（通过吸收到口腔颊膜）的路线。舌下给药最常用于硝酸甘油（GTN）心源性胸痛时，患者通过舌下或颊路线使用药物时不能吞下，患者必须能够理解这一点。

药物也可以使用鼻饲管，因为患者需要补充营养。这种管可以通过鼻腔进入胃（鼻饲）或直接进入（胃造口术）或空肠（空肠造口术）。这些管路在使用中，也需要考虑液体制剂和血液循环之间的相互作用。尽管压碎的药物通过鼻饲管给药是和药剂师讨论过的，但还是有些药物挤压后引起管道的损坏，粉碎的药物对患者也可能是有害的。

直肠给药途径，药物是通过直肠黏膜吸收，常用于无法口服的围手术期患者。直肠给药途径是常用于无法吞咽对乙酰氨基酚的患者，而且通常被视为静脉给药前的第二选择。通过直肠吸收药效较慢，并且难预测，因此，不能在紧急情况下使用。

注射用药物

最常用的途径是静脉注射。药物是通过静脉直接输送到血液中，通常由一个外周或中心静脉，静脉注射时使用无菌技术（ANTT），以减少菌血症的风险。

静脉注射药物不需要通过消化系统，它是快速或大量将药物直接输入静脉的方法。静脉注射应由专业人员训练后操作。通常在手术室静脉注射由麻醉医生完成，然而，在围手术期的环境中，注册护士和ODPS训练人员也适合操作。过敏或过敏反应是静脉注射中常见的反应，当发生时急救人员必须经过专门的培训。

药物可通过弹丸法进行静脉注射，这些药物可进行适当稀释或者不稀释。出于安全考虑，通常整个弹丸剂量进行静脉注射，至少在 3 ~ 5 min 完成。也有一些特定药物，例如腺苷酸核苷，需要将整个弹丸进行快速注入，并需对使用的静脉装置进行冲洗。弹丸注射法通常是在药物的血药浓度需要快速达到峰值时被使用。此外，药物也可进行静脉输注。使用该方法通常需要经过较长的时间，其弹丸注射速率可以是恒定的也可以是变化的。一般来说，对于一些持续可控的治疗反应需要进行连续输注，但有时为了降低持续输注时药物毒性的积累，适当进行间断输注也是被允许的，这样可以将药物的毒性积累进行最大化的稀释，以减低药物毒性对人体造成的危害。

镇痛药的另一种给药方式（通常是阿片类），可根据患者的自控镇痛体系（PCAS）进行。该体系已由专业的医护人员，根据患者的自身情况制定了专门的镇痛给药控制剂量。患者可根据自身的疼痛程度决定下次给药的量，只要该剂量小且在给药剂量范围内即可。另外,患者通过按下手中操作装置的按钮,将小剂量的镇痛药注入自身体内。

正确的给药剂量必须通过计算来确定。不正确的计算可能会导致严重的并发症,甚至死亡。一个小数点不正确的位置可能会导致 10 次或 100 次剂量。所有的从业人员必须有正确的计算能力,一些组织会坚持在就业前进行长期的测试,总是需要确保检查计算与第二个注册医疗专业人员一致(如引导在 NMC 药品标准管理),每个人执行独立计算,不依赖于一个人是正确的。

其他注射方法也可以用于围手术期处理,包括皮下注射(药物进入皮下组织)。低分子量肝素制剂,通常用于预防静脉血栓栓塞(VTE)的管理,通过这种途径,传递速度较慢的吸收进入血液。

肌肉注射法 在需要增加血液供应的肌肉组织(皮下注射在脂肪组织)是必要的。这种途径需要谨慎使用,正确的标志可以防止无意中注射进肌肉组织的神经纤维。

经皮给药方式 目前越来越普遍。一些生产商生产的贴剂中填充了药物,可通过皮肤慢慢吸收。这种贴剂可以用于长期止痛或者戒烟。更重要的是,可以考虑将这种透皮贴剂放置于患者内环境中,但这样可能会出现的情况是,当医生询问患者常规用药时,他们很可能会忘记告知医生他们在使用贴剂。贴剂通常会在手术时被留在体内某个位置,这样如果医生进行进一步用药时,需要考虑贴剂用药剂量的背景。

局部用药 意味着药物直接作用于组织,例如耳、眼或皮肤。局部麻醉乳膏可用于静脉注射部位。

吸入 经常在手术室使用,药物通过肺部吸收。许多麻醉药物都是通过这条途径获得的,这将在其他章节中进一步讨论。

硬膜外给药 用于围手术期局部麻醉和镇痛治疗。这条途径必须由执业医师使用,在英国是麻醉医生。硬膜外途径可用于单次剂量,或硬膜外导管经常被放置在体内持续的药物输送。围手术期涉及硬膜外输注护理时,从业人员需要遵循当地的指导方针和政策(通常由疼痛专家团队研制实施)。

动脉置管 通常用于重大手术中。一般不常规在动脉给药,尽管他们在动脉导管重置时,直接在动脉通路输注血管扩张剂、溶栓剂。此外,从动脉途径进行多种化疗是更为有效的方法,动脉管理通过间歇置入或在皮下置入输液港。动脉置管另一个重要的原因是术中患者的监测,给药通过其他途径。管道应被清楚标识,标识不正确将导致患者重大的伤害,例如从静脉注入局部麻醉药,而非硬膜外(导致患者死亡)和口服给药(如吗啡)以及静脉注射外渗性损伤。

第三部分

药品信息来源

为了保证用药安全以及临床应用的有效性，从业人员应该注意信息更新以及来源的可靠性，这在临床上可能主要依据地区以及国内外一些有经验的专家学者制定出的大纲以及政策。

也有在临床现成的信息来源，包括英国国家药典（BNF）这是一本参考书，包含了广泛的信息和处方药物、药理学的建议。副本可以在大多数医疗机构发现，电子版本方便使用。还有其他类似可用的参考资料（包括药品和食品及药物管理局的数据）。

英国国家健康与临床研究所，对患有特殊疾病和条件的患者，对治疗、手术、护理上新的用药和现有的药物治疗都提出了建议。

英国国家患者安全机构（NPSA）负责监测患者安全。他们鼓励医疗机构和工作人员报告不良事件。他们整理这些报告以告知和教育工作人员潜在的风险。

英国护理与助产委员会（NMC）[6]发布的药品标准管理。规范所有注册护士，报告的主要作用在于保护公众，它是患者安全功能的一部分，也是药品管理的指导。

英国国家处方中心（NPC）支持NHS，这些机构是为了提高患者用药安全性、质量和公众的利益。它的出版资源和指导与开具处方者、医疗和非医疗人员，以及其他健康护理专业人员有关。

为了与时俱进，你需要查阅医疗书籍和学术期刊上所发表的，关于临床前沿发展的知识、学术会议论文和医药公司制作的宣传片。在以上所有这些例子中，重要的是你能够评价包含在这些信息中与之相关也与之相适应的内容。依据为当时的情况、同事的经验和专业学科的知识，使你作出决定。

结论

本章介绍了药物管理的重要方面，需要将这些方面考虑在围手术期的工作中。它突出了法律和专业方面的护理以及对患者安全的影响。预计你会在整个职业生涯中继续在这个领域获取知识和发展实践。

参考文献

[1] **AAGBI (Association of Anaesthetists of Great Britain and Ireland)** (2006) *Controlled Drugs*

in Perioperative Care. London: AAGBI.

[2] **Department of Health** (2006) *Medicines Matters.* London: Department of Health.

[3] **Department of Health** (2007) *Safer Management of Controlled Drugs: A guide to good practice in secondary care.* London: Department of Health.

[4] **NPSA (National Patient Safety Agency)** (2007) *Promoting Safer Measurement and Administration of Liquid Medicines via Oral and Other Enteral Routes.* NPSA/2007/19: Patient Safety Alert 19. http: //www.nrls.npsa.nhs.uk/resources/?entryid45=59808(accessed March2012).

[5] **NPSA** (2010) *Reducing Harm from Omitted and Delayed Medicines in Hospital.* NPSA/2010/RRR009: Rapid Response Report 009. http: //www.nrls.npsa.nhs.uk/resources/?EntryId45=66720 (accessed March2012).

[6] **Nursing and Midwifery Council** (2008) *Standards for Medicines Management.* London: NMC.

拓展阅读

1. **Kelly J, Wright D** (2009) Administering medicines to adult patients with dysphagia.Nursing Standard 23: 29,61–68.

2. **Lawson E, Hennefer D** (2010) *Medicines Management in Adult Nursing.* Exeter: Learning Matters.

3. **National Patient Safety Agency (NPSA)** (2007) *Promoting Safer Use of Injectable medicines.* NPSA/2007/20: PatientSafetyAlert 20. http: //www.nrls.npsa.nhs.uk/resources?EntryId45=59812.

4. **Royal Marsden Hospital** (2008) *The Royal Marsden Manual of Clinical Nursing Procedures,* 7th edn. London: Wiley Blackwell.

5. **Royal College of Nursing (RCN)** (2005) *Standards for Infusion Therapy.* London: Royal College of Nursing.

第三部分

第十一章
输液与输血

菲奥娜·马丁

晶体和胶体

围手术期患者静脉注射(intravenous，IV)输液的原因：

- 通过静脉输液补充足够的液体。
- 补充患者手术过程中丢失的液体(如出血、从切口蒸发的体液、尿液)。
- 输入药物(如抗生素)。
- 维持体液平衡，患者需要通过静脉输液补充离子或化合物(如 K^+，葡萄糖)。
- 通过静脉输液可以减少术后恶心和呕吐[7]。

静脉输液输入的液体通常包含晶体和胶体。晶体主要是在溶液中添加特定的矿物盐和水溶性分子(例如 K^+、Na^+，乳酸)。胶体包含的是大分子或不溶性分子，不容易进入周围组织，存留在血管的时间长。选择对的晶体或胶体一直是许多科研的热点。WHO 建议失血可以补充等量的胶体，但同时需要输入 3 倍的晶体[12]。科克伦审查晶体和胶体在危重症的使用中[8]发现没有证据证明胶体减少死亡率。

表11-1显示的内容是：常用的晶体和胶体液在静脉血液中离子水平的对比。

补液量的评估

通常情况对患者液体需要量评估有一点困难，需要通过临床观察患者与再评估。英国静脉注射液体指南与共识。

外科成年患者的液体疗法，包含患者基础需要量和手术丢失量的评估[9]。

- 病史：患者能否口述？询问有无腹泻、呕吐、口渴、发热？

表 11-1 常用的晶体和胶体液的成分与血液里的血浆浓度水平进行比较

	Na+ (mmol/L)	Cl-	K+	Ca2+	乳酸	葡萄糖	其他	pH	渗透压 (mmol/kg)
血浆浓度	135 ~ 145	95 ~ 105	3.5 ~ 5.0	2.1 ~ 2.5 (总)	0.5 ~ 2	3.6 ~ 5.8 mmol/L (0.6 ~ 1g/L)	—	7.35 ~ 7.45	285 ~ 295
每个医院参考范围略有不同									
0.9% 氯化钠	154	154	—	—	—	—	—	5.5	308
5% 的葡萄糖	—	—	—	—	—	50 g/L	—	4.2	278
10% 的葡萄糖	—	—	—	—	—	100 g/L	—	3.5 ~ 6.5	555
哈特曼的解决方案 (非常类似于我们门乳酸林格)	131	111	5	4	29	—	—	6.5	279
明胶	154	125	—	—			明胶 (40 g / L)	7.4	308
淀粉 (Voluven®)	154	154	—	—			羟乙基淀粉 6 g/L	4.0 ~ 4.5	308

第三部分

- 图表：入量 / 出量图表比较经口腔 / Ⅳ摄入量和尿量、鼻饲 / 呼吸道损失，可以指导体液补充的治疗方案。

然而，手术后尿量会有误导，腹泻和呕吐难以量化，图表通常不能完整的体现液体出入量。患者的体重是一个很好的指南，这也适用于血液透析的患者。

- 脱水的临床症状：皮肤干燥、眼眶凹陷、皮肤无弹性、呼吸加快、心动过速、尿量减少和孩子的囟门凹陷。危重患者常常因为电解质的丢失导致水肿，而掩盖一些脱水迹象。
- 术中液体损失：剖腹手术时体液的蒸发量约为 5 ml（kg·h）。失血量难以确定（例如，经尿道的前列腺手术）。

输液加温的管理

使用一个输液装置，能控制流入液体的速度和温度，可以使用输液泵，以确保严格控制输液的速度和液量。当需要加快输液速度时，可以通过调整参数来实现。输液泵内置过滤器（粒子限制 170 ~ 200 μm），以防止微粒进入血管内。

输入常温或低温液体将导致体温下降，影响切口愈合、血液凝固障碍、代谢减慢，所以输液时应该加温，少量输液除外[5]。长时间的静脉输液，需要通过加热液体，维持正常体温，可以直接加热、使用加热设备或者温水浴加热。大多数输液泵系统有一个附加的空气室，收集加热后产生的气泡，防止进入血管内。

由于静脉输液不能携带氧气，大量失血后必须静脉输血。根据输血指南，输入总血量的20%时，应评估患者的循环负荷是否过重，评估输血前后血红蛋白的变化情况。

血容量与体重之比大约是：

- 70 ml/kg　成年人（理想体重）
- 80 ml/kg　儿童
- 85 ~ 90 ml/kg　　新生儿[2]

特殊情况

儿科

由于儿童的输液量很小需要精确计算。儿童维持体液量估算公式为：第一个 10 kg 按 4 ml/kg，在接下来 10 kg 按 2 ml/kg，剩余的量按 1 ml/kg，（如 3 岁患者）15 kg 输液量为：（4×10）ml/h ＋（2×5）ml/h=50 ml/h。

输入少量液体必须使用精确的注射泵,或使用输液泵以控制液量。

神经外科

颅腔的容量有限,血液能供应给大脑是由于大脑自身的压力比血压低。如果脑组织水肿时颅骨不能相应扩大,那么颅内压会升高。甘露醇(六碳糖)是渗透性利尿剂,它的作用能降低颅内压,有的医院使用高渗盐水达到相同的目的。右旋糖酐溶液(dextrose-only)是扩容剂,可增加脑水肿,故而不用于头部损伤或神经外科的患者。

输血

全血是由携带氧气的红细胞、抗感染白细胞、凝血系统中的血小板、血浆(包含凝血因子和白蛋白等离子体)等组成。全血可以分离为红细胞、血浆和血小板等成分的血制品。红细胞可以存储35天。新鲜冷冻血浆(fresh frozen plasma, FFP)经过进一步加工,提纯后得到各种凝血因子和纤维蛋白原,血小板只能保留5天。

献血者在献血前,虽然要通过一些血液传播性病毒的筛查,但受血者仍然存在感染的风险,献血者可能处于疾病的潜伏期或窗口期而不能被检测出。出于以上原因或经济原因,需要权衡输血的可行性和并发症的关系,如输血相关肺损伤,因此应尽量避免输血。

血型和交叉配血试验

人类有4个ABO血型系统。其依据是红细胞表面是否存在某些可遗传的抗原物质(表11-2)。

患者不能接受与他们没有相同抗原捐献者的血液,否则将会发生溶血反应,从而导致低血压、肾衰竭和死亡 (表11-3)。

表11-2　ABO血型与红细胞表面抗原(凝集源)和抗体(凝集素)

血型	A抗原	B抗原	抗A抗体	抗B抗体
O	无	无	有	有
A	有	无	无	有
B	无	有	有	无
AB	有	有	无	无

表 11-3　ABO 血型的血液捐赠者和接受者的兼容性

血型	O 型血受血者	A 型血受血者	B 型血受血者	AB 型血受血者
O 型血供血者	√	√	√	√
A 型血供血者	无	√	无	√
B 型血供血者	无	无	√	√
AB 型血供血者	无	无	无	√

　　O 型血的供血者可以给任何人提供血液(O 型血为"万能供血者")。一个 AB 血型患者可以接受任何血型捐献的血液(AB 型血为"普遍接受")。

　　血液中含有超过 50% 或更多抗原可以引起输血反应。如果捐献的血液含有抗原,受血者体内缺少这种抗体,首次输血后患者会产生抗体。下次患者输入含有这个抗原的血液,这些抗体会攻击抗原而引起输血反应。

RhD

　　90% 的人有 Rh D 抗原(Rh D 阳性)。一个携带 Rh D 抗原(Rh D 阴性)的女人可能会生育一个 Rh D 抗原(Rh D 阳性)孩子,如果 Rh D 阳性胎儿的血液或 D 抗原和 Rh D 阴性产妇的血液混合(分娩时),所有的妈妈会产生抗体,随后的携带 Rh D 抗原的(Rh D 阳性)婴儿会产生新生儿溶血性贫血。一个携带 Rh D 抗原(Rh D 阴性)的生育年龄的女性,在紧急情况下输入任何血型不明的血液,或是在分娩或创伤后有任何 Rh D 抗原(Rh D 阳性)的细胞进入到她们的血液循环系统中,该女性必须注射反 D 抗体[10]。

　　当捐献的血液有接受者时,实验室工作人员应尽可能通过交叉配血试验,测试受血者样本是否与捐赠的血液发生反应。如果实验室有最近的血液样本试剂,电子交叉配血试验可能只需要几分钟。否则,一个完整的试验需时约 1 h。如果情况紧急,实验室可以进行简化试验,提供一组类属特异性的血液大约需要 15 min。如果情况立刻危及生命,可以给患者紧急输入 O 型血("万能供血者")的血液,通常保存在急诊科、手术室和产房的冰箱里。

其他血液制品

　　血液被捐献后,全血分离为血浆(通常是冷冻)、血小板和红细胞等成分。浓缩的红细胞通常是悬浮在生理盐水溶液中,用腺嘌呤、葡萄糖和甘露醇(SAGM)

来延长它们的生命。一般情况，一个单位的红细胞悬浮液可以增加患者的血红蛋白 10 g/L。红细胞悬浮液不含有凝血因子，所以患者使用超过 2～4 个单位时，需要输入新鲜冰冻血浆（FFP）甚至是血小板。近年来的战场手术经验表明，使用 1∶1∶1 比例的红细胞悬浮液、FFP 和血小板，可能在重大创伤时进一步降低死亡率，但需要对这种日常做法进行更深入的研究证明[1]。

输入 FFP 没有必要进行交叉配血试验，它是兼容的，因为捐献者血浆中不含任何抗原抗体，不存在人的血型的区分（表 11-2）。因此，在输入没有抗体的 FFP 时，不会发生抗原抗体反应（表 11-4）。

表11-4　ABO血型新鲜冷冻血浆捐献者和接受者的兼容性

血型	O 型血受血者	A 型血受血者	B 型血受血者	AB 型血受血者
O 型血供血者	√	无	无	无
A 型血供血者	√	√	无	无
B 型血供血者	√	无	√	无
AB 型血供血者	√	√	√	√

免疫功能低下的患者应输入辐照（经射线照射处理）血液制品，否则捐献的血液中的 T 淋巴细胞可以攻击患者的淋巴组织，阻止淋巴细胞活化增殖。这就是所谓的输血移植物抗宿主疾病，这往往是致命的。

输血的原因和标准

患者是否输血取决于血红蛋白含量，正常的健康状况下，评估血液丢失和持续的丢损失量。Cochrane 综述输血阈值[4]，除非持续失血，否则血红蛋白含量小于 7.0 g/dL 时才建议输血。那些有严重心脏病的患者血液中血红蛋白低于 10 g/dL 才需要输血[3]。输血与否应根据正式的实验室或床旁末梢血红蛋白测试的报告决定，例如氰化高铁法（hemocue®）。

血液产品检查和管理

国家患者安全机构发布了一个安全实践[6]通知，每个参与血液制品订购、血液抽样、血液采集和血液输入的人员都应该经过培训并据有评估能力，以减少发生错误的风险。血液制品必须贴上患者的姓名标签、出生日期、医院或英国国民医疗健康保险体系（NHS）的编号。输入的血液也必须用同样的方式进行适当的检查，在输血前、输血中和输血后监测患者的生命体征。

耶和华见证人

耶和华见证人拒绝输血，他们的宗教信仰认为输入血液和血液制品会导致他们的死亡。根据个人的信仰，一些耶和华见证人可以接受自体输血，因为他们考虑到心脏搭桥或急性等容性血液稀释过程中，是用自己身体里仍在不断循环的血液。许多耶和华见证人把他们对拒绝血液制品的指令提前告诉救助系统并记录下来。他们也许会改变主意，但医院拥有法院的命令，临床医生要接受他们的宗教信仰，除了患者是孩子的罕见情况。

减少输血的技术

术前

- 缺铁性贫血患者可以补铁（常见于怀孕）。
- 可以实施药物注射刺激肾上激素增强骨髓造血功能。

术中

在手术中使用下列方法：
- 外科手术技巧。
- 精细的止血法（电烙术、微波、超声波、氩束放射治疗、激光手术、冷冻手术、组织密封剂）。
- 止血带止血。
- 患者定位。
- 动脉栓塞（也是一种放射技术）。

麻醉技术

麻醉技术的应用也可以减少输血的需要：
- 维护正常的体温，保证凝血功能。
- 控制性降压，降低患者的血压减少失血（卒中的风险、心脏或肾脏损害）。
- 药物的应用，如氨甲环酸、抑肽酶（阻止血栓分解）、重组因素Ⅶa。

- 频繁密集小量血标本采集最小化(特别是重症监护病房)。
- 自体血回输(见下文)。
- 急性等容性血液稀释过程中,开始手术后从患者的身体里抽出血液,输入等量晶体或胶体,然后再回输患者体内。许多耶和华见证人会接受这项技术方法。

自体血回输

自体血回输是通过收集患者自身血液细胞,经过处理,去除杂质后再输给患者自己的方法。在术前或术中收集丢失的血液于自体血回输机,经过处理后收集于血袋内进行回输。

术中自体血回收

自体血回收是用一个具有吸力的管道系统,并提供抗凝(肝素或枸橼酸钠),收集手术中丢失还未发生凝集的血细胞于自体血回输装置中。血液通过一个过滤器进行过滤,使用生理盐水和高速旋转离心器去除血小板、白细胞和抗凝剂。经过离心机分离的血液收集在血袋里再被输入到患者体内。

自体血回收适用于预期失血量大于 20% 的或有出血倾向的,或者交叉配血实验困难的患者。在产科的运用越来越广泛。

自体血回收的禁忌证:血液被胃肠道内容物、骨科水泥和羊水等污染者不能进入吸引管道系统。

使用自体血回收设备前,必须经过运营商培训和考核。英国输血和器官移植服务机构可以提供一个使用自体血回收设备的认证书[11]。

术后自体血回收

这是一个改进的真空细胞收集器,用于收集切口血液回输。该系统适用于骨科手术操作(例如膝关节置换),血液必须在术后 6 h 内重新输入。所有回收的血液必须遵守相关规定并有正确的标签。

参考文献

[1] **Borgman MA, Spinella PC, Perkins JG, et al.** (2007) The ratio of blood products transfused affects mortality in patients receiving massive transfusions at a combat support hospital. *Journal of Trauma* 63 (4): 805 – 813.

第三部分

［ 2 ］ **Cherian MN, Emmanuel JC** (2002) Clinical use of blood. *Update in Anaesthesia*14: 18 – 22. http: //update.anaesthesiologists.org/2002/06/01/clinical-use-of-blood/ (accessed November 2011).

［ 3 ］ **Hébert PC, Wells G, Blajchman MA, et al.** (1999) A multicenter, randomized, controlled clinical trial of transfusion requirements in critical care. *New England Journal of Medicine* 340 (6): 409 – 417.

［ 4 ］ **Hill SR, Carless PA, Henry DA, et al.** (2010) Transfusion thresholds and other strategies for guiding allogeneic red blood cell transfusion.*Cochrane Database of Systematic Reviews,* Issue 10: CD002042.

［ 5 ］ **NICE (National Institute for Health and Clinical Excellence)** (2008) *The Management of Inadvertent Hypothermia in Adults.* CG65. London: National Institute for Health and Clinical Excellence. London. http: //www.nice.org.uk/CG65 (accessed December 2011).

［ 6 ］ **NPSA (National Patient Safety Agency)** (2006) *Right Patient, Right Blood: Advice for safer blood transfusions.* NPSA/2008/SPN14.London: National Patient Safety Agency.http: //www. nrls.npsa.nhs.uk/resources/collections/right-patient-right-blood/(accessed November 2011).

［ 7 ］ **MaharajCH, Kallam SR, Malik A, et al. Grady D and Laffey JG** (2005) Preoperative intravenous fluid therapy decreases postoperative nausea and pain in high risk patients. *Anesthesia and Analgesia* 100: 675 – 682.

［ 8 ］ **Perel P, Roberts I** (2011) Colloids versus crystalloids for fluid resuscitation in critically ill patients. *Cochrane Database of Systematic Reviews* Issue 3: CD000567.

［ 9 ］ **Powell-Tuck J, Gosling P, Lobo DN, et al.** (2008) *British Consensus Guidelines on Intravenous Fluid Therapy for Adult Surgical Patients GIFTASUP.*London: The Intensive Care Society. http: //www.ics.ac.uk/intensive_care_professional/standards_and_guidelines/british_ consensus_guidelines_on_intravenous_fluid_therapy_for_adult_surgical_patients__giftasup__ 2008 (accessed November 2011).

［ 10 ］ **RCOG (Royal College of Obstetricians and Gynaecologists)** (2011) *The Use of Anti-D Immunoglobulin for Rhesus D Prophylaxis. Green top Guideline No.* 22.London: RCOG. 1998, Revised 2002 and 2011. http: //www.rcog.org.uk/womens-health/clinical-guidance/use-anti-d-immunoglobulin-rh-prophylaxis-green-top-22 (accessed November 2011).

［ 11 ］ **UKBTTS (UK Blood Transfusion and Tissue Transplantation Services)** (2007) *Intra-operative Cell Salvage Competency Assessment Workbook,* version 2. http: //www. transfusionguidelines.org.uk/docs/pdfs/htm_edition-4_all-pages.pdf (accessed November 2011).

［ 12 ］ **WHO Blood Transfusion Safety** (2002) WHO Handbook: *The Clinical Use of Blood.* Geneva: WHO. http: //www.who.int/bloodsafety/clinical. use/en/Handbook. EN. pdfcaccessed November (2011)

第十二章

术中护理

保罗·罗林

本章目的是使读者思考术中护理的首要原则,同时也不能否定这样一个事实:术中护理是一个备受讨论且非常复杂的领域。当患者最脆弱的时候,作为执业人员,我们处于患者护理的首要位置。我们受教育的早期阶段就培训我们与患者换位思考,当他们全身麻醉后昏迷或焦虑时,也许他们不太能合乎逻辑地考虑关于他们自己的护理问题。本章接下来的信息是术中从业者是患者的监护人,你是保证患者安全的人。

患者安全

患者在手术过程中的安全是每一个手术室团队成员工作的首要问题。"安全第一"理念在护理中被广泛地接受,也是每一个术中护理人员的口头禅。总的来说,术中执业人员的工作是帮助患者恢复健康。手术和干预也会对患者造成一定程度的身体伤害,这些伤害是由于手术对组织的意外损伤造成的。

有证据表明"NHS努力使所有的手术安全和有效,但有时候也有意外发生"[9]。这是术中护理执业人员特别要注意的问题,并用系统的工作方式将患者的风险最小化。

团队合作

在NHS发生变革的时期,鼓励所有临床工作人员参与质量改善[6],团队合作变得更关键。团队被定义为朝着集体目标努力的合作小组[5]。团队理念旨在合作。必须优先关注护患沟通和护理人员为所有患者进行的高质量护理。团队工作首先必须把患者的治疗列入手术清单。这个清单必须有效、高效地完成,可以用来增加收费的信任度,以便社区继续进行这个护理,使患者的治疗和护理得以延续。

团队合作被认为是术中护理的关键。在围手术期所做的每一项工作都与其他领域有关,所以没有团队的话,患者会面临更大风险的伤害。科比特(Corbett)[5]提醒我们,作为执业人员不能孤立的工作。否则,对患者的护理将会受到极大影响,并且护理质量也会降低。

在每个多学科领域中,团队的有效作用在于减少和消除障碍[10]。手术部门有医务、护理、手术部门执业人员和工勤人员,他们都是手术赖以进行的重要人员,根据组织的期望和个人角色,每个小组将进行有效地分工。在围手术期护理中,团队合作失误被认为是不良事件和差错的主要原因[16]。显而易见的是,现在许多的管理部门更喜欢设置稳定团队,尽管只包含了核心成员。团队工作可以增强互信与合作,同时也进一步强化了安全[1]。

这里的关键词是互助、合作、信任和欣赏,加上每个人所具有的各种各样的知识和技能,这都有助于提供安全、高质量的术中护理。

沟通

手术室内部的沟通非常关键,因为它能提供有效、安全的高质量护理[20]。有效地沟通是交流的基础,在医护、医患之间及团队合作中更不可缺少。沟通的形式不仅仅局限于口头上的信息交换,也包括书面形式的。团队成员之间,在建立了默契的基础上,可以通过肢体语言以及各种感官实现双向互动。

在患者的整个围手术期过程中,团队成员沟通必须贯穿整个围手术期过程。护理环境是多变的,因此,在围手术期准确的沟通是至关重要的。外科手术团队、医生以及患者之间的沟通是必不可少的,一定不能仅仅只是在口头上完成[22]。团队成员之间交接文件的准确性相当重要,在手术护理过程中的许多情况,包括手术患者核查、手术器械的检查、组织学检查的文件、完整记录纱布、缝针、器械清点以及交接情况,以便交接给负责照护患者的术后医务工作者。

威克(Wicker)[20]认为在手术过程中改善沟通以及世界卫生组织核查清单必须在护理人员的控制下进行,这是他们在通常被称为"手术暂停"期间所开始的一个过程。核心要素就是,不恰当或不准确的沟通往往会导致事故[10]。个人和制度要求之间的关系受到以往经验的影响,可能破坏团队的有效性和一致性。

另外一种极端的表现就是,良好的沟通会极大限度的提升患者的护理质量,而员工在多学科的团队中就会感到更舒适,以表现出更高的水平和凝聚力。

患者的护理和尊严

在手术护理中往往也要考虑患者的尊严[17,18]。大部分患者在被脱去全身衣服或者暴露在全是陌生人的环境时,总是会觉得很尴尬。从作者的经验来看,围手术期的从业者按照专业的方式进行操作,在大部分场合就一定能避免患者暴露,但是在手术的其他环节也会发生失误。贝利(Baillie)和伊洛特(Ilott)[2]提醒我们,患者对于护理质量的期望取决于他们被有尊严的对待。支持这种观点的是 NHS[8],与这个 NHS 机构相关的价值理念,在六个核心价值观中最重要的是尊重和尊严。

保护患者隐私是最基本的操作。如果手术部位的标记是在患者的隐私部位,那么这一点是很难实现的[2]。然而暴露患者的情况同样也会发生在外科医生或专家在术前访视时。当患者被麻醉后,躺在手术间冰冷的手术床上时,他们处于围手术期体温降低的风险中[11]。这对于医院和患者来说,都是很严重的影响。以前的事例告诉我们,当患者抵达手术间时,周围都是身穿工作服的工作人员,患者的尊严、隐私是被忽略的,作者除了爱莫能助,也为患者感到尴尬。

患者必须有自信去要求围手术期的医务人员从手术一开始就把他们遮掩起来。一些患者是愿意接受医护人员的安排。贝利和伊洛特[2]说到患者尊严可能让步于某一种手术方式,那可能影响患者对于尊严的自我期望。隐私涉及很多方面,对于手术团队来说,可能很难周全,但是对于手术操作者而言,必须尊重患者的尊严。

巡回护士的角色

巡回护士被看作是一个支持者的角色,然而,如果没有这一支持,手术室的运行和护理质量将会大大降低。这个角色涉及了术前准备、术中的支持、术后护理、供给外科敷料、协助转运患者到恢复室[14]。巡回护士的职责有很多,但最重要的是连接洗手护士和其他团队的成员。

巡回护士的角色是很复杂的,是需要基于良好的沟通才能完成。斯普赖(Spry)[18]认为巡回护士的角色可以被定义为是"在无菌区域以外进行管理和操作"。作者同意这一观点,并建议这方面是应该被考虑的,而且是极其重要的。在这个区域包含了其他学科不同类别的人员,巡回护士从外部进行操控,可以确保手术护理质量、患者安全和手术成功。

在手术中的巡回护士有责任去准备手术室,包括确保手术中的所有仪器处于备用状态;环境是清洁、整齐并且处于可用状态[21]。威克(Wicker)和奥尼尔(O'Neill)[12]是这样描述巡回护士的,为每一个外科医生准备手术衣和手套、使仪器处于备用状态、安置患者手术体位、确保患者隐私受到保护、准备清洁皮肤和手术缝合线、仪器收集和储存患者标本、确保口头和书面沟通的有效性、确保术后患者的转运安全以及为下一台手术准备干净整洁的手术间。

这里的关键词是合作、沟通、支持和团队。这些都是手术团队中巡回护士应具备的素质与技能。

洗手护士的角色

洗手护士的关注点同样也是手术中患者的安全护理,包含了手术支持。核查患者信息确保正确的患者、正确的手术、正确的手术标记、手术备皮、外科手术器械、锐器管理、敷料、局部麻醉药物。就像其他任何角色一样需要技能、知识、技巧以及站在患者的角度为患者考虑问题。世界卫生组织[23]:"安全手术,拯救生命(Safe Surgery Saves Lives)"明确指出,正确的患者接受正确的手术。这可以通过之前提到的 WHO 手术安全核查清单和"手术暂停"(Time-out)得以实现。洗手护士在手术开始之前,核对患者是常规工作。

洗手护士应该伴随着患者直到离开手术间到达复苏室为止。这一层级的支持很重要,对于患者来说,这是一个处于易受伤害的阶段。

显然,洗手护士需要对手术过程了如指掌,知道手术所需要的器械,而且能够预估外科手术医生和患者的需求。这是一个有着很高技术含量的角色[18]。很多外科手术需要大量手术仪器,其中有简单的、有复杂的,同时这些仪器是需要动力装置或者需要进行组装后才能使用的。彻底清洁并消毒双手和准备手术需要的所有仪器是洗手护士最基本的职责。洗手护士这个角色的职责包括计划、护理交接、组织、沟通技能以及用省时、安全的方式确保患者受到高质量的护理。团队成员之间分享技能和知识,进行循证医学的操作,向少数专家学习高超的技能。洗手护士要想擅长每一项专业操作变得越来越难,洗手护士的操作原则仍然是一样的,但是手术器械、后勤管理、患者术式、解剖学、手术方式相关内容将会改变。

高级洗手护士的角色发展

2007年围手术期护理协会[13]指出,在没有实习医生协助的情况下,外科医生需要高级洗手护士(advanced scrub practitioner, ASP)承担起助手的角色去完成手术。高级洗手护士不仅仅要接受专业的护理训练,并且还要有能力介入手术的过程中,并适时进行监管。某些医院仍然保持着现场第一援助的计划,一些大学也在进行这方面的规范化训练。

ASP应该作为手术团队中的一个补充成员,同时具备ASP和洗手护士的双重职责[13]。根据PCC的建议要求,必须有可靠的制度来保证手术团队和患者的安全。能力和技能是最基本的知识[19],并通过信任获得支撑。在作者以往的经验中,在术中护理环境下,这个角色所带来的积极影响是使患者能够得到相应水平的护理。另一方面,这种双重角色可能增加手术期间犯错的风险。

外科手术通常不会因这个角色而受到影响,包括进行切断组织、直接热透疗法、剪断外科缝合线、应用钳子和绷带。布雷姆(Brame)[4]提醒我们,多年来一些有经验的医护人员一直承担着这一角色,却没有得到医院的认可或者保护。职业问责制度规定:如果受训之后能够胜任并且感觉自己有能力执行一些操作,那么从业者仅在他们的角色范围内工作。清晰定义这个角色是至关重要的。通过训练后被允许参加手术的人和训练有素的ASP应该明白,他们的工作并不会因此而减轻[3],实际上只是医院提供了一些辅助措施。参与手术的每个从业者的能力是有限的,这本该坦然接受的。

手术护理从业者的角色发展

手术护理者作为医务人员扮演着多种传统的角色[12]。因为欧洲的工作时间(WETD)的要求,这里只有很少的员工能够完成这项任务,这些小组的成员,在不同难度的位置上都相当于新人。大部分手术护理者是从注册护士或者手术科室中进行招聘的,然而他们并没有在小组中有效地发挥作用[15]。这些人员中,很多都有额外的任务,只能进行一些有人监督的小手术。手术护理者是极其专业的,诚实、正直的态度,可以让患者充分意识到他们会得到医务人员高质量的服务。正如前面提到的,信任是专业护理的重要组成部分,甚至在术中护理中没有比它更重要的了。

执行相同操作程序的医务人员必须对手术护理人员进行教育和培训[15]。

手术护理从业者是个发展中的专业,仍然存在一些不标准的工作职责。本

第三部分

质上来看,手术从业者们有能力承担手术间里的责任,管理术后的患者、转出患者、适应治疗计划、对患者进行随访。对于这些角色的培训,可以包括申请硕士研究生学位,使用英国皇家医生外科学院的课程。手术护理人员的职责包含了术前访视、手术中的介入,其中包含提供各种手术材料、热透疗法、微创手术成像、吸引器、固定导管等一些应用,这些工作必须在外科医生的监管下进行[7]。

参考文献

[1] **Alfredsdottir H, Bjornsdottir K** (2007) Nursing and patient safety in the operating room. *Journal of Advanced Nursing* 61(1): 29–37.

[2] **Baillie L, Ilott L** (2010) Promoting the dignity of patients in perioperative practice. *Journal of Perioperative Practice* 20(8): 278–282.

[3] **BernthalE** (1999) The nurse as first assistant to the surgeon: Is this a perioperative nursing role. *British Journal of Theatre Nursing* 9(2): 74–77.

[4] **BrameK** (2011) The advanced scrub practitioner role: a student's reflection. *Journal of Perioperative Practice* 21(4): 118–122.

[5] **CorbettS** (2009) Teamwork: How does this relate to the operating room practitioner? *Journal of Perioperative Practice* 19(9): 278–281.

[6] **DarziA** (2008) *High Quality Care for All. NHS Next Stage Review final report.* http: //www.dh.gov.uk/en/Publicationsandstatistics/Publications/PublicationsPolicyAndGuidance/DH_085825 (accessed 10 December 2011).

[7] **Department of Health** (2006) *The Curriculum Framework for the Surgical Care Practitioner.* http: //www.dh.gov.uk/en/Publicationsandstatistics/Publications/PublicationsPolicyAndGuidance/DH_4133018 (accessed 11 December2011).

[8] **Department of Health** (2009) *NHS Constitution.*http: //www.dh.gov.uk/en/Publicationsandstatistics/Publications/PublicationsPolicyAndGuidance/DH_113613 (accessed 10 December 2011).

[9] **Evidence Centre** (2010) *Prioritising Patient Safety; Implementing the Surgical Safety Checklist.* www.patientsafetyfirst.nhs.uk/ashx/Asset (accessed 11 December 2011).

[10] **Gillespie B M, Chaboyer W and Lizzio A** (2008) Teamwork in the OR: enhancing communication through team-building interventions. ACORN 21(1): Autumn 2008.

[11] **NICE (National Institute for Health and Clinical Excellence)** (2008) *The Management of Inadvertent Perioperative Hypothermia in Adults.* London: NICE.

［12］**NicholasM** (2010) The surgical care practitioner: a critical analysis. *Journal of Perioperative Practice* 20 (3): 94–99.

［13］**Perioperative Care Collaborative** (2007) *The Role and Responsibilities of the Advanced Scrub Practitioner.* London: PCC.

［14］**Phillips N** (2007) *Berry and Kohns Operating Room Technique,* 11th edn. St. Louis, MO: Mosby Elsevier.

［15］**Quick J, Williams S, Addison S** (2010). Surgical care practitioners.... our experience. *Journal of Perioperative Practice* 20 (9): 320–321.

［16］**Rothrock JC** (2011) *Care of the Patient in Surgery.* St. Louis, MO: Elsevier Mosby.

［17］**SmithC** (2005) Care of the patient undergoing surgery. In Woodhead K and Wicker P (eds) *A Textbook of Perioperative Care.* London: Elsevier Churchill Livingstone, pp. 161–180.

［18］**SpryC** (2009) *Essentials of Perioperative Nursing,* 4th edn. Sudbury: Jones and Bartlett Publishers.

［19］**Timpany MD, Mcalevey J.** (2010) Perioperative role development. *Journal of Perioperative Practice* 20: 13–18.

［20］**Wicker P** (2011) Perioperative communication: the surgical safety checklist. *Journal of Perioperative Practice* 21 (7): 221.

［21］**Wicker P and O'Neill J** (2006) *Caring for the Perioperative Patient.* Oxford: Blackwell Publishing.

［22］**Woodhead K and Wicker P** (2005) *A Textbook of Perioperative Care.* London: Elsevier Churchill Livingstone.

［23］**World Health Organization** (2008) *Safe Surgery Saves Lives.* Geneva: WHO.

第三部分

第十三章

患者安全移动、搬运及手术体位

苏珊·派尔

本章将讨论患者的移动、搬运以及手术体位安置的原则,这些问题执业医生在围手术期都会遇到,还重点关注围手术期患者的风险评估、人工搬运和所需手术体位的计划性干预。读者也会了解手术体位可能出现的并发症以及需要熟悉使用的设备,特别是确定重量限制。此外,在遇到不良事件或潜在不良事件时,执业医生需讨论潜在的后果并给出指导性的意见。

移动和搬运的关键原则

人工搬运是围手术期患者移动的一个关键要素,在手术开始前和完成后,将患者从床或推车转移到手术台或由手术台转移到床或手推车的干预。根据1974年工作健康和安全法案和1992年人工搬运条例规定,英国的雇主和雇员在履行人工搬运任务中需承担相应的法律责任,雇主的责任是确保每位员工有初始培训和定期更新的操作手册;员工的责任是需要不断地参加培训、学习,以确保他们掌握目前最新的知识和实践[3]。

围手术期人工搬运的主要任务是托起(托盘、外科手术、杂物、备用品等)和推拉,重要的是对每个任务都进行风险评估,TILE是一种适用于围手术期中的评估方法[2]。

- 任务(Task):在这部分的评估中,工作人员应该考虑患者是否确实需要移动。
- 个人(Individual):涉及人工搬运的执业医师是否接受了足够的培训,是否有承担任务的能力?
- 负荷(Load):这个要素的评估,需考虑负荷的因素,例如,患者的体重和操作者的稳定性。

- 环境（Environment）：这部分的评估需要考虑任务所需人员的数量，此外，也需考虑到空间和额外设备的因素。

一旦完成风险评估，接下来应重点考虑落实安全地托起、推、拉的原则，如下：

托起

- 在托起前应考虑要涉及的问题，并作出相应的计划。
- 为确保长时间的操作，请确保负荷接近腰部和身体。
- 两腿稍一前一后分开站立，确保站位是稳定的，随着托起的变化而改变。如果负荷是在水平地面，那么脚应放置在负荷旁边。
- 良好的负载是很重要的，并将负荷尽可能地靠近身体。
- 开始托起时，减少受伤风险的最好姿势是背略向前倾、髋关节和膝关节略弯曲。
- 重要的是在抬起过程中不要过度弯曲背部。
- 在抬起和 / 或移动到一侧时，应避免身体扭转动作，肩膀面向前方并与臀部保持一致。如果在抬起过程中需要改变方向，那么重要的是把脚移到所需方向，身体的其余部位随之移动，以避免受伤。
- 执业医师在操作中保持抬头向前看，不要向下看，以减少受伤的风险。
- 在抬起的过程中要确保所有动作是流畅的，不平稳或粗暴的动作会影响负荷的稳定性。
- 不要试图托起任何超出容易控制以外的物体，虽然可以托起更多的，但是这样做会减少托起的安全性。
- 如果需要精确定位，那么重要的是先将负荷放下，然后再调整到所需的位置。

推和拉

在一般情况下，应考虑以下原则：
- 为了让移动更容易，执业医师应该确保他们的脚远离负荷。
- 据估计，在光滑的表面上移动负荷，必须付出比总负荷至少多 2% 的努力。
- 如果在不平坦的表面上移动负荷，那么需要付出的努力会比总负荷增加 10%。
- 如果在斜坡上，向下推或向上拉动负荷，移动物体所需要的力量已经超出了男性或是女性的建议负荷限制，如果必须完成这个动作，那么必须由 2 个或 2 个以上的人员共同完成，以减少受伤的风险。

第三部分

• 搬运设备,如手推车、护栏等,应该在腰部的高度进行操作[8]。

患者手术体位的风险评估

与患者手术体位相关的另一个重要程序是风险评估,进行术前风险评估,是保障围手术期手术和患者护理质量安全的一个重要因素。

风险评估是风险管理不可或缺的一部分,其定义如下:"围绕一个主题,进行评估权衡风险,然后计划出相应的变化和/或替换方法"。[19]

健康和安全法案要求:风险评估是临床治疗程序的一部分。在医疗机构,由临床负责人承担责任,但执业医师个人并不豁免风险评估的责任。雇主期望执业医生在其执业的过程中履行风险评估,这也被认为是一个职业责任。护理和助产士委员会(NMC)及卫生专业委员会(HPC)要求每一位注册者维护他们的知识与技能,并且在其工作能力的范围内工作[9,15]。此外,护理和助产学委员会[15]尤其强调,其注册者必须进行风险管理,风险评估是健康和安全法规不可分割的一部分。

与患者的体位有关的风险评估应考虑个别患者的因素,以及相关的患者术中护理的因素,其中的一些因素结果列于表 13-1。

进行风险评估的一个关键要素是有识别风险的能力,并能评估与其相关的风险。风险的定义是:可能造成潜在伤害或造成伤害的概率和潜在风险,以及实际损害的严重程度[6]。

重要的是由参与围手术期的执业医师进行风险评估,因为他们对正在使用的设备和流程最熟悉。通常情况下,风险评估过程被认为是复杂的,但实际上,它包括如下 5 个不同的、独立的步骤。

1. 评估计划

2. 寻找危险因素

3. 风险评价

4. 制定风险控制计划

5. 回顾和修订评估计划[6]

评估计划能够让执业医师清楚地认识到行动或任务需要被审核,进而可以帮助医生识别相关的危险因素与行动,重要的是要注意每一个危险因素的意义,以及评估与危险因素相关的风险。一个公认的风险评分系统,如高、中或低,将有助于预测可能发生的危害和危害的严重程度[6,7]。可以用一个简单的表单进行衡量,如表 13-2 所示。

表13–1　与患者定位相关的风险评估中应考虑的因素

患者的考虑	术中注意事项
年龄、身高和体重	为患者安置手术体位时,麻醉医生对患者的访问
身体质量指数	预计患者保持手术体位的时间长度
皮肤条件	需要的手术体位
螺钉和其他不能被除去的珠宝的存在	
营养状况	
过敏	
预先存在的医疗条件	
身体或其他移动性问题	
存在假体或体内植入物。例如起搏器	
存在外部因素例如之前手术放的尿管和引流管	

摘自 Association of Perioperative Room Nurses (2008)

表13–2　风险评分系统的简单矩阵

可能性	风险值	危害的严重性	风险值
低	1	最小的伤害	1
中	2	中度危害	2
高	3	主要的 / 毁灭性的伤害	3

　　风险程度可以使用一个简单的乘法,进行评估可能发生的风险和风险严重程度。可以使用红、黄、绿色的报警系统,分别显示风险的高、中或低程度。例如,风险评分6～9的归类为红色,需要立即采取行动以减少风险;风险评分在3～6分的归为黄色,要求在商定的时间内采取行动;而1～3分归类为绿色,需要持续监测以确保其保持在这一水平。

　　考虑患者采用何种体位时,需将风险评估和管理原则应用到其中。具体的手术体位应该能最大限度地暴露手术区域,同时要确保患者的舒适性和安全性[1],在患者的体位选择中,需兼顾麻醉医生在手术过程中使用的麻醉方式对患者体位的要求。关于手术体位的要点将在下文中进行描述。

主要手术体位

主要的手术体位有侧卧位、截石位、俯卧位、仰卧位、特伦德伦伯卧位（头低脚高位）和反特伦德伦伯卧位（头高脚低位）。在围手术期过程中，仰卧位是最常见的体位。

侧卧位

在这个体位，患者被安置在他们的一侧，使用辅助支架固定患者的腹部，用一个较大的力对抗患者的腰背部。上臂用一个槽形支架支撑，确保下肢免受过度的压力，通过放置一个舒适的抱枕或其他压力泄放装置在两腿之间，减轻骨突处的压力，并使用凝胶护具来防范后跟的压力[20]。这个体位适用于胸廓手术、肾脏手术也可用于臀部手术。

截石位

摆放这个体位时患者先取仰卧位，然后抬高下肢，用马镫支撑足部或者使用腿式支架（下肢支撑器），可以移除手术床的下端，以便于妇科、泌尿外科和低位肠道手术顺利进行。重要的是在腿式支架（下肢支撑器）上患者的双腿可以同时移动就位，保持在同一高度，是为了降低下肢弯曲超过 90º 的风险。如果患者被放置在截石位两极，那么为了减轻对腓侧神经的压力，他们的双腿应该放置在两极外。患者的臀部一定要对准手术床的折叠部，一旦手术床的活动部移除，这个位置可以支撑骶骨。患者的手臂应该放置在托手板上，角度小于 90º 以防损伤[2]。

俯卧位

俯卧位用于神经外科、脊柱和血管的手术。在转动到正面向下的体位前，患者先取仰卧位，必不可少的是有足够的工作人员把患者安置在舒适、安全的位置，包括确保患者的颈部呈直线状态，放置头枕保持气道通畅。值得注意的是在移动患者时要有一个指挥的人，这个人最可能是麻醉医生，因为他 / 她管理患者的气道。头枕应该充分保护患者的前额、眼睛和下颌。患者的手臂应该放置在身体两侧，如果不允许的话那么放置在托手板上，外展角度小于 90º，肘部弯曲，掌心向下。患者的手臂放置高于头部会引起臂丛神经损伤[2]。在移动和转动患者时，要有一个人控制患者，这个人最好是麻醉医生。

仰卧位

摆放这个体位时患者平躺,重要的是脊柱保持在一条直线上,而且患者的头和上半身与臀部成一条直线,并与腿部平行。提供后跟支撑减少压力,手臂放置在平齐的合适的托手板上。孕妇要求向左倾斜 20º 以便减少下腔静脉的压力。

特伦德伦伯卧位(头低脚高位)

特伦德伦伯卧位(头低脚高位)通常应用于骨盆手术,患者先取仰卧位,然后手术床向头侧倾斜至头低位,但是倾斜不能超过 20°,重要的是使用防滑垫,以便于防止患者在摆放体位的时候或在手术过程中移动[2,18]。

反特伦德伦伯卧位(头高脚低位)

顾名思义,这个体位是在倾斜至头部抬高前,患者取仰卧位。这个体位适用于头颈外科手术,如甲状腺手术,以及一些肩部至腹部的手术,如胆囊切除术等[2,18]。

要注意的是上面的体位有许多变化,也是围手术期体位认可的,描述如下。

屈膝仰卧位

这个体位类似于仰卧位,但至少有一只手臂放置在患者的一侧,另一只手臂伸展在托手板上便于静脉通路的管理。放置在身体一侧的手臂避免过度受压,应保护肘部避免损伤。这个体位可应用于腹部手术[2]。

戴维斯劳埃德位(Lloyd-Davies)

这个体位本质上是截石位,应用于泌尿外科手术、通向腹部的低位肠道手术和会阴区手术,应采取护理措施确保患者的手有包裹且安全的放置于身体两侧,而且患者的小腿得到充分的支撑[2]。

中间呈 V 形弯 / 膝胸卧位

这是一个改编自俯卧位,可以用于直肠手术和一些脊柱手术的体位。在摆放这个体位时应该放置靠垫来给身体提供支持,从而保护腹部、骨盆、脊柱和颈部,避免不必要的压力。患者的头部应该充分支撑且转向一侧,从而方便麻醉医生维持充分的气道通路。在手术过程中借助手术台支架维持患者的体位[2,18]。

体位摆放不当引起的并发症以及如何减少风险

体位摆放不当可能产生压力,增加皮肤损伤、神经损伤、深静脉血栓形成和骨筋膜室综合征发生的风险[1,5]。

皮肤损伤

在围手术期认为有一系列外在的和内在的因素与患者的皮肤损伤有关。已确立的外在因素,如在手术床转移过程中的摩擦和剪切力,和/或手术过程中持续的压力;内在因素,如年龄、低血压、氧灌注不足、营养不良和血液循环差,这些因素都会影响皮肤的完整性[17]。

因此,在患者手术前进行皮肤检查,任何有异常的地方都要记录是很重要的。为了减少患者在转移时皮肤损伤的风险,在安全转移患者和固定体位时应有足够的人员使用转移设备,如患者转移板和滑移垫,这样的行动会从摩擦力或剪切力方面减少皮肤受损的风险。

压力损伤也可能发生在术中阶段,虽然这种损害可能不会立即出现。压力损伤发生的主要原因是血管闭塞或毛细血管灌注减少。由于重力的作用可使患者的体重向下延伸到硬性表面的手术台上,皮肤、骨骼和肌肉的受到压迫而导致组织损伤,这些力量可以中断组织正常的灌注过程,可能会造成缺血和组织水肿,从而增加组织损伤的风险。此外,已知无法维持正常体温也会增加压力损伤发生的风险[17,18]。

有许多不同的产品可以最大限度地减少压力损害的风险,如凝胶垫和其他压力消除装置,在骨隆突处正确的放置和使用可以起到重要的保护作用,当一个患者持续俯卧位的过程中应给予特别的护理。

神经损伤

神经损伤是另一个与体位摆放不当有关的因素[1,5],经证明有许多可以导致神经损伤的潜在因素,如压迫、手术体位本身以及定位装置,如马镫。

一旦患者被安置体位,骨突出处的神经受压(如尺神经或腓神经),神经压迫就产生了。同样的,因为局部血管受压缺血,限制了血液供应到神经组织,所以会引起神经损伤。长神经损伤如臂丛神经和坐骨神经,可以由不必要的伸展和摆放体位时的牵引以及保持手术体位引起。

能增加神经损伤风险的其他因素,包括已有的生理疾病过程,如糖尿病和周围血管性疾病等。能影响神经损伤风险的其他因素是身体质量指数(BMI),如果一个患者超重或低体重,则是已知的增加神经损伤的风险[1,5]。

深静脉血栓形成

深静脉血栓 deep vien thrombosis, DVT 可能发生在长时间静止时,转而引起血液停滞,从而增加深部血管凝块形成的风险。DVT 也与肺动脉栓塞的风险有密切关系,结果证明是致命的。DVT 形成的风险已经被认可,当患者入院时需进行静脉血栓栓塞症(Venous thromboembolism, VTE)的评估。当患者被鉴定为存在风险时,给予预防性治疗,如抗栓塞长筒袜和药理学措施,如低分子量肝素[14]。手术安全核查表中需要,包括 VTE 的评估[13]。

骨筋膜室综合征

骨筋膜室综合征是一个公认的围手术期并发症,尤其是创伤,被定义为“在封闭的空间内血液循环和组织功能,由于空间内压力的增加而受到的损伤”[11]。如果骨筋膜室综合征没有被确诊为外科急症,那么后果可能是截肢、多器官衰竭、最终死亡。

无论体位选择是截石位或是 Lloyd-Davies 体位,骨筋膜室综合征已与腹部、泌尿或妇科手术相关联。认为当患者处于截石卧位超过 4 h、下肢骨筋膜室压力高达 30 mmHg 时,会导致骨筋膜室综合征的发生[10]。

疑似骨筋膜室综合征时,必须直接去除敷料、石膏绷带或其他外部压力设备。肢体应该抬高至心脏或以上的水平,以减少受影响肢体的血流量。为降低肾衰竭的风险,必须进行正常血压的维护、低血容量的持续评估、代谢性酸中毒和血液肌红蛋白的监测。无论如何,对于骨筋膜室综合征的治疗:筋膜切开手术不应拖延[10]。

设备的使用和重量限制

所有医疗设备按规定都要符合欧洲有关医疗器械法规的要求。医疗设备的定义是“器械、仪器、设备、材料或其他物品,无论单独或组合使用,也包括其适应的应用程序所需的任何软件”[12]。

有关医疗器械的法规要求制造商提供完整的产品去污过程指导[16]和所有器械的使用说明。

未使用医疗设备所设计的目的,或以不同的方式使用设备所造成的后果,可以免除设备制造商的产品责任。在这种情况下,产品责任会被转移到组织或个人,由在使用范围之外使用了这个设备的人负责[3]。

综上所述,设备只能用于它被设计的目的,而且重要的是,工作人员应熟悉如何使用该设备,这也有助于工作人员在设备故障时知道应该采取何种措施,例如,员工应熟悉在电源故障事件中移动或解锁电动手术床的程序。新设备引入到部门之前,必须实施产品培训,重要的是,无论设备是租借的或新购买的,都应坚持这一标准。如果操作人员使用没有充分说明的设备,会发现他们违反法律责任,并可能违反了他们的雇主责任以及他们的注册专业范围[3]。

鉴于这些法规和指导,执业医师必须意识到他们所使用的产品,在围手术期的环境中与他们的职责有局限性。公认的在一般人群里增加了肥胖症患者,后续增加了过度肥胖或重度肥胖症患者,进而导致了为这些患者提供安全护理的肥胖症手术设备的发展。因此,当务之急是让围手术期医生意识到他们使用设备是有重量限制的,他们应提前告知患者,其体重可能是个问题,以便检查所有相关设备,确保它适合患者。

患者体位的问题

正如本章前面所讨论的,有些时候,围手术期干预患者的手术体位,可以避免患者的直接损伤,还应该注意的是,除了手术体位,还可能有其他因素导致患者的损伤。无论是已经发生的危害,或是潜在的危害,重要的是将不良事件及时上报。虽然这些报告可能首先口头上报给各专业学科的负责人,但重要的是已经上报了。工作人员应熟悉组织内的不良事件上报机制,也应该知道已发生的或潜在的不良事件需报告至外部机构。此外,已发生的或潜在的不良事件应被记录在患者的病历里,如手术安全核查表,手术室记录和同期的其他相关文件。当设备出现故障时,可能是已发生的或潜在的不良事件,应上报英国药品和健康产品管理局(MHRA)。为了促进特定的报告系统,也可将不良事件上报给患者相关安全组织,如国家患者安全机构。员工应熟悉如何在他们的组织内报告这些事件,并应跟进所有的后续调查,无论它是一个内部或外部的调查。

注册的专业人士,如护士或外科执业医师必须遵守并实践他们的职业规范和职业准则。如果患者认为从业者的行为或缺乏行动给他们带来了损害或潜在的损害的话,卫生专业委员会(HPC)、护理和助产士委员会(NMC)将要求从业者负责患者的安全,并要求他们阐述自己的关注点[9]。

各级员工,无论是否注册,在非正式或正式的工作过程中,应该有信心提出任何有可能影响患者实际或潜在的安全相关因素的问题。然而,怎样关注不重要,重要的是让工作人员在他们的工作环境中有提问的权利,没有提出这样的问题将会有深远的影响。

参考文献

［1］ **Adeeji R, Oragul E and Khan Wand Maruthainar N** (2010). The importance of correct patient positioning in theatres and implications of mal-positioning. *Journal of Perioperative Practice* 20 (4): 143-147.

［2］ **AfPP (Association for Perioperative Practice)** (2007) *Standards and Recommendations for Safe Perioperative Practice.*Harrogate: AfPP.

［3］ **AfPP** (2009) *Safeguards for Invasive Procedures: The Management of Risks.* Harrogate AfPP.

［4］ **Association of Perioperative Room Nurses** (2008) *Perioperative Standards and Recommended Practices.* Denver: AORN.

［5］ **Beckett AE** (2010) Are we doing enough to prevent patient injury caused by positioning for surgery? *Journal of Perioperative Practice* 20 (1): 26-29.

［6］ **Champion J** (2000) Risk assessment a five-step process. *British Journal of Perioperative Nursing* 10 (7): 350-353.

［7］ **Health and Safety Executive** (1997) *Successful Health and Safety Management*, 2nd edn. http: //www.hse.gov.uk/pubns/priced/hsg65.pdf (accessed 27 February 2011).

［8］ **Health and Safety Executive** (2006) *Getting to Grips with Manual Handling.* http: //www.hse.gov.uk/pubns/indg143.pdf (accessed 27 February 2011).

［9］ **HPC (Health Professions Council)** (2008) *Standards for Conduct, Performance and Ethics.* London: HPC.

［10］ **Malik AA, Khan W S A, Chaudry A. Ihsan M and Cullen N P** (2009) Acute compartment syndrome – a life and limb threatening surgical emergency. *Journal of Perioperative Practice* 19 (5): 137-141.

［11］ **Matsen FA** (1975) Compartmental syndrome. *A unified concept. Clinical Orthopaedic and Related Research* 113: 8-14.

［12］ **Medical Device Directive** (1993) *Council Directive 93/42/EEC of 14 June 1993 Concerning Medical Devices.*

［13］ **National Patient Safety Agency** (2009) *WHO Surgical Safety Checklist.* London: NPSA.http: //www.nrls.npsa.nhs.uk/resources/clinical-specialty/surgery/?entryid45=59860 (accessed 4 December 2011).

［14］ **NICE (National Institute for Health and Clinical Excellence)** (2010) *Venous Thromboembolism: Reducing the risk.* London: NICE. http://www.nice.org.uk/CG92 (accessed 4 December 2011).

［15］ **NMC (Nursing and Midwifery Council)** (2008) *The Code: Standards of conduct, performance and ethics for nurses and midwives.* London: NMC.

［16］ **O'Brien V** (2009) Controlling the process: legislation and guidance regulating the decontamination of medical devices. *Journal of Perioperative Practice* 19 (12): 428-432.

［17］ **Parker A** (2004) Principles of surgical practice. In Radford M, County B and Oakley M (eds) *Advancing Perioperative Practice.* Cheltenham: Nelson Thornes.

［18］ **Pirie S** (2010) Patient care in the perioperative environment. *Journal of Perioperative Practice* 20 (7): 244 – 247.

［19］ **Smith B, Williams T** (2004) *Operating Department Practice A–Z.* London: Greenwich Medical Media.

［20］ **Smith C** (2005) Care of the patient undergoing surgery. In Woodhead K and Wicker P (eds) *A Textbook of Perioperative Care.* Edinburgh: Churchill Livingstone.

拓展阅读

1. **Bale E and Berrecloth R** (2010) The obese patient: anaesthetic issues. *Journal of Perioperative Practice* 20 (8): 294-299.

2. **Health and Safety Executive** (2006) *Five Steps to Risk Assessment.* http://www.hse.gov.uk/pubns/indg163.pdf (accessed 4December 2011).

3. **Marklow A** (2006) Body positioning and its effect on oxygenation – a literature review. *Nursing in Critical Care* 11 (1): 16-22.

4. **Richardson C** (2004) Use of leg positioning holders. *British Journal of Perioperative Nursing* 14 (3): 127-130.

5. **Wilde S** (2004) Compartment syndrome the silent danger related to patient positioning and surgery. *British Journal of Perioperative Nursing* 14 (12): 546-552.

第十四章
压疮护理与组织再生

泽纳·摩尔

介绍

从古埃及时代开始,就已经知道了压力性溃疡的存在,只要人类一直存在,压疮就不可避免[37]。它们在很大程度上是可预防的,然而,尽管科学技术的进步,增加预防性辅助设备的财政支出,但是,这仍然是一个常见的、使人无奈的问题[16]。压力性溃疡是痛苦的,对日常生活及活动的所有领域都会产生负面影响[19]。它们通常发生在那些不能改变自己的体位,来减轻对骨突处压力的患者[37],如老年、营养不良、患有急性疾病和接受手术的患者[37],因此,这表明大多数压力性溃疡是发生是在住院期间急性护理环境中的发作性症状[16],因为住院时间的延长[20]。此外,直接资源成本也会增加,所有这些因素对达到诊断相关的目标都有负面影响[3]。

压力性溃疡的定义

欧洲压力性溃疡顾问小组和英国国家压力性溃疡顾问小组[17]提议,压力性溃疡是"因为局部皮肤和 / 或皮下组织,通常在骨性突出部位产生的压力,或者压力与剪切力结合引起的损伤",其原因很多,这些因素的影响有待阐明。理解压力性溃疡的准确定义,以及对主要病因的准确描述都是非常重要的(也就是压力或者是与剪切力的合力作用)。

患病率和发病率

从国际文献看,压力性溃疡的患病率从 6.8% 上升至 53.2%[6,7,24,34,41]。

从患病率数据看,发病率因国家和治疗环境差异而不同。文献报告数据在 9.7% ~ 38.1%[4,11,18,22,28,33,42]。特别是在外科患者中,压力性溃疡患病率为 8.5% ~ 33%[23,43],据报道发病率在 14.1% ~ 54.8%[2,27,38]。溃疡主要发生于足跟和骶骨的 1 段和 2 段。此外,23% 始发于医院的压力性溃疡源于手术部门[1]。

压力性溃疡的分类

白化红斑

在组织表面产生压力一段时间后,那个区域就会有相对应的脱氧现象[29]。压力移开以后,为了弥补氧气的损失,血液会快速增加涌向受伤区域,这被称之为反应性充血,也是身体的补偿机制之一[5]。此过程是为了恢复正常的血液流通,防止组织坏死。反应性充血肉眼明显可见,因为,受压区域形成红斑[5]。当变红的区域在普通皮肤上变白[9],这意味着永久性的伤害不会发生,但是又与正常的皮肤有病理上的不同[44]。

非白化红斑

根据早期的压力性溃疡损伤的分类,非白化红斑早就被从业人员广泛接受。但是,最初的定义“组织受压变红但是不会变白”,并非没有问题,因为这个定义并不适用于深色皮肤的人群[21]。为了解决非白化红斑定义的不足,EPUAP/NPUAP(2009)[17]提出,深色皮肤患者可能没有明显的白化现象,其颜色可能与周边皮肤不同。这些部位可能疼痛、紧绷和柔软,比起临近的组织更热或者更冷。

压力性溃疡的分类系统

当前各种各样的压力性溃疡的分类工具都有使用,最常用的可能是英国的 Stirling 量表(数字 1 或数字 2)[36];美国最初的 NPUAP 量表[32]和最初的 EPUAP 量表[15];Stirling 量表分成 5 个阶段,分别对无损伤到整片组织结构损伤每个阶段都有一系列的子说明[36]。最新的预防和管理压力性溃疡指南中[17] EPUAP 和 NPUAP 对其做出了一个通用的国际定义和分类系统,此系统包括 4 个分类 / 阶段,从非白化红斑到整块厚度的组织脱落。美国添加了 2 个分类 / 阶段:“不稳定 / 无分类的”整块皮肤厚肿或者组织脱落,厚薄不一;“疑是深层组织损伤”,厚薄不一[17]。一个最近的系统性调查结果显示:没有足够证据表明,哪种压力性溃疡的分类可用于临床实践[26],研究管理多样化,以至于不太可能用一种既清晰又有意义的方法来综合证据。

风险评估工具

风险是指个体发展为一个特殊问题（也就是压力性溃疡）的可能性[12]。在一个探索发生于外科患者的压力性溃疡的风险因素研究中，卡拉达格（Karadag）和 Gümüskaya[23]指出术前归到无风险（Braden Scale）的 84 个患者中，54.8% 的患者术后得了压力性溃疡（97.9% 术后 3 天内就已经发生）。这说明了风险评估工具，并不充分灵敏地捕捉到群体的真实风险状态。事实上，患者的风险从术前阶段到术后阶段是不断变化的，2 位研究者认为 85.7% 的群体存在发生术后压力性溃疡的风险，这种风险于术后 6 天逐步下降，随着手术时长的增加而增加，事实上，手术时间从 3 h 增至 7 h 或者更长，发病率从 6% 增至 13%。显然，术中是一个非常危险的因素，因为术中术后的不可移动是一个关键点[39]，不可移动不足以衡量目前的风险，评估工具是否能够准确的评估患者的危险状况，这个仍备受争议[31]。事实上，目前的风险评估工具并不能充分反映出压力性溃疡是在手术部门发生的风险[35]。

风险因素

术中有许多被确定的风险因素[2,27,38]，这些因素分为与患者相关的因素和手术因素。林格伦（Lindgren）等美国麻醉医师协会成员及纽约心脏协会成员提出，体质和食物摄入量是压力性溃疡发生、发展最重要的预测因子［比值比（odds ratio,OR）0.27；95% 置信区间（confidence interval, CI) 0.11 ～ 0.68，$P = 0.003$；OR 2.30；95% CI 1.21 ～ 4.38，$P = 0.011$；OR 0.53；95% CI 0.31 ～ 0.91，$P = 0.022$］。相反，阿罗诺维奇（Aronovitch）发现并发症情况和术中溃疡风险的增加并没有明显的数据关联。事实上，48% 的无并发症情况中，7% 发生压力性溃疡，相比之下，9% 的压疮患者至少有一种并发症情况。阿罗诺维奇指出手术时间越长，压力性溃疡发生的可能性越大，他还提到即使有很少的并发症，患者还是会发生压力性溃疡。与之相似的是，斯库霍温（Schoonhoven）等人[39]发现患者风险因素和手术风险因素与压力性溃疡发生并无明显的数据关联，唯一数据关联的风险因素就是手术时间的长度。事实上，在所有超过 4h 的手术中，每增加 30 min 发生压力性溃疡的风险就会增加 33%（95% CI 13% ～ 56%）。一个更近的研究[10]支持了斯库霍温等人的结论：患者因素和手术因素并没有发现对于压力性溃疡发生有明显的数据上的相关影响。然而，麻醉持续时间与压力性溃疡发生的关系是被确认的（OR 1.005；95% CI 1.000 ～ 1.010；$P = 0.038$）。

压疮的发生是由于长期受到外部机械力的作用[25]，那些易于受到机械力的患者是不可移动的[4,8,18,30]。对于手术患者而言,合乎逻辑的是活动和移动是最高的风险预测因素,正是这些因素才导致患者受压[14]。患者接受手术固定时,也不能够感觉到疼痛刺激,而要求改变体位[17],由于长时间受到皮肤与相对坚硬的手术床之间的压力,无法移动会增加压力性溃疡发生的风险。因此,对于手术患者,解决压力的重新分配(不要卧床不动)和减少切变的压力是手术部门有效的预防压力性溃疡的方法[39]。

结论

约 23% 的压力性溃疡发生在手术部门,其中手术时长是临床环境中一个最重要的风险因素。压力是其首要因素,不可移动是导致患者病变的关键因素。术中患者因为麻醉动弹不得,伴随的是对疼痛无感觉,不能调整身体位置,手术时长也是引发此问题的重要风险因素。文献概括了对这个病患群体风险评估的挑战,因为,患者风险状况随着术前、术中和术后变化而变化,确实有些患者术前被评估为无压力性溃疡发生的风险,表明了术中才是其主要因素。遗憾的是,目前的风险评估工具并不能准确地反映出这些风险状况的改变,同时也对患者术中的预防工作提出了挑战。因此,辩证地说,所有那些长时间的外科手术都有压力性溃疡发生的风险,这使得压力再分配和减少剪切力,包括患者在手术部门安全的整体组成部分势在必行。

参考文献

［1］ **Aronovitch S** (1999) Intraoperative acquired pressure ulcer prevalence.*Journal of Wound, Ostomy and Continence Nursing* 26: 130-136.

［2］ **Aronovitch SA** (2007) Intraoperatively acquired pressure ulcers: are there common risk factors? *Ostomy Wound Management* 53: 57-69.

［3］ **Bennett G, Dealey C, Posnett J** (2004) The cost of pressure ulcers in the UK. *Age and Ageing* 33: 230-235.

［4］ **Bergstrom N, Braden B, Kemp M, et al** (1996).Multi-site study of incidence of pressure ulcers and the relationship between risk level, demographic characteristics, diagnoses, and prescription of preventive interventions. *Journal of the American Geriatric Society* 44,22-30.

［5］ **Bliss MR** (1998) Hyperaemia.*Journal of Tissue Viability* 8,4-11.

［6］ **Bours G, Halfens RJG, Abu-Saad HH and Grol RTPM** (2002) Prevalence, prevention and treatment of pressure ulcers: descriptive study in 89 institutions in the Netherlands. *Research in Nursing and Health* 25,99-110.

［7］ **Capon A, Pavoni N, Mastromattei A, et al.** (2007) Pressure ulcer risk in long-term units: prevalence and associated factors. *Journal of Advanced Nursing* 58, 263-272.

［8］ **Casimiro C, García-de-Lorenzo A, Usán L** (2002) Prevalence of decubitus ulcer and associated risk factors in an institutionalized Spanish elderly population. *Nutrition* 15,408-414.

［9］ **Collier M** (1999) Blanching and non-blanching hyperaemia.*Journal of Wound Care* 8,63-64.

［10］ **Connor T, Sledge J, Bryant-Wiersema, et al.** (2010) Identification of pre-operative and intra-operative variables predictive of pressure ulcer development in patients undergoing urologic surgical procedures. *Urologic Nursing* 30,289-295.

［11］ **Davis CM, Caseby NG** (2001) Prevalence and incidence studies of pressure ulcers in two long-term care facilities in Canada. *Ostomy and Wound Management* 47,28-34.

［12］ **DeeksJ, Higgins J, Riis J, et al** (2002) Module 11: Summary statistics for dichotomous outcomes data.In Alderson P and Green S (eds) *Cochrane Collaboration Open Learning Material for Reviewers*. Chichester: John Wiley and Sons, pp.87-102.

［13］ **Defloor T** (1999) The risk of pressure sore: a conceptual scheme.*Journal of Clinical Nursing* 8,206–216.

［14］ **Defloor T De, Bacquer D, Grypdonck MH** (2005) The effect of various combinations of turning and pressure reducing devices on the incidence of pressure ulcers.*International Journal of Nursing Studies* 42,37–46.

［15］ **EPUAP (European Pressure Ulcer Advisory Panel)** (1999) Guidelines on treatment of pressure ulcers. *EPUAP Review* 2,31-33.

［16］ **EPUAP** (2002) Summary report on the prevalence of pressure ulcers. *EPUAP Review* 4,49-57.

［17］ **EPUAP/NPUAP (European Pressure Ulcer Advisory Panel and National Pressure Ulcer Advisory Panel)**(2009) *Prevention and Treatment of Pressure Ulcers: Quick Reference Guide.* Washington DC: National Pressure Ulcer Advisory Panel.

［18］ **Goodridge DM, Sloan JA, LeDoyen YM, et al.** (1998). Risk-assessment scores, prevention strategies, and the incidence of pressure ulcers among the elderly in four Canadian health-care facilities. *Canadian Journal of Nursing Research* 30: 23–44.

［19］ **Gorecki C, Brown JM, Nelson EA, et al. and on behalf of the European Quality of Life Pressure Ulcer Project group** (2009) Impact of pressure ulcers on quality of life in older patients: a systematic review.*Journal of the American Geriatrics Society* 57: 1175-1183.

［20］ **Graves N, Birrell F, Whitby M.** (2005) Effect of pressure ulcers on length of hospital stay.

Infection Control Hospital Epidemiology 26: 293–297.

［21］ **Henderson CT, Ayello EA, Sussman C, et al.** (1997) Draft definition of stage 1 pressure ulcers: inclusion of persons with darkly pigmented skin. *Advances in Wound Care* 10: 16–19.

［22］ **Horn SD, Bender SA, Ferguson ML, et al.** (2004) The National Pressure Ulcer Long-Term Care Study: pressure ulcer develop-ment in long-term care residents. *Journal of the American Geriatric Society* 52: 359–367.

［23］ **Karadag M, Gümüskaya N** (2006) The incidence of pressure ulcers in surgical patients: a sample hospital in Turkey. *Journal of Clinical Nursing* 15: 413–421.

［24］ **KeelaghanE, Margolis D, Zhan M, et al.** (2008) Prevalence of pressure ulcers on hospital admission among nursing home residents transferred to the hospital. *Wound Repair Regeneration* 16: 331–336.

［25］ **Kosiak M** (1959) Etiology and pathology of ischaemic ulcers. *Archives of Physical Medicine and Rehabilitation* 40: 62–69.

［26］ **KottnerJ, Raeder K, Halfens R, et al.** (2009). A systematic review of interrater reliability of pressure ulcer classification systems. *Journal of Clinical Nursing* 18: 315-336.

［27］ **Lindgren M, Unosson M. Krantz A-M and EKA-C (2005)** Pressure ulcer risk factors in patients undergoing surgery. *journal of Advanced Nursing* 50: 605-612.

［28］ **Martin BJ, Devine BL and MacDonald JB** (1995) Incidence of pressure sores in geriatric long-term hospital care.*Journal of Tissue Viability* 5: 83–87.

［29］ **MayrovitzHN, Macdonald J, Smith JR** (1999) Blood perfusion hyperemia in response to graded loading of human heels assessed by laser-doppler imaging.*Clinical Physiology* 19: 351–359.

［30］ **Moore Z** (2008) Risk factors in the development of pressure ulcers. *Acta Med Croatica* 62: 9–15.

［31］ **Moore ZEH, Cowman S** (2008). Risk assessment tools for the prevention of pressure ulcers. *Cochrane Database of Systematic Reviews* 16: CD006471.

［32］ **NPUAP (National Pressure Ulcer Advisory Panel)** (1989) Pressure ulcers prevalence, cost and risk assessment: consensus development conference statement. *Decubitus* 2: 241.

［33］ **Ooi WL, Morris JN, Brandeis GH. Hossain M and Lipsitz LA** (1999) Nursing home characteristics and the development of pressure sores and disruptive behaviour. *Age and Ageing* 28: 45-52.

［34］ **PaquayL, Wouters R, Defloor T, et al. Debaillie R and Geys L** (2008) Adherence to pressure ulcer prevention guidelines in home care: a survey of current practice. *Journal of Clinical Nursing* 17: 627–636.

［35］ **Price M, Whitney J, King C, et al.** (2005). Development of a risk assessment tool for intraoperative pressure ulcers. *Journal of Wound Ostomy and Continence Nursing* 32: 19-30.

[36] **Reid J, Morison M** (1994) Classification of pressure sore severity. *Nursing Times* 90: 46–50.

[37] **Robertson J, Swain I, Gaywood I** (1990) The importance of pressure sores in total health care. In Bader DL (ed.) *Pressure Sores, Clinical Practice and Scientific Approach.* London: Macmillan Press, pp.3–13.

[38] **Schoonhoven L, Defloor T and Grypdonck HHF** (2002a) Incidence of pressure ulcers due to surgery. *Journal of Clinical Nursing* 11: 479–487.

[39] **Schoonhoven L, Defloor T, van der Tweel I. et al.** (2002b). Risk indicators for pressure ulcers during surgery. *Applied Nursing Research* 16: 163–173.

[40] **Scott EM, Leaper DJ, Clark M, et al.** (2001). Effects of warming therapy on pressure ulcers-a randomized trial. *AORN Journal* 73: 921-927,929–933,936–938.

[41] **Tannen A, Bours G, Halfens R, et al.** (2006). A comparison of pressure ulcer prevalence rates in nursing homes in the Netherlands and Germany, adjusted for population characteristics.*Research in Nursing and Health* 29: 588–596.

[42] **VanderweeK, Grypdonck MHF, De Bacquer D, et al.** (2007). Effectiveness of turning with unequal time intervals on the incidence of pressure ulcer lesions. *Journal of Advanced Nursing* 57: 59–68.

[43] **Versluysen M** (1986) How elderly patients with femoral fracture develop pressure sores in hospital. *British Medical Journa* l292: 1311–1313.

[44] **Witkowski JA, Parish L** (1982). Histopathology of the decubitus ulcer. *Journal of the American Academy of Dermatology* 6: 1014–1021.

第十五章
体温调节

艾琳·斯科特

本章探讨体温调节的机制及麻醉对这些机制的影响和低温的不良后果。涵盖了大多数日常所需的实践,但是,如果需要获得更详细的信息,请看"建议阅读",特别是NICE临床指南,围手术期低温和一些有选择性的关于笔者本人的研究。

首先,最重要的是要明确,从麻醉的角度来看,有两种形式的低温:意外和诱导。后者是一种人为的和可控的麻醉技术,用于特定类型的手术。通过使用心脏体外循环系统和冷却输液这种麻醉技术来降低代谢率,因此,比如说在心脏手术过程中减少耗氧量。在一些精确控制的情况下,亚低温对促进脑缺血和脑损伤后的神经系统的恢复是有益的,深低温被认为对缺血和缺氧有保护机制,但这种专门的温度控制技术超出了本章的范围。

体温调节

人类都需要保持一个相对恒定的体温,最佳体温在37℃,正常的体温调节过程有3个组成部分:体温感觉的传入、体温中枢调节、传出反应。自主体温调节是通过广泛分布在体内的冷和热感受器,包括皮肤表面,通过中枢神经系统发送信号,传递给下丘脑体温调节中枢。血管舒缩活动是最有效的反应,这是抵御寒冷的第一道防线,但是,出汗和主动血管舒张是人体对热的反应。

麻醉

麻醉诱导可引起正常体温反应的变化,通常最佳体温是37℃,有0.2℃的偏差即可触发反应,但麻醉后的患者,这个阈值被扩大到约为正常范围的 20 倍。出现异常高热,定义为恶性高热,可由麻醉药物引起,特别是琥珀胆碱和氟烷,这是一个罕见的危及生命的事件。甲状腺危象是 Graves 甲状腺疾病,行甲状腺切除术的一种罕见并发症,也可能导致异常高热。然而,最常见的麻醉不良反应是低体温,是由于体温调节中枢受损的综合因素导致的,比如,暴露于手术室里的冷环境里或是一些皮肤准备的方法。麻醉药物通过剂量依赖的方式来抑制体温调节,并且对寒冷的血管收缩和寒战反应的抑制是出汗对热反应的 3 倍之多。

低体温

低体温通常定义为体温低于 36℃,并且如果低于 32℃ 为轻度低体温。当正常的体温调节中枢受到抑制时,意外的低体温被公认为麻醉的并发症。所有的围手术期患者都有术中低温的风险,据估 70% 的患者可能会在术后立即受到影响,发生率可高达 85%,低温不会很快恢复,可能持续到手术后 4 h。有证据表明(超过 20%)患者送回病房后,体温低于 35℃。鉴于对低体温问题认识的提高和临床实践的改进,包括 NICE 指南的实施,不应该在今天出现低体温这种情况。

麻醉引起的温度变化

麻醉引起的温度变化分为 3 个阶段,麻醉诱导会引起血管舒张,允许起始于身体核心区的体热转移而没有净损失。这种诱导后的核心到周围的体温重新分布之后的热损失是通过辐射、对流、传导和蒸发逐渐降低核心温度,达到"平台期"。然而,由体温调节的血管收缩从核心体温区域分离出来的代谢热导致的"平台期",可能要在麻醉后的 3 ~ 4 h 才能达到。尽管在最后阶段核心温度可能稳定,但是外周的净热损失仍然可能继续。如果是由于血管收缩而导致的体温下降停止,那么这种血管收缩可减少皮肤的热损失和保持人体核心温度,保持这种核心温度的平台在临床的观点看来是有潜在危险的。这是因为尽管核心温度保持不变,但机体的总热量是持续下降的,因此,不会有寒战的触发。在某些情况下,术前升温可能是有益的,就算这样,体温升高(由患者的核心温度确定)的延迟仍然是有可能发生的,因此,手术开始就开始升温,这可能是不切实际的。

术中操作

术中降温幅度最大发生在麻醉后的第一个 40 ~ 60 min,也可能与皮肤准备和体位放置时暴露患者有关,在骨科手术结束后松开止血带也可能出现核心温度显著地降低。低温可能会受环境温度和较长时间手术的影响。更多发生在进行外科手术时,患者身体大面积暴露的情况下腹腔打开或使用未加热的冲洗液时。

区域阻滞和全身麻醉

虽然低温与区域阻滞和全身麻醉有关,但它不太可能出现在区域麻醉中,也许是因为下丘脑体温调节功能保持完整。尽管如此,仍然会出现血管扩张并且在阻滞的区域也会出现寒战功能受损。通常在没有出现寒战时,有可能不会实施体温监测,导致患者术中低温不易被发现。如果区域(硬膜外)和全身麻醉联合应用时,低体温的风险可能会增加,原因是对体温调节机制产生了联合效应。

不同的风险

术中发生温度严重降低的患者一般是因为体内脂肪含量低、术前血红蛋白含量低、术前使用过抗焦虑药物。虽然,认为体温调节不受性别的影响,但是一些研究人员认为,女性可能会面临更大的风险。可能是因为女性(有时事实可能确实如此)会比男性更长寿一些。普遍看法是体温调节的控制随着年龄的增长受到抑制,也许是因为心血管功能储备有限。对老年人有更大的影响并不依赖于手术的类型,并且核心温度下降也被发现在简单的、相对较短的操作中。

人口特征的变化导致了有更多的老年人接受大量的手术,这也增加了术中低体温问题的概率。当患者有多重高风险因素时,每个单一的因素都是重要的,老年患者是最有可能发生低体温的。

低温的后果

明确的和不明确的低温,其不良影响是多种多样的,并且 Meta 分析研究证明,不仅会增加不良后果的风险,而且会增加隐含的成本效益。低温与血清钾水平的变化有关,术后的不稳定性,术后 24 h 心肌缺血的风险增加,死亡率增加。低温对动脉血压有影响,并且与心血管并发症有关,可能会影响蛋白质的代谢和血管收缩导致皮下氧含量降低。对经皮氧含量的影响被证实为可增加外科伤口感染的发生率,并增加压力性溃疡的风险。此外,如果低温持续存在,这导致总住院时间延长。围手术期低温患者发生心血管并发症的概率增高,尤其是冠状动脉疾病的风险高,还有腹部、胸部或血管外科手术。

低温通过抑制控制止血系统凝血级联反应的酶发生反应。因此,这也是异常出血和休克、外伤或大量输血后的凝血障碍的构成因素;凝血障碍本身与高发病率和死亡率相关。

麻醉药物的代谢也有可能延长,并且在术后早期对低体温治疗的尝试也会增加术后恢复的时间,在快速恢复期伴有低体温的患者常常会经历不同程度的寒战。寒战有不同的原因,无论它是否源于低温,或是中枢神经系统从麻醉中的特异"唤醒"引起的阵挛性的震颤,它的传入刺激都是冰冷的皮肤。这种对感测到的热损失不自觉的应急反应是不愉快的经历,甚至有时是痛苦的,这种不愉快和痛苦的经历可增加相当于基础需求量400% ~ 500%的耗氧量。这突如其来的和极端的心肺储备的试验堪比奥运会的比赛强度,年轻人已经很难完成,但对老年人却是致命的。因此,尽管术后低温是短暂的,影响可能对相对年轻、健康的患者是不严重的,但是对心肺储备有限的患者,寒战是有潜在危险的。不出现寒战反应不一定意味着患者体温是正常的,充分的监护也是必需的。

温度的测量

传统上,常规监测体温经口腔、直肠和腋窝。然而,更可靠地测量肺动脉、鼓膜、远端食管或鼻咽的核心温度。最准确的测量是通过肺动脉,虽然这种侵入性技术只用于重症监护病区。新的技术带来了非侵入性的电子温度计测量核心温度,并有很高的准确度。以采用鼓膜温度计为例,鼓膜温度非常接近核心温度,原因是它们非常接近颈动脉和下丘脑。与直肠和膀胱的温度相比较,鼓膜温度较低,与口腔温度相比,鼓膜温度较高。电子腋窝温度也被证明是核心温度差的指标。

所有的温度计,都是必不可少的,正确的测量应该将不同位置测量的差异考虑在内。麻醉和恢复室的医生应该掌握鼓室温度计的使用方法。同时,按现行的卫生部门的法规,执行医疗设备使用的培训是非常重要的。设备的选择根据医院的采购政策,重要的是,任何在术中使用的设备也应在恢复室/麻醉恢复室和普通外科病房使用,否则患者病情变化趋势不能被精确地记录下来。

升温治疗

温度计市场上有一系列的产品提供,研究证据表明具有安全性和有效性,但每一个产品的临床效果可能没有充分评估,新产品采购的时间和成本也是一个问题。至关重要的是,在解决问题时需要确保产品的实用性和有效性;确保围手术期人员需求的声音被听到,有效地解决实际问题。

资料 15-1

实施围手术期护理的关键事项(改编自"CG 65围手术期意外低温:围手术期意外低温对成年人的管理。伦敦:NICE www.nice.org.uk/转载许可NICE 2008a")

应告知患者(及其家属和照护者):
- 手术前注意保暖可以降低术后并发症的风险
- 医院的环境可能会比自己家里更冷
- 他们应该带来更多的服装。如睡衣、背心、保暖衣物和拖鞋,帮助他们保持温暖舒适
- 如果患者在住院期间感到寒冷,应该告诉工作人员

专业健康人员应该及时测量温度:
- 知晓患者体温情况并执行,任何调整必须根据现场核心温度的测量/评估
- 注意所使用的设备自动做出的任何调整

术前

每一个患者应评估围手术期低温的危险和潜在的不良后果,如果存在两种以上的风险,患者应该得到更高的风险管理
- 美国麻醉医师协会(ASA)Ⅱ级~Ⅴ级(等级越高,风险越大)
- 术前温度低于36℃(术前升温是不可能的,因为临床紧迫性)
- 接受全身麻醉和局部麻醉
- 接受大和中型手术
- 心血管并发症的风险

如果患者的体温低于36℃
- 术前和急诊手术前,应调高室温(除非紧急手术,例如出血或严重肢体缺血)
- 整个术中应该保持加温

术中
- 麻醉诱导前,要测量和记录患者体温,每30 min测量一次直到手术结束
- 除非患者的温度是36℃或以上,否则麻醉诱导不应该开始(除非有急诊手术,例如出血或下肢动脉缺血)
- 静脉输液(500 ml或更多)和血液制品,应用液体加温装置加热到37℃
- 患者在围手术期意外低体温的风险更高,麻醉在30 min以内必须升温,麻醉诱导前使用应空气加温装置进行加温
- 麻醉超过30 min,所有患者都应该在麻醉诱导前使用空气加温装置进行加温

术后
- 从入手术室到恢复室期间,患者的体温应间隔15 min测量和记录一次
- 除非患者的温度在36.0℃以上,否则不能送回病房
- 如果患者的温度低于36.0℃时,应强制采用空气加温设备,直到送出恢复室或直到他们感到舒适温暖

拓展阅读

1. **Alexander R, Alfonsi P, CamposJ** *et al.* (2007) Survey on intraoperative temperature management in Europe. *EuropeanJ ournal of Anaesthesia* 24: 668–675.

2. **Melling A, Ali B, Scott EM and Leaper DJ** (2001) The effects of preoperative warming on the incidence of wound infection after clean surgery: a randomized controlled trial *The Lancet* 358: 876–880.

3. **NICE (National Institute for Health and Clinical Excellence)** (2008a) *Inadvertent Perioperative Hypothermia: The management of inadvertent perioperative hypothermia, Clinical Guideline 65.* London: NICE. http: //www.nice.org.uk/Search.do?keywords=perioperative+hypothermia&newSearch=true&searchType=Guidance (accessed 7 September2011).

4. **NICE** (2008b) *Surgical Site Infection: Prevention and treatment of surgical site infection, Clinical Guideline74.*London: NICE.http: //www.nice.org.uk/Search.do?keywords=surgical+site+infections&searchsubmit=GO&searchSite=on&searchType=All&newSearch=1 (accessed 7 September2011).

5. **Scott EM** (2000) Hospital acquired pressure sores in surgical patients. Unpublished PhD thesis, University of Teesside, Middlesbrough.

6. **Scott EM and Buckland R** (2006) Intra-operative warming for the prevention of post-operative complications: a systematic review. *AORN Journal* 83(5): 1090–1113.

7. **Scott EM, Leaper DJ, Clark M and Kelly PJ** (2001). Effects of warming therapy on pressure ulcers – a randomized trial. *AORN Journal* 73(5): 921–938.

8. **Sessler DI** (1997) Current concepts: mild perioperative hypothermia *The New England Journal of Medicine* 336(24): 1730–1737.

9. **Sessler DI** (2000) Perioperative heat balance. *Anesthesiology* 92(2): 578–596.

10. **Young CC, Sladen RN** (1996) Temperature monitoring. *International Anesthesia Clinics* 34(3): 149–174.

第三部分

第十六章
预防静脉血栓的形成

苏·培根

本章将描述预防静脉血栓栓塞(venous thromboembolism,VTE)的背景,深静脉血栓(deep vein thrombosis,DVT)是如何形成的以及风险因素是什么。它还提供 DVT 的体征和症状的知识,因为在预评估诊所诊断的患者,如果他们术前变得越来越动弹不得,那么可能已经形成了 DVT。

VTE的背景

多年以来(自从 20 世纪 60 年代起),患者死于血栓栓塞的风险已经有据可查。Kakker 是这个医学领域的先驱。他已证明 DVT 在内科和外科患者中都是常见的,他还说到皮下注射肝素(抗凝剂)能减少 DVT 的发病率[9]。令人吃惊的是对于 VTE 的预防花了这么多年的时间才最终上升到英国卫生议程的首位,而在美国已是优先考虑的事了[13]。

在美国 VTE 的发生率已经明显增加,预计 2050 年这个比例将从 0.95/1000 增加到 1.82/1000[3]。

2005 年在英国,公共卫生委员会(CHSC),提出一个关于预防 VTE 的报告[5]它提出了许多建议,并取得了卫生部的同意。

2005 年的报告统计显示,仅在英国每年就有 25 000 人死于 VTE,而这种疾病在很大程度上是可以预防的,据报道,英国国民健康保险体系(NHS)每年花费 6.4 亿英镑(53.9 亿人民币)在 VTE 和血栓形成后综合征(post-thrombotic syndrome,PTS)的管理和治疗上。PTS 是一个不容乐观的情况,可能会继续发展成为 DVT。

英国国家健康和临床研究所(NICE)受托于 2007 年出版外科住院患者预

防 VTE 的指南。

一个独立的工作小组检查剩下的患者群体；对于那些确诊的和潜在的 VTE 患者，给出用药建议[6]。

自 2007 年以来，VTE 的预防措施已经有了很大的进步，NICE 指南的终极目标（CG92）是在 2010 年要实现所有的患者都能够入院[12]。

英国议会跨党派血栓组织（APPTG）确保：VTE 症的预防工作推动到议程的首位，并且自 2007 年以来，在英国所有急性医院信托机构已经开始进行审核。在 2010 年该审核显示，只有 41% 的急性医院信托机构在 VTE 患者入院后进行风险评估[1]。卫生部在 2011 年推出了一个质量调试和改进的目标（CQUINS），要求 90% 的患者在入院后 24 h 内必须进行风险评估。在质量调试和改进支付的框架下，在提高工作质量的同时确保医院收支平衡，因此，除非目标被实现否则将会减少收入。要求风险评估是受欢迎的，很明显患者必须进行 VTE 的风险评估，然而评估并不在议程的首位，因此，常常被推到一边。国家患者安全机构（NPSA）审核通过用华法林阻凝剂治疗，以减少对患者的伤害，且患者有较高的依从性。

2011 年 4 月卫生部表示，风险评估标准必须使用，但是令人遗憾的是许多医院已经开发自己的方法，却没有达到标准规范的要求。

NHS 目前强烈关注 VTE 的预防，并且它是 NHS 框架的一部分，"减少可避免伤害的发生率"[7]。

用于预防 VTE 的 NICE 质量标准，将有助于让预防血栓成为我们所有医院的常规工作，也必定会有助于未来的政策框架制定，以降低 VTE 事件[11]。

VTE 预防是当前护理培训的一部分，英国皇家护理学院（RCN）建议纳入护理教育中。有许多网上教育资源，包括 VTE 范例中心，如英国皇家护理学院网站。

深静脉血栓是如何发展的？

了解血栓形成的基本原理，有助于 VTE 的预防，在 1856 年 Virchow 认为静脉血栓形有 3 个促成因素，这一说法得到认可：

- 静脉淤血（淤血——例如血液一直淤积不动）。
- 血管损伤（静脉损伤——例如在术后）。
- 高凝血障碍（例如脱水时，血液有"黏在一起"的趋势、患者有凝血障碍、或患者正在服用可能会影响凝血的药物，如口服避孕药）。

这 3 个因素被称为魏克三特征(Virchow triad)（图 16-1 ）

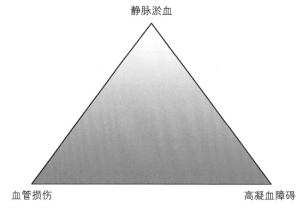

图 16-1　魏克三特征

风险因素

根据 NICE 临床指南[12],VTE 的危险因素主要有：

- 癌症活跃期或癌症治疗。
- 年龄大于 60 岁。
- 危重入院。
- 脱水。
- 已知的血栓形成倾向。
- 肥胖症(BMI > 30 kg/ ㎡)。
- 一个或多个医疗并发症(例如急性传染病、心力衰竭)。
- 个人或直系亲属带有 VTE 发史病。
- 使用激素替代疗法。
- 静脉曲张。
- 孕期或产后 6 周。

然而考虑患者个体血栓形成的风险时,重要的是考患者是否有出血的风险。

- 活动性出血。
- 后天获得的出血性疾病。
- 使用抗凝血剂。
- 腰椎穿刺 / 脊髓麻醉后 4 h 内。
- 在未来 12 h 内,计划进行腰椎穿刺 / 脊髓麻醉。
- 急性脑梗死。
- 低血小板($< 75 \times 10^9$/ L)。

- 未控制的高血压（230/120 mmHg 或更高）。
- 遗传性出血性疾病、血友病 / 维勒布兰德病。

如何评估患者VTE的风险

风险评估是预防 VTE 的第一步，它被用来准确地判断患者静脉血栓发生的风险。

每个患者都有血栓形成和出血的个体危险因素（如上所列），这些都需要仔细评估。

根据卫生部的要求，现在所有医院都有一个风险评估表，这需要在 24 h 内完成评估，有日期并签名。这样做符合质量调试和改进目标（CQUINS）的要求，对患者的健康而言也是必不可少的，无论如何也要达到这一目标。

当风险因素涉及个别患者时，可以理解为什么有些患者比其他患者更具"风险"。例如一位上了年纪的患者，接受髋关节置换之前有 VTE，比一个进行日间手术，且以前没有 VTE 史的年轻患者（年轻、好动、没有血管的损伤和没有预期脱水或血栓形成倾向）风险更高。

在预评估时患者被全面告知，即将进行的外科手术和相关的风险。此时，应给予患者可以带回家阅读的关于预防 VTE 的资料。

预防血栓形成的方法

一旦做出血栓和出血风险的评估，就需要决定血栓预防的方式。这个决定可能受到患者入院原因的影响，院前风险记录在评估单的 "入院相关"风险栏内。例如，一个患者先前有血栓形成的高风险事件、有血栓形成倾向和血栓形成的家族史（因此，VTE 的风险很高），但是，住院过程中也有患者存在出血的高风险倾向（如神经外科），就需要改变血栓预防的方式。

所有患者，无论血栓或出血风险，都需要某种形式的非介入方法。血栓预防通常简称为"减少患者的 VTE 风险"或"一般建议"和"最佳实践"。在作者看来血栓预防的方法往往被轻视和未充分利用，几乎不可能对其进行评估，但它对所有患者来说是至关重要的。它包括：

- 患者健康教育：许多患者缺乏对"深静脉血栓"或"肺栓塞"的了解，但他们听说过血凝块，所以，这就需要进一步沟通，去帮助患者了解，所有患者应该知晓如何减少这一风险。

- 早期的运动：鼓励患者在条件允许的情况下尽量运动。所有医疗保健专业人员的鼓励是非常重要的，理想状态下，应记录每天的运动量。被制动的患者，医疗保健专业人员应教会患者简单腿部运动的方法，如果患者不能执行，医疗保健专业人员可以进行简单的被动运动，同时注意患者卫生。有时还需要物理治疗师的建议。
- 液体补充：这也是一个重要组成部分（魏克三特征）无论如何应该避免脱水。凯利（Kelly）的一项研究发现，急性脑卒中患者，脱水在 VTE 的发生中扮演主要角色[8]。因此，必须确保患者有触手可及的水，并提醒患者饮用。

介入血栓预防，采取物理和药物方法可以任选其一，但应根据当地政策和患者的临床条件、外科手术以及患者偏好[12]。

血栓预防的物理方式

物理方式的血栓预防设备，其目的是防止血液淤积在下肢、促进静脉回心血量。主要有 3 种方法：抗栓塞长袜、间歇性充气加压和脚泵。

抗栓塞长袜

这些袜子提供不同等级强度的压力，踝关节的压力比小腿更高，小腿的压力应该遵循 14 ～ 15 mmHg[12]。关于推荐使用长袜的长度到大腿还是到小腿，有很多争论。NICE 指导方针 CG46（目前已淘汰）推荐使用长度到大腿，但是最新的 NICE 指导方针[12]建议使用长度到大腿或膝盖。从作者们的经验来看，长度低于膝盖的袜子似乎是最适合的。患者有更多的依从性，长袜不会滑落，在膝盖弯曲的时候膝盖后方也不会产生止血带效应，而且更实惠。

弹性压缩长袜（GECS）和抗栓塞长袜（AES）是强度等级不同的袜子。前者往往有更高的弹性，通常用于治疗静脉回流欠佳的患者，是白天穿晚上就脱去的。弹性压缩长袜包含较小的压力，但是抗栓塞长袜仅有较小的压力，每天穿 7 h 且需更换。这两者很容易混淆。

有 VTE 风险的手术患者更适合使用抗栓塞长袜，除非他们有禁忌证，主要是周围性血管疾病、严重的下肢水肿和皮肤损伤，通过使用抗栓塞长袜皮肤被恶化的情况（完整的禁忌证列表见 NICE 指南 C92[12]）。有些患者可能有一条腿畸形，使得他们不能成功的穿上。用自己的临床判断，决定是否适合使用抗栓塞长袜，也是重要的。如果有疑问应根据不同的情形做出相应的建议。

仔细地测量和试穿抗栓塞长袜是很重要的,所有涉及抗栓塞长袜试穿的医疗保健专业人员都必须参加培训,每个制造商都有测量和产品试穿的指导,进一步的指导可以咨询制造商。不正确的配穿可能会对患者造成伤害。例如,一个硬膜外麻醉的患者可能意识不到袜子的上端过紧,从而导致肢体坏死。

抗栓塞长袜应该每日更换并观察脚和脚踝有无压疮的迹象。在 CLOT 的研究中观察到,抗栓塞长袜在阻止脑卒中患者发生 VTE 中,一些患者出现了压疮的现象,通过这个试验得出抗栓塞长袜不适合内科患者使用[4]。重要的是患者需要被告知关于穿着抗栓塞长袜的护理和管理,这样就确保患者每日都能脱去。患者还需要了解如何应用抗栓塞长袜、不能将长袜反转,如果使用时间太长不但不能预防 DVT,还会产生止血带效应。测量小腿尺寸不同时,应该寻求进一步的建议,因为这提示可能存在 DVT 的风险,这一异常可能危及患者的生命。实施手术或者在有未能诊断出 DVT 的情况下,安装物理设备是非常危险的。

间歇充气加压

这些设备都以可充气的绑腿或靴子的形式安装在患者腿部或脚部,气泵向绑腿内部提供间歇脉冲压力。精确充气的方式各个制造商都会有所不同,但是原则是一样的,增加静脉回心血量和刺激纤维蛋白溶解加速血凝块分解[10]。

脚泵

脚泵安装在患者的脚上,气泵在足底静脉区域,模拟走路的动作给垫子交替充气,从而增加静脉回心血量。

间歇充气加压和脚泵,通常用于那些被认为有 VTE 风险,且存在药物治疗禁忌的患者,例如在神经外科。日常研究评价间歇充气加压应该被记录下来。

对于使用间歇充气加压泵和脚泵有 2 个重点:

- 不能安装在疑似有 DVT 形成的患者身上。
- 当移除后数小时内不应该重新安装(时间根据局部的情况以及按照制造商的建议)。如果患者被制动,那么有 DVT 形成的风险,并且栓子可能转移到肺部。

血栓预防药物

血栓预防药物的使用是基于当地政策和个体患者的风险因素,以及患者的临床状况,例如肾衰竭和患者偏好,如患者可能更喜欢每日口服药物而不是每日注射药物。

抗凝血剂的作用原理是通过干扰凝血因子阻止血液凝固的过程。了解这些药物的作用原理,对理解这个环节是有价值的[2]。抗凝血剂包括:

- 低分子肝素(LMWH、X 因子抑制剂,皮下注射),这是药物的选择。依诺肝素、亭扎肝素和达肝素是最常用的[有肾衰竭的患者需要注意(肾小球滤过率 < 30 ml/min)],取决于 LMWH 的选择。
- 磺达肝素(合成戊多糖凝血因子 X_a 抑制剂,皮下注射)。
- 普通肝素(s/c 注射)可用于肾衰竭患者。

即将上市的新口服试剂,包括达比加群酯(Pradaxa),直接凝血酶抑制剂和利伐沙班(Xarelto)因子 X_a 抑制剂。目前允许(拜瑞妥)用于髋关节和膝关节置换手术后预防 VTE。

不推荐华法林预防 VTE,但以前使用华法林的患者术后应重新启用,使用 LMWH "架桥"直到国际标准化比率(INR)。

阿司匹林也不建议用于 VTE 的预防 (它是一个抗血小板制剂,因此,没有预防静脉血栓形成的作用)。

药物预防应该尽早开始,与止血同步进行,以降低出血的风险。因此,要求每天对患者进行日常评估。

深静脉血栓形成的症状和体征

具备 DVT 症状和体征的基础知识是很重要的,如果患者在预评估机构评估时,就能发现 DVT。

症状体征包括:

- 疼痛。
- 肿胀。
- 水肿。
- 发热。
- 整个下肢肿胀。

如果患者对任何以上所述有疑问,他们应该进行进一步的评估。

VTE 的风险评估的途径在图 16-2 中都有所阐述。

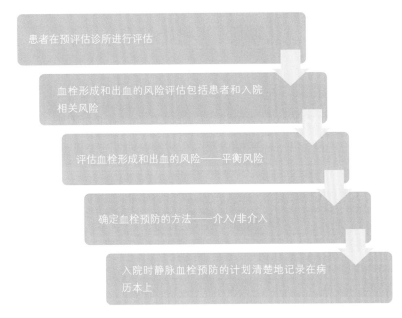

图16-2　静脉血栓栓塞的风险评估路径

总结

现在,您应该有信心来评估患者血栓形成的风险了,并且在患者预期入院时可以给出相关的护理计划。

参考文献

［1］**All Party Parliamentary Thrombosis Group** (2010) *Fourth Annual Audit of Acute NHS Hospital Trusts 2010.* www.kingsthrombosiscentre.org.uk (accessed 14 December 2011).

［2］**Bacon S** (2011) The management of VTE: a practical guide for nurse prescribers. *Nurse Prescribing* 9(4): 172–179.

［3］**Deitelzweig SB, Johnson BH, Lin J, *et al.*** (2011) Prevalence of clinical venous thromboembolism in the USA: Current trends and future projections. *American Journal of Hematology* 86(2): 217–220.

［4］**Dennis M, Sandercock PA, Reid J, *et al.*** (2009) Effectiveness of thigh-length graduated compression stockings to reduce the risk of deep vein thrombosis after stroke (CLOTS trial 1): a multicentre, randomised controlled trial. *Lancet* 373(9679): 1958–1965.

［5］**Department of Health** (2005) *The Prevention of Venous Thromboembolism in Hospitalized Patients.* Second Report of Session 2004–5. House of Commons Health Committee. London:

第三部分

Stationery Office.

［6］ **Department of Health** (2007) *Report of the Independent Expert Working Group on the Prevention of Venous Thromboembolism in Hospitalized Patients.* April 2007. London: Stationery Office.

［7］ **Department of Health** (2010) *The NHS Outcomes Framework* 2011/12. http: //www. dh.gov.uk/prod_consum_dh/groups/dh_digitalassets/@dh/@en/@ps/documents/digitalasset/ dh_123138.pdf (accessed March 2012).

［8］ **Kelly J, Hunt BJ, Lewis RR, *et al.*** (2004) Dehydration and venous thromboembolism after acute stroke. *International Journal of Medicine* 97(5): 293–296.

［9］ **Kakker VV, Howe CT, Nicholaides AN, *et al.*** (1970) Deep vein thrombosis of the leg. Is there a high risk group? *American Journal of Surgery* 120(4): 527–530.

［10］ **Morris RJ, Woodcock JP** (2004) Evidence-based compression; prevention of stasis and deep vein thrombosis. *Annals of Surgery* 239: 162–171.

［11］ **NICE (National Institute for Health and Clinical Excellence)** (2010a) *Venous Thromboembolism Prevention Quality Standard.* London: NICE. http: //www.nice.org.uk/ aboutnice/qualitystandards/vteprevention/vtequalitystandard.jsp (accessed March 2012).

［12］ **NICE** (2010b) *Venous Thromboembolism – Reducing the Risk.* CG92. London: NICE.

［13］ **Shojania KG, Duncan BW, McDonald KM, *et al.*** (2001) Making healthcare safer: A critical analysis of patient safety practices. *Evidence Report/Technology Assessment (Summary)* (43)i–x: 1–688.

拓展阅读

1. Thrombosis Adviser. www.thrombosisadvisor.com (accessed 5 December 2011).

2. The Thrombosis Charity: Lifeblood. www.thrombosis-charity.org.uk (accessed 5 December 2011).

第十七章
手术器械的保养

简·史密斯

导论

自从外科手术起始以来，人们就已经认可：为了达到患者预期的效果，一个外科医生的能力不仅依赖于良好的技能，而且依赖于精细操作的工具。希波克拉底说过这样的话语："手术需要关注患者、术者、助手、手术器械和灯光"[4,13]，这一来自"西方医学之父"的见解支持了这样的观点，即手术是一种合作关系，其中需要综合考虑手术的各个方面，这将包含外科器械的购买和保养。

"手术器械"这一术语，包括的范围从简单的手术刀到高度专业化的先进医疗装备，通常把这些称为医疗设备。

各种不同医疗设备的国际分类体系一直存在，然而世界卫生组织和它的合作伙伴，在医疗设备专业术语上努力达成一致，这将对患者安全产生重大影响[12]。

手术器械的采购

患者的安全和医疗结果是至关重要的，因此器械的完整性和它们的采购必须经过严格的程序，在选择一件或一套器械前，必须谨慎考虑它的质量，防止器械对患者造成意外伤害。这些包含器械是否会变得有刮痕或凹损；是否由耐用的材质制成，并能经受许多去污循环；或者由多个可分离的部件组装而成，可能在患者的体腔内分离或丢失。

每个医疗机构都有自己对手术器械的采购流程，这将决定如何有效地购买和管理器械。然而所有机构都应该采用预购买程序，这套程序有来自预防与控制感染团队提供的捐款和投资、有患者安全管理方面的无菌和其他专业服务，以确保任何正在计划购买的器械或设备可以适应现有的清洁和消毒的控制标准。

作为这个程序的一部分，还需要向器械制造商寻求信息，即提供与去污科学研究所要求相一致的再加工信息[3,5]。不论进行到哪一个过程，重要的是在购买任何新的器械前，制造商、无菌服务部门、感染控制部门和手术室人员之间进行意见交换。研究所还规定，由买方确认被推荐的指导方针，如消毒方法与周期（包括温度和建议的曝光时间）可以在网站上查询，并且这些符合当前去污的指导方针，否则的话，就不应该购买这些产品，如果没有进行这些对话，那么他们终将为此付出昂贵的代价[6]。

2008 年颁布的社会健康法案在之职业守则，于 2010 年 12 月 31 日更新，即对于护理人员从事预防与控制感染的整体要求；它还详细说明对于医疗器械去污的总体要求[5]。

无论你正准备购买的是单个部件还是成套器械，对于无菌服务人员和手术室人员的培训，应该是器械购买协议的一部分，包括制造商提供的工具[6]。

在购买和引进任何新的仪器之前，都需要研究如何进行保养和维修。如果维修设备内部，必须取得制造商的授权，尤其是在保修期内。

培训

由制造商对无菌服务人员进行培训，应该包含正确的清洁和灭菌方法，与去污科学研究所的指导方针一致。有人建议培训应该包含：通过拆卸和重组每个器械弄清楚组成器械的部件数量。

对手术室人员的培训由制造商提供，应该包含器械的名称和它们的特殊用途。此外，培训还应该涵盖手术技术，这项技术可以传授给手术室团队，也包括使用器械的外科医生。对于新入职的手术室人员，建议根据个人的能力素养来选择器械的功能与使用[3]。

学习手术步骤的这一过程取决于手术室团队的组织结构，还应考虑到，在团队中不同的个人学习风格和教学器械以及与之相适应的外科技术，（例如缩略语或照片的使用）。对于执业医生的发展需要重点强调的是，要确保器械唯一的使用目的，就是用于预期的手术，当然，当医生要求器械用于不同功能时，这是被禁止的。例如，动脉钳不能用于固定洞巾，因为这牵拉过紧使它们变得无效。在培训过程中，应参考器械的正确使用方法，这个方法就是器械被正确的传递给手术医生[3]。授权一个新的培训生是确保能够采用并维持安全的工作机制的关键。

手术器械编号计数

在每台手术开始之前,确保器械质量完好至关重要。这些检查应该包括器械的完整性、功能,如果合适的话还应该检查锋利度。洗手护士执行核查时应确保所有钳子是正确地闭合,且在器械有棘轮的情况下,能有效、方便使用,尖端能左右移动,接头能自由断开[8]。

无论在任何器械的内部或外部,有无内腔都应该执行目视检查,确保没有生锈、斑蚀或划痕,这都是医务人员应该遵行的职责。

这些保险措施和检查,虽然主要是无菌服务人员的职责,但是应该在对患者使用前达到标准要求。

需要强调的一个问题是,当洗手护士准备要开始操作时,他们要负责的是,他/她必须始终明白器械最后放置在什么地方,一些工作单位规定除洗手护士以外的任何人不可以接触无菌区域去拿取任何器械。

一些仪器可能有一个以上的组成部件。重要的是在问责制的理念下,洗手护士熟悉每件器械的所有组成部分,并对器械检查期间负责。不建议每个器械都拆卸检查,但是洗手护士应该知道,在每次检查开始前,他/她需要对托盘上的组件进行清点,且每次检查后也要进行清点[3]。洗手护士需弄清楚所有的器械部件,如果没有处理好特殊的器械,器械就需要重新组装。

重要的是所有手术室人员都应该坚持一个公认的程序,那就是给需要修复的器械做标识,尤其是在手术期间,有缺损的器械应该暂存在手术间,直到手术完成计数后才能移走。任何违反此规定的必须被讨论并写进当地政策[3]。

需要考虑的安全方面

任何有内腔的器械使用前都应该检查,确保是清洁无菌的、没有危害产品质量的杂物残留。

T型接头的器械,被命名为内窥镜,往往有一个公认的盲点,难以有效地去污,这是洗手护士需要注意的。

显微镜或任何有镜头的产品都应该由洗手护士在手术开始前进行检查。仔细查看确保没有可见裂缝或显示镜头故障的黑点。光源应该与视野结合,确保视野体系完全可操控,提供安全机制。

在一些器械中可能有部分是锋利的(如剪刀)。以质量为宗旨,如何保养和保持剪刀的锋利,在无菌服务部门和手术室管理之间不得不达成一致[8,10]。

其他工具往往是锋利的,如基纳尔(Kilner's)牵开器,无菌服务人员可以选择多种方法来保护器械尖端。这通常是保护使用者、防止损伤组织或包装材料不受锐器损伤。用于保护器械尖端的物品必须谨慎考虑以及托盘上的任何附加物,在患者身上都有成为异物的可能性,可能对患者造成意外伤害。

电动工具有多种多样的类型,放置在相应的地方,无论使何种去污方法,均应确保使用时是无菌的。电动工具的能量可以是电池、交流电或压缩空气,每个都需要不同的途径作为动力,例如任何未消毒的电力软管应该被封闭在一个无菌套里。

应特别注意的是设备导线,无论其灭菌与否,都要确保导线的质量。损坏可能发生在外壳,也可能发生在内部纤维,外壳是很容易损坏的,有时候不易发现。因此,应该在手术前确保有专人负责检查导线外套的完整性以及灭菌与否[1]。

在手术中使用的大部分导线为光纤,这是一个包含许多用于提供光源的纤维灯丝。如果没有进行定期的检查,可能会导致不合格的光源。负责实施检查的人员应该在手术人员、灭菌服务人员和医学工程服务人员中确认。其他与缆线功效有关的因素就是连接器和适配器。每台手术开始前从业者应该确定这些设备均已到位。此外,重要的是,正极和负极的连接器被确定,每根缆线对应一个接头是一种识别方法。例如,如果一个支气管镜需要一根无菌导线的话,那么在患者到达手术室前从业者必须知道需要的是哪一种导线,否则可能延误手术或对患者造成伤害。

预防未消毒导线的损害,储存的方式很重要;电缆和导线应该以环状而非盘绕的方式储存,这种方法消除了导线可能存在的阻力或张力,导线没有扭结或打结。当需要使用缆线时,良好的环状收纳还可以节省大量时间,同样适合于存储无菌状态的导线。保持未灭菌的连接器、适配器、电缆的清洁也是重要。

同样的原则适用于电缆。然而,电缆等电外科设备(如透热疗法机连接线),也应检查绝缘完整性和电路的连续性。外壳的完整性可能被破坏,小的裂缝可能不易发现。如果在患者的体腔内手术时,裂缝可能造成电流泄漏的风险,导致对患者的意外损伤,"所有必要的安全预防措施和检查,应遵循制造商使用手册的建议,每次使用前都需要对设备进行安全检查和安全测试"[1,7,11]。电缆和导线的安全检查在灭菌服务部门进行,建议最后那个使用者也要进行检查。

问责制

英国法律没有特殊的系统或方法,用于在每个围手术期环境中对手术器械的安全性进行检查。在确保问责制之下的"护理职责"是重要的,那是一个提供保险措施的识别过程,也就是说在侵入性操作前、操作中、操作后的每一件器械都要清点,从而没有异物遗留在患者体内的风险。围手术期护理协会[2,9]是认可问责制的,目的是对纱布、缝针和器械计数,用于临床侵入性操作,防止异物遗留给患者造成伤害。检查应该包含所有备用器械和租借器械,并且是构成器械检查的一部分,整个检查过程应该严格按照相关规定进行[2]。

外科手术器械的处理

器械从洗手护士手中顺利过渡到外科医生手中是重要的。当外科医生调整他们的手指时没有任何的延误,这种方法使得外科医生可以连续进行手术,为了使传递过程没有任何问题,对器械的处理应该纳入培训的一部分[3]。传递每种器械的手法稍有不同,并以这种手法传递给外科医生,这样一来洗手护士就明白器械已经留在外科医生手中了,外科医生们就可以继续进行缝合、夹持等操作[3]。

对于任何带有棘轮的器械,尤为重要的是每一个涉及灭菌过程及手术室处理的人员都应该掌握棘轮的功能,从而对这些器械采取相应的保养。这意味着在包装和灭菌时,棘轮应该处于松弛状态,防止器械扭伤。同样的,任何时候都不能将器械紧闭,这样可能造成器械扭伤,当需要保护血管时不能正常使用。

中立区

这是建议,为了安全转移锐器,洗手护士用一个容器传递锐器给外科医生并接收使用后的锐器,这种方法可以最大限度地减少针刺伤的风险[3],这就是所谓的中立区。

跟踪与追溯

所有用于侵入性操作的器械,可能是一个传播感染的工具[6]外科手术团队和无菌服务部门必须采取安全技术原则来降低或消除风险,且每件器械都应被视为一个潜在的威胁。

跟踪系统是一个记录和监测术后器械的系统,如果需要一个公认的方法,那么一种新的调查方法就产生了。去污科学研究所断言,任何在患者身上使用医疗器械的机构,都有传染海绵状脑病(transmissible spongiform encephalopathies，TSE）的风险，在暴露于 TSE 时，应该开发一种特殊的去污政策[5]。可追溯性的要求是在适当的地方，减少使用一次性物品。在手术过程中对疑似朊毒体感染的患者，使用一次性物品，用后销毁。

一次性器械被定义为在一个手术过程中，一位患者使用并且使用后丢弃。而不能再加工或给另一个患者再使用，并有一次性使用和不再加工标识。

一次性器械的采购和手术包的使用近年来急剧增加，对可重复使用的器械造成影响。当然，钻头、攻丝、接头等器械还是必须购买一次性使用的，原因是理论上可以减少朊毒体传播的风险，减少交叉感染的可能并降低整体成本。

参考文献

［1］ **AfPP (Association for Perioperative Practice)** (2007) *Standards and Recommendations for Safe Perioperative Practice.* Harrogate: AfPP.

［2］ **AfPP** (2011) *Standards and Recommendations for Safe Perioperative Practice.* Harrogate: AfPP.

［3］ **Beesley J and Pirie S (eds)** (2005) *NATN Standards and Recommendations for Safe Perioperative Practice.* Harrogate: National Association of Theatre Nurses.

［4］ **Debakey M** (1991) A surgical perspective. *Annals of Surgery* 213(6): 499–531.

［5］ **Institute of Decontamination Sciences** (2011) *Teaching and Training Manual.* Bathgate: IDSc.

［6］ **Medicines and Healthcare products Regulatory Agency** (2006) *MHRA Device Bulletin: Managing Medical Devices: Guidance for healthcare and social services organisations.* DB2006 (05), November, p.3.37.

［7］ **O'Riley M** (2010) Electrosurgery in perioperative practice. *Journal of Perioperative Practice* 20(9): 332.

［8］ **Pirie S** (2010) Introduction to Instruments. *Journal of Perioperative Practice* 20(1): 23–25.

［9］ **Plowes D** (2000) *Back to Basics. Harrogate*: National Association for Theatre Nurses.

［10］ **Radford M, County B, Oakley M** (2004) *Advancing Perioperative Practice.* Cheltenham: Nelson Thornes.

［11］ **Wicker P** (2000) Back to basics–electrosurgery in perioperative practice. *Journal of Perioperative Practice* 10(4): 223.

［12］ **World Health Organization** (2003) *Medical Devices Regulations: Global overview and guiding principles.*Geneva: WHO.

［13］ **Zimmerman L and Veith I** (1993) *Great Ideas in the History of Surgery.* San Francisco: Norman Publishing.

第十八章

纱布及器械清点

黛安·吉尔摩

　　纱布及器械的清点是必不可少的,在提高手术患者安全方面起到至关重要的作用。纱布或器械意外遗留是非常严重的不良事件,但此类事件在很大程度上是可以避免的,或者说不能发生,所以它也被列为"永不发生事件"[3]。纱布或器械的意外遗留会给患者造成严重伤害,通常需要进一步治疗。2009 年美国宾夕法尼亚患者安全管理委员会,进行了一次手术记录的回顾性评审,并发布了宾夕法尼亚患者安全报告。此报告详细指出每 5 500 台手术中有 1 例发生手术异物遗留,此类不良事件给医院造成的潜在损失约为 16.6 万美元(约为 110 万人民币),用于支付相应的法律成本以及患者持续的外科治疗费用[9]。这些支出并不包括患者因长期治疗、进一步手术及误工造成的经济、生理和心理方面的损失。

　　宾夕法尼亚患者安全报告也详细报道了 2008 年度发生手术纱布和器械清点错误事件的数量。此类不良事件中 47% 为缝针清点错误、33% 为器械清点错误、还有 20% 为纱布清点错误。

　　格林伯格(Greenberg)等人研究发现[4]: 1/8 的外科手术曾发生术中台上纱布和器械清点数目不符,清点数目不符指与上一次清点数目不一致。他们观察到 51% 的清点数目不符案例是因为纱布或器械未放置在正确位置上,而最终是在比如地板上、垃圾桶内或是铺单上找到的。结果说明并不是每一例清点数目不符都会给患者造成伤害,而且当事者按照各自的规章制度进行人工清点,此类问题得以解决。因此,持续地根据国家相关行业标准和各医疗机构的管理制度进行外科手术纱布及器械的清点是非常必要的。

　　美国护理和助产士委员会及美国卫生专业委员会,分别于 2007 年和 2008 年声明,医务工作者应严格遵守医疗从业人员行为规范准则,并对各自在日常临床工作中的行为和疏漏负责[7]。

英国国家卫生部在 2011 年指出"永不发生事件"可能暗示该医疗机构缺乏一套行之有效的运作系统和操作流程。这个估测也得到了罗兰兹（Rowlands）和斯蒂夫斯（Steeves）[11]研究结果的证实。他们的研究表明降低如纱布或器械遗留等不良事件发生概率的流程和体系可以改善患者安全问题。然而，当务之急是通过报告此类事件以便吸取教训，防止因此类不良事件重复发生而给更多患者造成伤害[3]。

本章将主要概述纱布及器械清点流程，为清点工作提供依据并确定外科团队当中不同成员的职责和义务。整章内容都是根据美国围手术期实践委员会和围手术期注册护士协会的相关标准和实践推荐进行编写的。

纱布及器械清点的目的

纱布及器械清点是确保任何存在遗留风险的物品和术中使用的所有纱布器械等都被取出，以减少因纱布器械或其他物品遗留而对患者造成伤害的风险。英国卫生部 2011 年发布的"从不发生事件"评价标准是指在风险源已知的情况下，已有相关制度或操作指南，而且不良事件很大程度上可以通过实施该制度或指南得以预防，但也会存在纱布或器械是故意被遗留的情况。

纱布或器械的遗留是可以预防的。严谨的作风、仔细的清点以及外科团队成员间有效的沟通，将显著减低此类事件的发生率。

法律法规不会强制规定纱布和器械该如何清点，但是围手术期的相关标准制度对于清点原则在全球范围内是通用的，它用于指导医疗从业人员制定适合各自实情的地方性制度和指南。

美国围手术期实践委员会和围手术期注册护士协会在其出版的指南中指出，外科手术操作涉及各种医疗环境，比如放射医学科、日间手术、门诊及初级医疗卫生机构。此类指南需进行调整以满足各医疗机构的需要，但在进行任何手术、侵入性操作或纱布器械存在遗留风险时，医务工作者必须遵循各医疗机构调整后的个性化制度和规定执行[1,2]。存在遗留风险的物品包括：

- 所有可重复使用的器械，包括螺钉或可拆卸的零件。
- 所有一次性使用的器械，包括螺钉或可拆卸的零件。
- 刀片。
- 哈巴狗夹。
- 棉球。
- 电刀头清洁擦。
- Lahey 纱布（花生米、小补片）。

- 钛夹。
- 局部浸润针。
- 尼龙胶带。
- 眼科微海绵。
- 纱垫。
- 皮钳帽。
- 悬带。
- 缝针。
- 套管。
- 显影纱布。

职责和义务

参与手术配合的医务人员应该知晓台上纱布和器械以及术中添加的额外器械的位置。参与手术配合台上人员应先发起纱布和器械的清点，并且必须和台下的巡回人员共同清点，洗手护士需大声清点数目，让巡回人员能清楚听到。

每次的纱布及器械清点工作必须由 2 名工作人员完成，其中一人必须是注册过的从业人员（手术室专业人员或护士），此人可以是洗手或巡回人员。另外，一名则可以是医务支持人员或者是已通过考核并认定为有能力完成纱布及器械清点工作的学生[1,2]。

如果由医务支持人员担任洗手护士的角色，而该人员由一名注册过的从业人员监管时，纱布及器械清点必须与监管人完成[10]。

如果手术过程中不需要洗手护士，作为巡回护士的医务工作者应该与外科医生共同完成纱布及器械清点。

如果手术过程中洗手护士被替换下台，交班的洗手护士应与接班的洗手护士进行纱布及器械的清点，并在相应文书上做记录。

外科手术医生团队必须为纱布及器械清点留有足够时间，使其能在不被催促的压力下完成。

核心原则

- 各医疗机构的纱布及器械清点制度须发布、共享并且将其列入新员工入职培训中。任何时候如果制度被修改或更新，所有的员工都必须清楚所更新的内容并且签名,以示阅读并理解修改部分的内容。

- 在手术开始前需进行纱布及器械的清点(将清点的数目作为之后清点的参照基数),关闭体腔前(在关闭体腔前确认有无纱布器械或其他用物遗留)、关闭手术皮肤切口前或是手术结束前(确认之前清点的纱布器械和用物以及术中添加的纱布器械和用物都已核对无误并已取出体外),以及洗手护士进行交接班时,须要进行纱布器械的清点。

- 整个手术过程中纱布器械清点不得少于 2 次,即手术开始前一次和手术结束时一次。

- 每个手术房间都应设有用于记录纱布器械清点的可视系统。最好是装在墙上的可擦写的白板,在手术过程中房间内的所有人在需要时都可以清楚地看到。

- 各医疗机构必须详细说明医务人员该如何在白板上记录添加的纱布、缝针和其他用物,以及该如何记录术中丢弃的用物(表 18-1)。

- 纱布和器械的清点应该遵循相同的顺序:纱布、缝针、其他用物和器械。清点时应从手术部位开始到米氏台再到洗手护士的器械车,然后是已丢弃的用物。这样的做法是为了防止因器械被放置于两个地方而造成的漏点。

- 手术过程中使用的所有纱布敷料等,不论其形状或大小必须有显影标记。

- 用于包扎皮肤切口的非显影纱布敷料在关闭皮肤切口后及手术结束后才可出现在手术台上。

- 显影纱布不能被剪开或用于皮肤切口包扎或术后打包用,除非征得外科医生的同意,并在患者病历资料、护理计划及手术记录本上记录使用原因。

表18-1　纱布器械清点板的记录举例

日期	2012 年 1 月 23 日
患者姓名	约翰·史密斯先生
手术名称	右半结肠切除术
小号纱布	5+5+5 块
中号纱布	5+5 块
大号纱布	5 块
刀片	2 个
缝针	5+1+1 个
皮下注射针	2 个
电刀头清洁擦	1 个
钛钉	2 个
腹腔内纱布	3 块

- 术中添加的任何物品都必须清点并规范记录,比如记录在白板上或是器械清点单上,以方便之后的纱布和器械清点。
- 如果已清点过的物品意外滑落出无菌区域,巡回护士须立即提醒台上洗手护士,夹起滑落物品,采取标准预防措施,将其放置在洗手护士可见范围内,以便进行纱布及器械清点。
- 纱布器械清点一旦开始,原则上不应该被打断,清点过程中不应受到外界干扰直至结束。如果清点过程被打断,双方需要从上一件已清点记录的物品开始继续清点。
- 手术过程中使用过的所有物品,包括医疗垃圾和敷料等,必须保留至最后一次纱布器械清点完成确认无误后方可处置。
- 最后一次纱布器械清点结束时,台上洗手护士须口头告知手术医生清点数目正确。手术医生在听到清点数目正确的信息后回复洗手护士以示确认,防止造成误解。

纱布清点——核对步骤

- 所有的纱布和包装物品,包括棉球,都应按照统一的大小和数量并且以 5 个为一组进行清点。任何包内物品不足 5 枚者不能列入清点范围,并且必须立即移出手术室和丢弃。该批次生产批号的物品须引起重视,并且将相同批号的物品移出仓库,同时还要通知生产厂家。
- 纱布以 5 个为一组记录在白板上。
- 在纱布清点过程中,必须检查包装及纱布的完整性,尤其是大纱垫上的系绳和显影条。
- 术中内用于各种置管的显影纱布,应留在手术房间内并且应该包含在纱布器械清点总数目中。
- 当遇到急危重症抢救纱布器械清点可能无法完成时,所有用物的包装须保留作确认用,以便在有机会时第一时间进行清点。医务人员需在患者病历资料和护理计划中做相应记录。
- 无论是术前清点纱布、之后的清点还是在丢弃纱布之前,洗手护士都应该让每一块纱布是处于单独展开状态并且给巡回护士看见,确保每一条纱布都是完整的而且没有包裹其他物品。
- 各医疗机构的相关制度应讲述,术中如何管理各种纱布辅料。对于大型且复杂的手术,可能会存在术中就丢弃纱布辅料的情况。此类情况有可能会单个的或者 5 个一组地放置在合适的容器内丢弃。处理方法会存在多种多样，但每个科室须根据法律法规和各自实情作适当调整后严格推广执行，以保证实施的一致性及延续性，防止清点数目不符。相关制度应将标准预防措施和感染控制方法等内容整合融入进去。

- 术中清点纱布时应遵循一定的逻辑顺序，这有助于减少清点错误的发生率。例如，从大纱垫到小纱布、再到利器、最后是器械。

- 如果术中体腔内需要用到纱布，比如阴道或腹腔等，而使用目的就是将其放置在那里，那么必须要做记录，应在可见的白板上这样记录"伤口留有纱布一块"。在该纱布或其他物品被取出后，在记录单上画双线做标识。如果是在腹腔内使用一包纱布，此时应用一把血管钳或类似器械将其夹住，用来提示外科手术团队有一包纱布在患者腹腔内。

器械清点——核对步骤

- 所有参与手术纱布和器械清点的医务人员，必须能够识别和确认清点过的及使用过的器械。

- 无菌区域内的所有器械，洗手护士在使用前都必须检查，确保所有部件都完整，器械完好可安全使用；例如，术前必须检查电刀负极板绝缘完整性。对于某些需要安装后才能使用的器械，使用前对每一个零部件进行检查并将其零部件数量记录在器械清点单上。

- 若发现器械被损坏或是功能异常，应停止使用，核对完成后，将其拿出手术房间，并报修。

- 手术器械必须单个进行清点，并按照已打印好的手术器械清点单进行核对。另加器械应补记在清单上。

- 若术中添加某种手术器械，则必须遵照器械相关的添加和追踪记录制度。

- 某些器械如哈巴狗夹、皮钳帽及血管钳等也需要做可见的记录。

- 手术结束后，一次性使用的器械，必须按照各医疗卫生机构废物处置制度和流程执行。

- 刀片、缝针和皮下注射针头则以单个物品记录，术中需要添加时，以单个物品计数或以每个包装内的数量记录，例如，双头针。可记录成缝针的包数或者颗数。

- 清点利器时也应遵循一定的逻辑顺序：刀片、缝针、皮下注射针头等，以此类推。

- 台上洗手护士应保留缝针的针板,以便需要时进行再次核对,但洗手护士和巡回护士都必须记住缝针的总数量,因为针板或者包装并不能反映缝针的真正颗数。
- 在手术过程中,如果刀片、缝针或器械发生断裂,洗手护士必须保证断裂的所有部分都被找到而且交回到其手上,然后将该物品移出无菌区域,做好故障标识,清洗处理后再交相关部门,例如,生产厂家、含有维修服务的消毒供应商或有权发布安全通告或危害警示的医疗卫生用品管理委员会(MHRA)。

表18-2 患者安全与围手术期风险管理

1. 洗手护士与巡回护士再次对纱布和器械进行清点,确认遗失物品
2. 在可能的情况下,视患者的情况决定是否停止手术
3. 在手术切口及周围区域实施人工检查
4. 在手术床周围、地板、垃圾桶、敷料里进行视觉检视,重新清点已丢弃的物品,包括纱布以及洗手护士器械车上的物品
5. 直到该物品找到才可继续手术
6. 若经过彻底细致地寻找还是未能确认遗失物品的位置,在关闭手术切口前应在手术区域进行X线片。最好能找一个相似的物品以便摄片师进行对比
7. 如果遗失物品被找到,根据各医疗机构以及"最佳实践"的相关规定,应对此类事件进行记录并上报为"迹近错失"事件,以便能找出造成此类事件发生的原因
8. 如果遗失物品是非常微小且不能通过X线片检测到,比如细针,那么必须做记录
9. 如果遗失物品未被找到,这需要在患者护理计划、手术登记本或是电子系统,以及患者病历资料中做记录
10. 清点数目不符以及采取的解决措施需要向相关人员报告,医疗机构开展正式的不良事件上报程序,包括采集涉及此事件的所有人员的口述
11. 国立健康服务系统内的医疗机构,必须将此类不良事件作为"永不发生事件"向国家患者安全委员会上报并记录在每月医疗服务质量考评报告中[3]

- 手中利器的管理应遵循各医疗机构的相关制度执行,例如,中立区或免手技术,减少洗手人员利器刺伤的发生率。
- 其他物品比如电刀头清洁擦、尼龙线和钛钉等必须包含在纱布器械清点内。整个术中都需要经常使用到的小件物品,洗手人员在手术过程中都必须清楚知道其位置,以降低被遗留在患者体内的危险性。

清点数目不符时的处理

术中任何时间点出现纱布器械清点数目不符时，必须告知主刀医生，医生应口头回复已听到此信息。表18-2中列出了处理步骤。

文书记录

纱布器械清点制度解释了进行清点的目的及关键原则，也包括了发生清点数目不符时的处理措施。

在手术结束时，洗手护士和巡回护士，必须在所有相关的记录单比如手术登记本、电子系统、患者护理计划、手术安全核查表上记录患者的详细信息，并注明纱布器械清点无误，记录是否有故意放置在患者身体里的纱布或器械。如果发生过清点数目不符，还需记录采取的解决措施。

签字离开（必须大声朗读）

在外科洗手团队任何成员离开手术房间前，注册从业人员应口头与外科洗手团队确认：
- 是否以正确记录实际实施手术的名称？
- 是否确认器械、纱布和利器清点已完成无误（或不适用）？
- 手术标本是否已贴上标签（包括患者姓名）？
- 仪器设备存在的问题是否已确认？

图18-1　国家患者安全委员会 手术安全核查表. 来源：Panesar *et al.*（2009）[8].

由世界卫生组织2007年发起的以"安全手术，拯救生命"为主题的运动中引入了患者安全核查表，并将其作为在手术环境中改善患者安全的运作框架（图18-1）。其中被列为减少术中患者伤害重要措施之一的是在外科手术团队结束手术前确认纱布器械已清点无误[6]。

参考文献

［1］ **AfPP (Association for Perioperative Practice)** (2011) Swab, instrument and needle count. In *2011 Standards and Recommendations for Safe Perioperative Practice.* Harrogate: AfPP.

［2］ **AORN (Association of Perioperative Registered Nurses)** (2010) Recommended practices for sponge, sharp and instrument counts. In *2010 Perioperative Standards and Recommended Practices.* Denver, CO: AORN.

［3］ **Department of Health** (2011) *The 'Never Events' list 2011/12 – policy framework for use in* *the NHS.* London: Department of Health.

［4］ **Greenberg C, Regehogen S, Lipsitz S,** *et al.* (2008) The frequency and significance of discrepancies in the surgical count. *Annals of Surgery* 248 (2): 337 – 341.

［5］ **Health Professions Council (HPC)** (2008) *Standards of Conduct, Performance and Ethics.* London: HPC.

［6］ **National Patient Safety Agency** (2009) *Surgical Safety Checklist.* London: NPSA.

［7］ **Nursing and Midwifery Council** (2007) *The Code: Standards of conduct, performance and ethics for nurses and midwives.* London: NMC.

［8］ **Panesar SS, Cleary K, Sheikh A,** *et al.* (2009) Surgical safety checklist. *Patient Safety in Surgery* 3 (1): 9.

［9］ **Pennsylvania Patient Safety Authority** (2009) Beyond the count: preventing retention of foreign objects. *Pennsylvania Patient Safety Advisory* 6 (2): 39 – 45.

［10］ **Perioperative Care Collaborative (PCC)** (2007) *Position Statement: Delegation: the Support Worker in the Scrub Role.* England: PCC.

［11］ **Rowlands A, Steeves S.** (2010) Incorrect surgical counts: a qualitative analysis. *AORN Journal* 92 (4): 410 – 419.

第三部分

第十九章
标本管理

罗西·麦克奎恩

介绍

在许多患者的手术中,采集标本帮助确诊,以便采取最佳的治疗方案[7]。获取标本也许是手术完成的唯一原因[7]。确保标本正确处理、贴上标签,标明名称、类型等信息,标本运输是洗手护士、巡回护士和物流工作人员的责任[7],需要医疗工作者和实验室工作人员共同合作[1,14]。

标本采集不正确、标签错误和标本遗失,将导致患者必须重返手术室收集标本,否则可能导致错误的诊断和/或错误或延迟的治疗[7]。马卡里(Makary)等人[11]为期6个月的研究显示,4.3/1 000的手术标本被错误鉴定、3.7/1 000的错误涉及手术室,2008年国家患者安全机构(NPSA)强调了,错误的患者身份或贴错标签都是潜在的危害。并提出建议,将其纳入WHO的手术安全核查表,于2009年在英国正式推出[12,13]。

在英国获取标本有立法保护,其依据苏格兰2004年人体组织法[8]和2006年人体组织法[9]。这些法律规定摘除、存储、保管和利用人体组织,也包括死亡患者,其目的是研究、移植、教学,同时进一步规定了上述行为必须征得患者的同意,包括DNA分析(除了在刑事调查)。标本的管理受行政健康和安全监管,其法律依据为1974年工作法案;1999年工作健康和安全法规的管理;2000年有害健康物质的控制(COSHH)条例[4]和当地政策,并与当地实验室管理部门合作[1]。

标本的类型及试验

人体组织或液体标本被称为活体组织(表19-1)。在实验室通过检查活检组织学(组织分析)和细胞学(细胞分析),确定临床诊断[7,14]。然后检验整个组织,例如胆囊,称为手术标本[7,14]。液体活检包括细菌学、病毒学、细胞学、细胞计数和遗传学的研究,组织切片上包括组织病理学、激素化验和组织分型[7,14]。

表19-1　标本类型举例

体液	组织	非生物的
羊水	骨组织	保留物品,如棉签/器械
血液	乳腺组织	异物,如花生、玻璃
骨髓	刷取物	移植假体,如骨科螺丝/钢板爆弹类。如子弹
细胞洗涤物	结石,如胆结石	服装,如犯罪分子的
脑脊液	供体组织,如皮肤	
精液	恶变组织	
尿液	肌肉	
	器官-实心活检,病变的	
	可疑病变组织	

活检的类型

取活检的方法在表19-2中描述。

表19-2　取活检方法

活检	使用方法
针吸活检	使用一个规格为22～25的针头和注射器针吸活检,然后用化学试剂固定,细针活检在很大程度上减少了完整切除活检
骨髓活检	在局部麻醉下从胸骨或髂嵴,用套管针穿刺活检或穿刺针置入骨中提取;另一种是一个宽口径的骨髓穿刺针提取
刷取或组织检查	呼吸道和泌尿道取样通过内窥镜用钢刷或尼龙刷反复摩擦受检部位,将细胞涂在玻璃载片和刷子尖端放于甲醛溶液中固定
切除活检	切除整个组织或包块,切除活检可以使用内窥镜
切开或组织检查	切除部分包块,通常是柔软组织肿块、脂肪或其他结缔组织
经皮穿刺活检	一种特殊的使用,使用空心针经皮穿刺活检,有时在图像增强器、超声或CT的引导下获取内部器官或实体肿块的组织
钻孔或组织检查	通常用于皮肤活检,使用一个锋利的圆形钻孔工具切取一个大约3～4mm的组织样本
涂片检查	使用细针抽吸和刮屑,用液体悬浮液或固定剂喷雾,将样本固定在载玻片上,然后着色以便显微镜观察
冰冻切片	用于确定术中即时的诊断,对恶性肿瘤或局部肿瘤。取下的标本放在干燥的容器内(检查时用固定剂或生理盐水解冻)并立即送往实验室。病理学医生通过打电话给手术室反馈检验结果。书面记录应由其他医务人员完成
永久性细胞切片准备法	将标本在固定剂里定形、硬化,再去除水分用蜡代替,嵌入蜡后将标本切成薄片放在载玻片上,最后将以上过程逆转、着色以便辅助检验

摘自Phillips(2007)[14]

标本采集

标本采集必须使用正确的技术和设备,在规定的时间内及时将标本运送到实验室[3]。提前与病理部门联系预约标本检验,例如,需要冰冻切片。(这是医务人员的责任)[1]。

在标本送检前外科医生应及时确定标本[1]。包括标本的性质、部位[1]。洗手护士应与外科医生核实相关信息,与物流人员确认相同信息并送检[1]。且确保这个信息反馈时,内容清楚呈现[7]。

制备的标本是由标本类型决定,例如,大多数组织病理学标本是固定在福尔马林液等传输介质中[1],保持标本的完整性。干燥标本例外,否则应该保持湿润[1,14]。新鲜和冷冻标本不需要固定在防腐剂中[1,14],如果疑似结核病,标本应保持干燥[17]。对称标本如扁桃体,通常都应分别放置于单独的容器,并标识左边或右边[14]。异物和法医标本,应干燥并符合当地管理政策要求[14]。同样的过程也适用于骨科植入物,然而,移植物的法定所有权应该事先被确定,否则植入物将被销毁[1]。胎儿遗骸和流产后的滞留产物以及机体组织采用相同方法处理;然而,也需要尊重父母的意愿[1,10,15]。截肢在运送到实验室前应该用塑料制品包裹[14]。

标本容器或 POTS 是由玻璃、塑料和在某些情况下蜡纸板制成的[14],容器应该是密封的[1]。应该适合标本大小或完全覆盖标本。按照有害健康物质的控制(COSHH)条例管理规定[5],容器盛满固定液,并粘贴危险标识。无菌容器盛能减少任何渗漏污染的风险[3]。

标本可能是一个感染源。应始终遵循标准预防措施,包括穿戴适当的个人防护装备(PPE),例如,手套、围裙和护目镜[1,7]。应该戴手套处理标本,处理完要洗手[14]。

体积较小的标本,应确保标本不泄漏、减少破坏和生化暴露的风险[7,14]。如果容器的外部被污染应该立即用消毒液或肥皂和水擦拭,防止腐蚀[2,14]。意外暴露,如飞溅伤害,根据地方政策,及时冲洗并治疗[1]。接触防腐液前应戴 PPE 操作和处理[2],并用适当的材料清理渗漏,标本容器大小适合,防止浪费和感染扩散[2,16]。所有防腐液泄漏应及时上报不良事件[2]。

标本的文档

每个标本在放到容器前应粘贴正确的标签,确保与患者的医疗记录相吻合。

信息包括患者的姓名、住院号、出生日期、医院名称、科别、标本的性质(类型和部位)、获取标本的日期和时间、固定的溶液(如果使用)和医生的姓名[1,7,14],通常使用一个预先印好的识别标签粘贴于标本容器,所有细节都应该由洗手护士和物流人员仔细检查[1]。同时应该避免将有黏性的标签粘贴于容器瓶盖上,一些实验室可能禁止为特定的标本类型使用标签,例如血培养,因此,应咨询当地政策[1]。

实验室的标本需要添加内容时,应该由相同的人提出申请,连同标本一起送检。也需要医生详细的联系方式和签名(或指定的助手)以及病检报告接收人的信息[1]。临床信息陈述包括临床症状和体征、初步诊断、目前治疗,例如,抗生素治疗、感染的风险和其他重要既往病史,例如,国外旅行[1,3,14]。冰冻标本应在手术开始前填写申请表[1]。

标本运送

有一些管理标本运送的规定,这些都是由联合国 (UN)[2]根据运输模式和传染性物质的类别决定。再来确定运输的包装[2]。临床与诊断标本被归为 B 类,这些类型的标本包装应该符合联合国 3373 号 P650 包装指令的要求[2,6]的。为了标本安全只能由那些指定的责任部门运输[2]。

标本采集后,标本容器应放在一个洁净密封的塑料袋中[1,14]。标本申请单必须放在同一袋中同时注意保护患者隐私,标本运输包通常有一个口袋收纳申请单[3]。标本离开前应再次核对信息。围手术期护理协会[1]建议,所有与患者标本有关的东西应在下一个患者进入手术室之前移走,以减少混乱的风险和延迟实验室接收标本。每一个标本收集情况都应该记录在患者的病程记录里[14]。送检与接收标本有跟踪记录,围手术期护理协会[1]建议,每一份标本均应双方签字认可。

标本不能及时送到实验室应该存储在一个标本柜内[1,14]。非固定的标本应该存储在一个指定温度为 4℃的冰箱内;这将确保最低限度的细菌生长繁殖[1,14]。标本用福尔马林浸泡再放入设置 4℃的冰箱内,会阻止标本固定[1]。血培养,不能立即转移应该存储在一个温度 37℃保温箱内[14]。

参考文献

[1] **AfPP (Association for Perioperative Practice)** (2011) *Standards and Recommendations for*

Safe Perioperative Practice, 3rd edn. Harrogate: AfPP, section 5, p. 227, section 8.3, pp. 319–323.

［ 2 ］ **Department of Health** (2007) *Transport of Infectious Substances; Best Practice Guidance for Microbiology Laboratories.* http: //www.dh.gov.uk/en/Publicationsandstatistics/Publications/PublicationsPolicyAndGuidance/DH_075439 (accessed 7 August2011).

［ 3 ］ **Dougherty Land ListerA** (2008) *The Royal Marsden Hospital Manual of Clinical Nursing Procedures,* 7th edn. Singapore: Wiley Blackwell, chapter 40, pp. 775–794.

［ 4 ］ **Healthand Safety Executive** (2000) *Management of Health and Safety at Work Regulations 1999; approved code of practice and guidance.* http: //www.hse.gov.uk/pubns/priced/121.pdf (accessed 7 August2011).

［ 5 ］ **Health and Safety Executive** (2002) *Control of Substances Hazardous to Health Regulations.* http: //www.hse.gov.uk/coshh/ (accessed 7 August 2011).

［ 6 ］ **Health and Safety Executive** (2011) *Infectious Substances, Clinical Waste and Diagnostic Specimens.* http: //www.hse.gov.uk/cdg/pdf/infect-subs.pdf (accessed 7 August 2011).

［ 7 ］ **Hughes S and Mardell A** (2009) *Oxford Handbook of Perioperative Practice.* China: Oxford University Press, chapter 16, pp. 292–293.

［ 8 ］ **Human Tissue Authority** (2004) HumanTissue Act 2004. http: //www.legislation.gov.uk/ukpga/2004/30/pdfs/ukpga_20040030_en.pdf (accessed 7 August 2011).

［ 9 ］ **Human Tissue Authority** (2006). Human Tissue (Scotland) Act 2006: A guide to its implications for NHSScotland. http: //www.hta.gov.uk/_db/_documents/Information_about_HT_(Scotland)_Act.pdfAccessed 7 August 2011.

［10］ **Human Tissue Authority** (2009) *Code of Practice 5; Disposal of Human Tissue.*http: //www.hta.gov.uk/_legi (accessed 7 August 2011).

［11］ **Makary MA, Epstein J, Pronovost PJ, *et al.*** (2007) Surgical specimen identification errors; a new measure of quality in surgical care. *Surgery* 141(4): 450-455.

［12］ **National Patient Safety Agency** (2008) *Patient Identification Errors from Failure to Use of Check ID Numbers Correctly.* http: //www. urls.npsa.nhs.uk (accessed 7 August 2011).

［13］ **National Patient Safety Agency** (2009) *Patient Safety Alert Update; WHO Surgical Safety Checklist.* 26 January. http: //www.urls.npsa.nhs.uk (accessed 7 August 2011).

［14］ **Phillips N** (2007) *Berry and Kohn's Operating Room Technique,*11th edn. China: Mosby Elsevier, section 5, chapter 15, p.259, section 7, chapter 22, pp.387-389, section 9, chapter 25, pp.480-481.

［15］ **Royal College of Nursing** (2007a) *Sensitive Disposal of Fetal Remains; guidance for nurses* *and midwives.* Revised February. http: //www.rcn.org.uk/_data/assets/pdf_file/0020/78500/001248.pdf (accessd 8 August 2011).

［16］ **Royal College of Nursing** (2007b) *Safe Management of Health Care Waste.* http: //www.rcn.org.uk/_data/assets/pdf_file/0013/111082/003205.pdf (accessed 8 August 2011).

［17］ **Thomas D, Jarvis M, Williams A.** (2011) No formalin please, it could be TB! *Journal of Perioperative Practice* 21(7): 249-250.

第二十章
高风险设备的管理

克里斯·厄尔

导论

导论

手术室对其内部高风险设备的管理负有相当大的责任和义务。医疗设备可能被用来对手术期间的患者进行治疗,但如果使用不当、没有充分的培训或未进行定期维护保养,那些设备就可能给患者造成意想不到的伤害。

高风险设备管理需要建立制度,其目的在于:使管理和使用设备的人员都具有专业知识,而且是负有责任的。首先,建立并维护手术室内所有设备的清单和数据库,以便它是最新的,理想情况下,这个数据库将包括购买的详细情况、定期保养以及安全用于患者的设备有关的详细政策。这个数据库可由生物医学工程部门或手术室集中保存。此外,建立一个培训数据库把每一个受训使用登记在册的特定医疗设备的从业者列入清单,以详述培训的日期、培训者和一些可用的更新内容。

责任部门

在英国医疗器械的主管部门是药品和健康产品管理局(MHRA)。在此部门一些涉及医疗设备管理职责的文件明确规定[11]:在每一个对此负责的组织里应该有一个董事会成员,以确保安全的设备管理,并规定此组织应该有如下政策:

- 去污。
- 设备生命周期。
- 采购。
- 记录。
- 不良事件报告。

- 药品和健康产品管理局（MHRA）的医疗设备警报体系所要求的活动和对制造商的惩罚条例：
- 培训。
- 技术规范。
- 遵从法规及相关问题。
- 在可能的情况下，对单一模式的合理化。
- 风险管理。
- 设备存量。
- 制造商的说明书。
- 废弃处置。

适当的设备管理系统应确保每当使用医疗设备时，它们都是：

- 符合目的。
- 按照说明书使用。
- 在安全和可靠的条件下维护设备。
- 在它们的报废期限内合理地废弃处置。

此外，医疗设备的政策应该制定出明确的机制用于：

- 所有医疗设备的选择、采购、验收和废弃处置。
- 使用者的培训。
- 去污、维护、修理、监控、跟踪、记录、更换。

每一个设备都被赋予一个唯一的标识，一份历史记录，包括购置日期、投入使用的时间和地点、也有特定的法律要求，这些是否已经满足（例如用于激光使用）。设备是否已正确安装，并委托使用（如压力灭菌器）；是否制定维修计划，如由一个院外承包商或院内部门和需要特定的检查频率（如麻醉机）。有些设备有一个推荐的使用寿命，应列入记录，这使合适的设备在适当的时间间隔内有更换的规划。

培训

培训是确保患者安全的基本元素。在手术室使用的许多医疗设备是复杂的，操作者必须对此设备有信心并非常熟悉，以减少给患者带来的风险。

当购买一个新的设备或零件的时候，培训是必需的，任何一个即将安装和使用这个设备的从业者，必须能够了解并且安全地控制它。

新员工接受关于现场设备的培训，作为入职培训的一部分。定期更新知识，可能需要作为年度强制训练的一部分。

事故报告

如果有任何涉及医疗设备的不良事件,所有的用户都有义务报告给药品和健康产品管理局(MHRA)。这个程序和在线报告机制被清楚地呈现在 MHRA 的网站(www.mhra.gov.uk),事故应该在 24 h 内报告。

问责制

作为手术室从业者,我们受到各种行为准则和良好医疗业务指南的约束,这些都是非常明确的,我们的行为对患者安全负有责任。

护理与助产委员会(2008)[13]声明如下:

- 注册者必须让其技能和知识不断更新。
- 在没有直接监督的情况下工作时,你必须具备安全和有效的知识及技能。
- 你必须认可你的工作并在你的能力范围内工作。
- 你必须在你的职业生涯内不断更新知识和技能。
- 你必须不断参加适当的能够保持并发展你能力和业绩的学习与实践活动。

手术室从业人员的规范准则:

- 注册人知晓其职责并且进行适当的实践活动。
- 在职责范围内安全有效地实施手术的必要性。
- 保持高标准的个人品行。
- 了解保持自身健康的重要性。
- 需要保持技能和知识的更新以及了解终身学习的重要性。

国家健康专业委员会对于手术室从业者操作标准的说明:

手术室从业者应该了解安全有效使用设备的原则,这些是用于以麻醉、手术、麻醉后护理、复苏为目的诊断、监测或治疗[7]。

围手术期护理协会声称:"手术室从业人员和注册护士,需要接受专业继续教育来证明他们可持续的专业发展,并坚持进行专业注册"。

这就引出了一个问题,如何做到这一切? 本章的目的是奠定基础,在你的角色中建立对高风险设备安全使用的能力。本章做到这一点是通过描述透热疗法(或电外科)是如何形成的、工作原理、它的一些风险和这项技术当前和未来的发展趋势。除此之外,它同样还寻求对止血的安全操作。

作为从业者,我们有责任掌握和学习这一基本知识,跟上发展的步伐。从一个有效的路径来访问MHRA教育网站,包括透热疗法和材料使用,通过在线学习实践,完成评估。这可以在 www.mhra.gov.uk 上完成。然而,这只是一个通用的基本程序,不适用于具体的公司,而你们在自己的工作场所使用程序的那种评估,应该是由它的制造商去完成。

透热疗法或电外科

透热疗法机是一件所有在手术室工作的人员都熟悉的设备,但我们中有多少人知道它实际上是如何工作的?它可能造成什么样的意想不到的损害?作为手术室从业者,我们应该如何避免这种情况的发生?

历史

在 18 世纪早期,路易吉 · 伽尔伐尼发现:当两种不同的金属接触到肌肉,肌肉会收缩。亚历山大 · 沃尔特随后来得出的结论是,电流可能独立于动物而产生,这是所有金属的属性,这种形式的能量被命名为 "伽伐尼电流",为了纪念伽伐尼,并且它被认为是玛丽 · 雪莉所写的《佛兰肯斯坦》(Frankenstein)故事的原型。

早在 1839 年,古斯塔夫开始用电凝止血法进行实验(之后的工作是由查尔斯完成的),实验显示了如何应用电力加快血液的凝固。其他人则继续开发各种各样的仪器,以便在手术中应用这一发现,直到 1870 年它被公认为是去除皮肤瑕疵的通用做法,例如疣和痣的去除。

然而,直到乔治惠研制出了他的吸热刀,当他证明可以在肿瘤手术中使用它去克服癌细胞传播问题的时候,取代标准手术刀而使用这种电外科技术的真正价值就被实现了。1921 年,由于这项工作已经被证明是如此的成功,所以特斯拉使用透热疗法去治疗肿瘤,而被授予诺贝尔医学奖。

透热疗法最初是作为一种治疗关节炎、滑囊炎、肌肉和肌腱失调症等疾病的疗法。透热疗法的定义可能是:身体组织使用热治疗。电极被用来发送一个电流,增加局部血液循环的效果,因此,加速了身体修复的进程。然而,由于透热是高频电流的使用,因此,必须采用护理措施避免灼伤皮肤。

理解透热疗法

电的几个属性必须被理解,这将有助于手术室从业者确保在患者身上的安全使用。

- 当电子从一个原子流到一个相邻的原子时,会产生电流。电压是让电子做到这一点的力量。

- 如果电子遇到电阻,产生的热量被称为阻抗。
- 必须存在一个完整的电路,以使电子流动。
- 要完成电路,电子必须返回地面,任何接地对象都可以形成完整的电路。

在手术室里,这些属性等同于:

- 电外科发生器是电子和电压的来源。
- 患者的组织提供了阻抗,当电子克服阻抗时产生了热量。
- 该电路由发生器,活性电极、患者和患者的回路电极组成。
- 地面通路很多,但可能包括操作台、支架、员工和设备。

电流和频率

标准的家用电流交替的频率是 60 次 /s 或 60 Hz。透热疗法能以这个频率活动,但由于电流会通过 60 次组织传播,会导致神经肌肉的过度刺激或可能触电致死。对肌肉刺激的频率类似于心脏跳动的速率,因此可能导致它停止。

然而这个神经和肌肉刺激停止的频率是 100 000 次 /s（100 kHz）,在这个频率之上电外科手术可以安全地进行,但是由于这也是许多广播台运作的频率,所以当手术中有广播播放时,会造成干扰。电外科发生器增加 60 Hz ~ 200 kHz 的家用电流,使电能通过神经肌肉时产生最低限度的刺激,且患者没有触电的危险。

电外科的类型

双极

在双极电外科中,不仅活性电极而且回路电极的功能都是在手术部位进行。两钳尖端完成活性电极和返回路电极的功能。只有在两钳尖端之间抓住的组织被包含在电路中。由于回路的功能是由一个钳尖完成的,所以患者身体是不需要回路电极的。

单极

单极电外科回路有 4 个组成部分:

- 发生器。
- 活性电极。
- 患者。
- 回路电极。

在单极电外科中,活性电极（电刀笔）是在患者手术部位,回路电极（电极板）是在患者身体的其他部位。当电流完成了从活性电极到患者的回路电极的电路时,电流就通过了患者。

波形

电外科发生器能够产生各种电流波形。由于这些被改变了,所以组织的效果也改变了。

- 连续波形产生切割效果,即组织被汽化或被切割,这种波形能很快地产生热量。
- 间歇波形产生凝固效果,采用混凝设置使发生器修改波形,工作周期(时间)减少了,因而产生更少的热量。所以,不是组织被汽化,而是产生一种凝结物。
- 混合设置不是两者的混合,而是对工作周期的修改。在发生器上进行从混合 1 档到混合 3 档的转换,工作周期渐进式地减少从而产生更少的热量。
- 混合 1 档能够汽化组织,用于少量出血的情况。
- 混合 3 档在切割中不太有效,但用于大量出血的情况。

决定是否使用一种波形去汽化组织还是用另一种波形去产生凝结物,唯一的变量是热量产生的速度:

- 高热量引起迅速的汽化或组织的切割。
- 低热量产生凝结物。

电外科的组织效果

切割设备切割组织,是通过聚集强烈的高温到小区域的手术部位上。为了创造这种效果,操作者应该保持活性电极稍微远离组织,在最短的时间内产生最大的热量,造成汽化或组织切割。

电凝(或电灼)设备凝结或烧焦组织,在大的区域内并产生更少热量。其结果是凝结物的产生而不是组织的汽化。与切割设备相比,凝结波形所使用的电压更高,正因如此,它对腹腔镜手术中也有一定的启发。

交替部位灼伤

自 1920 年采用电外科技术以来,它已经发生了巨大的变化。最初,发生器使用来源于墙上插座的接地式电流(地面的)。假设一旦电流进入患者的身体,它将通过患者身上的回路电极返回地面,但是电流总是寻找阻力最小路径,因此,电流会选择导电性最好的物体作为返回地面的路径,这个路径可能不是患者的回路电极,这就可能导致交替部位的灼伤。例如,心电图电极或者手术床的附属装置。

1968 年，为了减少这种情况发生的概率，研制出绝缘发生器。在这些发生器的辅助下，电流回路不是通过地面而是通过发生器而完成。即使接地物体依旧存在于手术室，但是，电外科电流不再识别这些物体作为路径去完成电流回路，而是通过使用患者的回路电极作为更好的通路从而回到发生器。

患者的回路电极

患者回路电极的作用是将电流从患者身体上安全移除。当产生的热量随着时间推移没有根据其尺寸或电导率被安全移除的时候，回路电极的灼伤就可能发生。

为了消除电流集中所导致的灼伤风险，衬垫应该与患者有着大面积低阻抗的接触面，应该放置在接近手术部位的传导组织上。活性电极与患者的回路电极之间唯一的区别是它们相对的尺寸和电导率。

如果患者和回路电极之间接触面积减少，或者接触的阻抗增加，都可能造成危险。如果患者回路电极的接触面积减少，电流就会集中在更小的区域。随着电流加大，温度也不断增加，大到一定程度时，就可能灼伤患者。

以下一些因素可能会增加阻抗，所以可能导致患者回路电极灼伤：

- 过多毛发。
- 脂肪组织。
- 骨突出处。
- 潮湿。
- 黏合失败。
- 瘢痕组织。

接触面的质量监测是为了防止患者由于回路电极的接触面积不够而被灼伤，使用这种技术的发生器可以很好地监测患者或者衬垫的阻抗大小，如果在患者与衬垫的黏合面发现危险的高水平阻抗，它能在患者受伤之前将发生器关闭。

为了正常工作，这些发生器要与患者回路电极兼容，这个可以被它分离的外观以及一个带有中心插针的特殊插头所识别。

其他技术

射频消融

通过组织的交流电在分子水平上产生摩擦，逐渐增高的细胞内温度使局部间质加热,当温度超过 60℃,细胞内蛋白质快速变性凝固,导致病变。

它是如何工作的

系统的发生器感应到组织的阻抗,并自动产生最佳数量的射频能量。一种独特的电极设计防止烧焦并允许最大量的电流传递,导致在更短时间内产生一个更大的消融区。

发生器软件监测到组织的阻抗并相应调整输出量,脉冲式的能量传递使目标组织稳定,并减少组织的阻抗增加。典型的治疗方法在一个 12 min 的周期内即可完成。

冷却效果

水在电极内部的循环冷却接近外露电极的组织,为了在治疗周期中保持低阻抗,低阻抗使最大的能量聚集成为可能以实现更大的消融量。

氩增强电外科

氩增强电外科使一个新的精密控制的元件在外科手术方面得以运用。采用氩增强凝固证实的临床优越性,包括快速高效的电凝、更薄以及更灵活的焦痂、减少烧焦、减少组织损伤以及减少再出血。

氩增强凝固提供精确的能量传递,用于在大面积表层区域上形成高效的非接触式凝固。它通过使用氩气束以改善透热电流的手术效果。使氩气能够做到这一点的性质是因为它:

- 是惰性的。
- 是不可燃的。
- 易于被射频能量电离。
- 在电极和组织之间创建一个桥梁。
- 比空气重。
- 取代氮和氧。

氩增强电外科的优势有:

- 减少烟雾、气味。
- 非接触式凝固模式。
- 减少失血量、减少再出血。
- 减少组织损伤。
- 灵活的焦痂。

超声刀

超声刀是利用超声波技术,它能使切割和凝血范围相当精确,从而在使外侧热损伤达到最小。在 1993 年被商业采用,并在世界范围内广泛用于剖开手术和腹腔镜手术。

如上所述,电刀止血是通过在探针尖端高温发电,使其产生凝固性坏死,甚至碳化。电烙术的外侧热损伤程度和穿透深度很大,而超声波的使用,极大地弥补电刀和电烙术的不足。超声刀将电能转换成治疗器的超声波能量。这种超声波能量转移到一个腹腔镜刀片上。切割速度和凝固掌握在外科医生手中,并受到以下 4 个不断变化的因素影响:

- 功率。
- 刀的锋利度。
- 组织张力。
- 压力 / 夹持力。

超声刀具有不同的功率等级。增加功率,切割速度也会相应提高,而凝固减少。反之,较小的功率,切割速度降低,而凝固增加。

它是怎么工作的?

以 55 500 次 /s 的震动频率,超声刀片能使组织中的蛋白质变性形成黏性凝结物。刀片表面压力使血管塌陷,并产生凝块进行密封止血。外科医生通过调整功率大小、刀片锋利度、组织张力以及刀片压力来控制切割和凝固。仅通过在远端采用机械振动,不是让电流通过患者,并使周围组织和神经损伤最小化。

超声刀在电凝止血法中的优缺点

超声刀的优点如下:

- 它有凝固和切割的双重功能。
- 产生的热量很少。
- 无外侧的组织损伤。
- 无烟雾产生,所以可视化更强。
- 无电流通过患者,消除电气损伤的可能性。
- 减少组织损伤和术后疼痛。

唯一的缺点是成本高,如超声波发生器和刀头以及一次性探头费用。

腹腔镜手术的透热疗法

电外科用于微创手术的其他安全问题,包括:

- 直接耦合。
- 绝缘故障。
- 电容耦合。

直接耦合

这种情况发生于操作者偶然激活发生器时,当活性电极靠近另一个金属器械,导致它充满能量。这种能量会寻求路径以完成电流回路到达患者的回路电极,这可能导致患者受到重大损伤。

故当活性电极接触或在靠近另一个金属物体时,不要激活发生器。

绝缘故障

许多外科医生经常使用具有相对高电压的凝固装置。这种电压可以通过破损/破碎/弱绝缘处产生火花。因此,在绝缘体中的任何破损都可能为电流创建另外一个路径。如果电流集中,它将会造成重大的损伤。

当电极与组织直接接触时,不使用高电压,仅仅使用切割装置的条件下,就可以实现所期望的凝固效果,这种技术会降低绝缘故障的可能性。

电容耦合

- 金属套管系统:当一个非导体隔开两个导体时,就会产生出一个电容。在微创手术过程中,电容可能会在不经意间由外科手术器械产生。导电电极周围是不导电的绝缘体。反过来,若周围环绕着一个导电金属套管。电容将在两个导体之间产生一个静电场,因此,在一个导体中的电流可以诱导第二导体中的电流。在微创外科手术的情况下,由外科手术器械的组合与放置可能产生电容。
- 塑料套管系统:电容不能被一个全塑料套管完全消除。患者的传导组织形成电容界限,电容被减少了,但是没有被完全消除。
- 混合套管系统:当金属套管被塑料固定器固定在适当的位置(混合套管系统),最可能的高风险情况会发生。金属套管也会与活性电极产生一个电容。然而,塑料的腹壁固定器阻止电流通过腹壁分散。电流可能会外流到邻近组织到达患者的回路电极,这就可能会造成重大损伤。

微创手术中避免并发症的解决方案

- 仔细检查绝缘。
- 使用尽可能低的功率装置。
- 使用切割装置。
- 使用短暂的间歇激活与长期激活。
- 不要在开路激活。
- 不要在靠近或直接接触另一台器械时激活。
- 在适当的时候使用双极电外科。
- 选择一个全金属套管系统作为最安全的选择。
- 不要使用混合了金属与塑料套管的混合系统。

手术烟雾

手术烟雾的产生是由于能量源 – 透热疗法的热力作用,使组织被加热并且细胞的液体被汽化。美国疾病预防控制中心详细地研究了手术烟雾,他们认为:

经研究证实,这种烟雾含有有毒气体和蒸汽,如苯、氰化氢、甲醛、生物气溶胶、死细胞和活细胞物质(包括血液碎片)和病毒。

这表明,当调式新的发生器时应该考虑到排烟系统[4]。

新产品的采用使烟雾排除更容易,也更加有效。排烟设备可以与标准的电刀笔直接连接。

外科止血带

止血带是一种用于肢体手术中限制血液流动的机械装置,从而为外科医生创造一个"无血区域",所有涉及使用止血带的员工应该明白:

- 肢体的解剖学与生理学。
- 患者的潜在危险。

这些潜在的危险包括:

- 无保护的袖带处皮肤损伤。
- 袖带过量充气引起的组织 / 神经损伤。
- 没有定期释放压力的长时间使用引起的循环损伤。

当手术室从业者使用止血带、高频电刀和其他医疗设,应意识到潜在风险、并为合理使用做好充分准备。

遵循制造商的使用说明，在手术之前例行检查，包括确保袖带不漏气、连接不松散、输气管路不磨损、设备是清洁的且没有任何损坏的组件。

应选择尽可能宽的止血袖带，这样在较低的压力条件下就可阻塞血液流动[8]。袖带宽至少 7.5 cm，但不超过 15 cm，太多的重叠会导致增加压力或者让下层的软组织起皱。

根据世界卫生组织手术安全核查表，手术部位应该被确认[12]。

止血带的类型

在手术室常用的有 2 种类型的止血带，它们是：

- 泄漏补偿止血带，在使用过程中自动调整压力损耗；
- 非泄漏补偿止血带，这需要在使用过程中不断地观察和随时调整。这种类型的现在已经很少使用了。

这些建议是基于泄漏补偿型止血带的使用。

止血带袖带的应用

将袖带套在肢体上，折叠到肢体顶端，尽可能保护软组织所在位置，以确保袖带下的填充物宽度与止血袖带宽度相同[10]。

放置袖带时需要注意以下重点内容：

- 确保它不会阻碍手术切口的部位或放置在骨突出处。
- 当男性患者的生殖器放置在腿上时，要确认其未被止血袖带缠绕。
- 可在放置止血袖带和衬垫时，应由 2 名有资质的从业者在场[1]。
- 应该保护患者的皮肤，在止血袖带下应用衬垫，并握住患肢体使其与患者的身体平齐，准备酒精时，应该尽量避免可能引起的风险。
- 在提起肢体时，应避免消毒液浸湿止血带，并确认在铺巾前是干燥的。
- 将充气管道与止血仪上正确的压力调节器相连（即从左侧袖带充气管道连接到左压力调节器）。
- 袖带大小约为肢体直径的一半，并被放置在肌肉最多 / 脂肪最多的部位。
- 任何预防性抗生素应在袖带充气之前使用，并留有足够的时间，以确保组织吸收。

肢体驱血使用下列方法中的一种：

- 螺旋式缠绕以形成圆桶状（使用一种橡胶制品完成此动作）。
- 在充气之前将肢体抬高。
- 驱血绷带要作为最后的手段而使用。

驱血绷带应从肢体的尖端朝向止血袖带的方向,该绷带应重叠 2.5cm,在应用过程中必须持续施加压力。

使用期间

应根据患者的收缩压、年龄和肢体的尺寸选择相应的止血带压力,设置止血带压力是外科医生的责任[1],普遍接受的压力如下:

- 上肢——超过收缩压 50 ~ 75 mmHg[2],在 250 ~ 300 mmHg 范围内。
- 下肢——超过收缩压 100 ~ 150 mmHg,在 300 ~ 500 mmHg 范围内。

儿科患者应超过收缩压 100 mmHg 以上[9]。

使用时间应尽可能缩短[6],最长时间一般介于 2 ~ 3 h 之间[6,8],止血带在整个过程中应是可见的,不能被无菌巾遮盖。

巡回护士应记录充气时间和压力,一旦止血带充气超过 1 h,巡回护士人员应通知手术医生[3]。在 2 h 内,这个操作应该每 30 min 重复一遍,这样外科医生和麻醉医生,就可以在最佳时间做出决策,松开止血带让肢体再灌注 10 ~ 15 min。

应用和释放止血带最终由外科医生负责。但是,在患者的手术、治疗和护理记录中,应详细记录肢体使用止血带的压力以及使用时间,无疑是一种很好的做法[1]。

使用后

在止血带放气之前,必须通知麻醉医生,因为止血带放气时可能造成血压下降。

止血带被放气形成封闭包裹,袖带和衬垫应该及时移除肢体,原因是它可能影响或者阻碍肢体静脉血液回流。

以下信息应记录在患者的围手术期护理记录中:

- 止血仪编号;
- 四肢——手臂/腿;
- 侧——右/左;
- 压力;
- 充气时间;
- 放气时间。

任何止血袖带下面的皮肤损伤必须报告给外科医生,事件的经过以及记录应放在患者的医疗记录中。针对事件尽早应给予患者一个解释(和他们的家人,并在适当的时候进行）。

手指止血带

手指止血带的使用是充满危险的，尤其是手术后被落在原地的危险。德布尔（De Boer）和胡伯特（Houpt）[5] 建议，如果一定要使用，就应该用一个贴上鲜艳颜色的尼龙标签以便容易看到。由于存在被落下的风险，手套的手指部分作为止血带使用并不推荐。

如果坚持使用的话，那么应在合理的情况下，依然需要遵守上述原则。

去污和维护

设备使用后应进行检查，充气管道、袖带是否有损坏和污物，污物用中性医用清洁剂稀释后用温水清洗。不要将管道的开口端浸入水中，因为这可能会改变袖口内的压力分布。

所有设备必须在去污后，用清洁的一次性布擦干。止血带装置必须由生物医学工程部门定期检查。

操作建议

- 当购买新设备时，尽量确保它是部门内同一装置使用的，以防止不同的制造 / 型号以及不同的用户接口引起潜在事故。
- 确保医疗安全模块被包含在医疗器械部门内部组织的一些新员工的入职集训里。
- 确保 1 次 / 年或 2 次 / 年的更新内容，是手术室从业者临床强制性培训的一部分。
- 在购买新的设备时，确保制造商提供了良好的和持续的售后支持和培训。
- 把英国药品和健康产品管理局（MHRA）关于电外科模块的知识融入入职培训和持续的内容更新中，这样至少能保证通用的知识是最新的。

参考文献

［1］ **AfPP** (Association for Perioperative Practice) (2011) *Standards and Recommendations for Safe Perioperative Practice.* Harrogate: AfPP.

［2］ **AORN (Association of Perioperative Registered Nurses)** (2006) Recommended practices

第三部分

for use of the pneumatic tourniquet. In *Standards, Recommended Practices and Guidelines.* Denver: AORN Inc.

[3] **AORN** (2009) *Recommended Practices For The Use Of The Pneumatic Tourniquet In The Perioperative Practice Setting.*www.tourniquets.org/aorn.php (accessed March 2012).

[4] **Centers for Disease Control** (1998) *Control of Smoke From Laser/Electric Surgical Procedures.* www.cdc.gov/niosh/hc11.html (accessed March 2012).

[5] **De Boer HL, Houpt P.** (2007) Rubber glove tourniquet; perhaps not so simple or safe? *European Journal of Plastic Surgery* 30: 91-92.

[6] **Delougrhy J, Griffiths R.** (2009) Arterial tourniquets. continuing education in anaesthesia. *Critical Care and Pain* 9 (2): 5-9.

[7] **Health Professions Council** (2008) *Standards of Proficiency: Operating department practitioners.* http: //www.hpc-uk.org/assets/documents/10000514Standards_of_Proficiency_ODP.pdf (accessed March 2012).

[8] **Klenerman L** (2003) *The Tourniquet Manual: Principles and Practice.* London: Springer-Verlag.

[9] **Liebermann JR, Staheli LT, Dale MC.** (1997) Tourniquet pressures on pediatric patients; a clinical study. *Orthopedics* 20 (12): 1143-1147.

[10] **Meeker M, Rothrock J** (1999) *Alexander's Care of the Patient in Surgery.* London: Mosby.

[11] **MHRA (Medicines and Healthcare products Regulatory Agency)** (2006) *Device Bulletin. Managing Medical Devices.Guidance for healthcare and social services organisations.* DB2006(05). http: //www.mhra.gov.uk/home/groups/dts-bs/documents/publication/con2025143.pdf (accessed March 2012).

[12] **National Patient Safety Agency** (2009) *WHO Surgical Checklist (adapted for England and Wales).* http: //www.nrls.npsa.nhs. uk/resources/?EntryId45=59860 (accessed March 2012).

[13] **Nursing and Midwifery Council** (2008) *The Code: Standards of conduct, performance and ethics for nurses and midwives.* http: //www.nmc-uk.org/Nurses-and-midwives/The-code (accessed March 2012).

第二十一章
医学影像与放射

乔纳森·休伊斯和莎拉·内勒

概述

不同的成像技术在特定的环境和模式被应用于医学影像系统。它们包括传统的摄影、透视、计算机断层扫描（computed tomography，CT）、放射性核素成像（radionuclide imaging，RNI）、磁共振成像（magnetic resonance imaging，MRI）和超声波成像。特定环境对患者和医护人员存在潜在的危险和挑战。

本章将从基本理论和立法角度，探讨在医疗成像环境中或为患者实施放射性医学成像过程中，对患者、医护人员的保护。

电离辐射的一般原则

电磁波谱和辐射

X 线是一个具有光属性的电磁波，它们直线传播，同时也属于游离辐射（图 21-1）。传统的摄影、透视和 CT 都使用 X 线辐射形成诊断图像。RNI 使用 α、β 和 γ 辐射产生一个图像。X 线，α、β 和 γ 辐射都有一个共同点，他们均有足够电离能量。

电离辐射

英国人每年受到的电离辐射剂量，大部分来自天然的辐射，如氡气和宇宙射线，人为来源的电离辐射会造成医疗风险，约占每个英国人每年受到电离辐射剂量的 15%。如放射性尘埃或环境污染[8]。

电离辐射可引起生物组织损伤。在细胞水平上损害时，影响很小，人体几乎感觉不到，不会造成长期风险。它也可以导致更严重的生物损伤，电离辐射会引发异常的细胞生长和组织分化，导致癌症。医疗用途辐射需要基本的安全保护措施。英国制定的电离辐射条例（IRR99）[4]和电离辐射暴露条例[3]，提供了明确的法律要求，控制和管理电离辐射的风险事故。

来自电离辐射的损伤，对组织可能存在潜在影响；可以用以下术语描述影响：体细胞、遗传、确定性和随机性[5]。电离辐射对体细胞的影响，与个人受到的辐射剂量有关。例如，通过电离辐射诱导体细胞效应可以导致癌症和白内障。由辐射引起的遗传效应，作用在性腺时，导致精子或卵子的 DNA 损伤。基因的影响并不会出现在被辐射的人体，相反，影响会传递给他们的后代。

潜在的生物效应在一定程度上依赖于电离辐射暴露的剂量（图 21-2）。小剂量水平的暴露，引发体细胞或遗传效应的风险很小，是随机的和不可预测的，这可以描述为随机效应。随机效应的概率随辐射剂量的增加而加大。随机效应的影响不会直接表现出来，他们的影响出现后，不能直接归因于特定的辐射。当一个人暴露在高水平的电离辐射中，辐射水平超出一个已知的水平或阈值，产生的生物效应可以预测或确定。这些是决定性的影响，通常与电离辐损伤治疗相关，而不是诊断过程中。确定性效应的典型例子是辐射诱导烧伤或放射治疗引起的皮肤红斑。

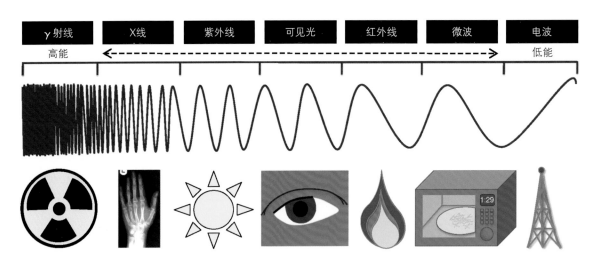

图 21-1　电磁波谱

即使暴露于最小剂量的电离辐射中（如 X 线胸透），也有小概率损伤发生的可能，因此，电离辐射没有一个安全的剂量。

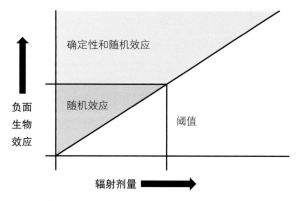

图21-2 辐射剂量与生物效应（线性模型）

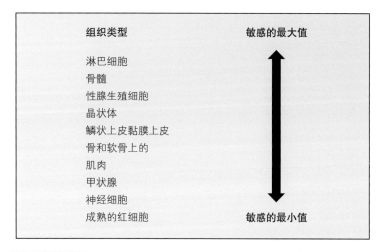

图21-3 组织辐射敏感度
改编自鲍尔（Ball）等人（2008）[2]

电离辐射、组织敏感性和怀孕

某些组织暴露在电离辐射时，特别容易受到生物损害，可以描述为辐射敏感。通常高分裂和高分化率组织细胞对辐射是最敏感的[2]。图21-3展示了各种组织的放射敏感度。

当孕妇用X线检查时，必须仔细考虑对未出生胎儿的潜在伤害，权衡利弊。妊娠前3个月是胎儿的器官形成的时期，对辐射尤其敏感。根据对育龄女性妊娠状态的询问，放射线技师在确认之前，需要对辐射进行管理。

工作人员也应该意识到电磁波谱与辐射有关的风险资料21-1。

什么是放射？

放射是一个自然发生的过程，是由不稳定原子核释放出电离辐射的核衰变。

一个原子核衰变能发出 3 种不同类型的放射现象：一个 α 粒子、β 粒子或 γ 射线都是电离。放射性物质可以在不同的地方使用——X 线。放射性物质用于不同领域。在传统摄影或 CT、X 线只是在需要时产生。然而，放射性源辐射所有原子核衰变的时间取决于它的半衰期。

资料 21-1

作为辐射源范围中工作的一员，如果怀孕了怎么办？

　　你有法律责任告知你的领导 IRR99(健康和安全执行 1999 年[4])，使宝宝的辐射剂量最小化和在有效监控内。职业剂量最小化，你能够正常履行你的职责，而不会增加宝宝的辐射风险。通常那些在高剂量区工作的人员，需要作出预防性调整。你不应该承担更多的职责，会增加在电离辐射中的暴露

表 21-1　放射性核素应用于医疗成像的例子

放射性核素	半衰期	临床使用
放射性核素	半衰期	临床使用
^{99m}Tc	6.02 h	很多
^{131}I	13 h	甲状腺检查
^{131}Xe	5.27 d	肺通气检测
^{204}TI	3.1 h	心肌功能检测
^{78}Se	118.5 d	肾上腺检查

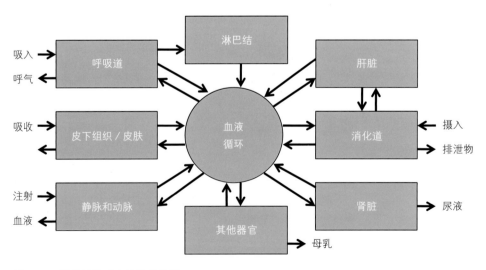

图 21-4　放射性核素在机体的代谢

放射性核素经过半衰期后,衰变的速度不能被停止或改变,取决于放射性核素的类型。

放射性核素成像

康复护理学会(或核医学),专门用于医学成像生成的放射性核素系统,理想情况下发出的 γ 射线可以逃脱身体,而 α 或 β 粒子不能。放射性核素标记在药物上,形成放射性药物,被人体脏器和组织吸收后形成辐射源,从而构成放射性同位素在体内分布密度的图像。RNI 成像技术用于补充 CT 和 MRI 等其他医学成像模式,已获得更多的解剖诊断信息。表 21-1 列出了一些常用的放射性核素在核医学的应用。

几个可以注射到体内的放射性药物(图 21-4)。这种给药途径使患者变成了一个实际的辐射来源。

资料 21-2

RNI 后放射性核素在患者体内停留多久?

放射性药物在体内停留的时间取决于机体的排泄速度,使用生物半衰期计算。放射性物质在患者体内停留的时间和受辐射的水平受许多因素的影响,工作人员负责管理放射性药物,并计算时间和剂量,为每个患者提供具体的指导

辐射防护原则

2007 年国际辐射防护委员会(ICRP)[5],已经确定了辐射防护的 3 个基本原则:

- 理由:患者可以接收合理风险的辐射与受益原则:受益应该大于风险,但对于员工而言是不利的。
- 优化:使用剂量应该达到合理可行的最低限度,即二拉平原则(ALARP)。使患者获得理想的诊断信息和最小的辐射剂量。工作人员接受剂量必须降低至合理范围内。
- 应有辐射剂量限制:英国 IRR99 条例[5]对暴露于辐射工作的人员和普通公众的辐射剂量都有严格的限制。

辐射防护操作

接触医疗辐射的工作人员和公众,常常要求保持年度辐射剂量最小化。放射线技师或专业人员管理辐射剂量,尽量减少不必要的暴露。他们负责记录和监控辐射剂量,每天使用 X 线检查时,患者暴露于辐射的主光束,一些光子辐射会被分散,主光束与患者建立二级或散射而辐射周边环境(图 21-5)。

目前工作人员(和公众)在实际的医疗接触辐射时,防护方法有 3 种:

- 时间:时间越长,暴露的辐射剂量越大,因此,负面生物效应的可能性就越大,接触的时间越短越好。
- 距离:距辐射源的长短与辐射剂量之间关系成反比这个关系,《平方反比定律》中有描述。图 21-6 表明与辐射源的距离加倍会减少 3/4 的辐射剂量,你与辐射源的距离越大辐射剂量减小。
- 屏蔽:当员工必须靠近一个辐射源(如骨科手术在某个环境中使用荧光镜成像时)。不能够限制暴露的时间或保持一个安全的距离时,可以利用各种形式屏蔽吸收或减弱辐射作为一个物理防护屏障。

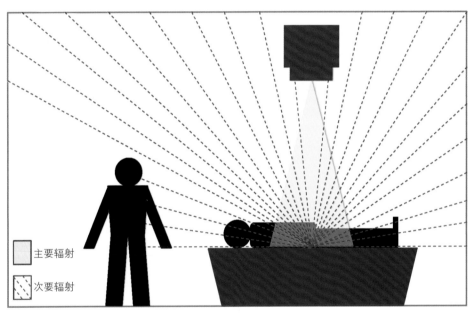

　　主要辐射

　　次要辐射

图21-5　主要和次要辐射

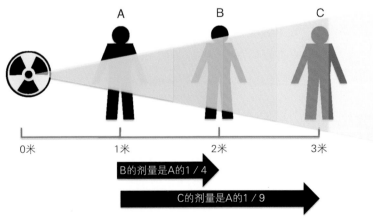

B的剂量是A的1 / 4

C的剂量是A的1 / 9

图21-6　平方反比定律和辐射剂量

辐射屏蔽和铅

铅可以非常有效地吸收辐射。铅(或铅含量)用于物理屏障,如铅玻璃屏幕、铅橡胶围裙、甲状腺盾牌、床单和手套。它也被制作成防护物品,如性腺盾牌,这主要是用来保护男性患者。

员工被强制性地穿着防辐射服,用正确的方式来提供最佳保护,确保辐射剂量在安全范围内。图 21-7 演示了正确的穿铅橡胶围裙和甲状腺盾牌的方法。铅橡胶 (或等效铅材料) 的正确保存是很重要的;如果防护服被折叠产生裂纹,它提供的保护性会降低。

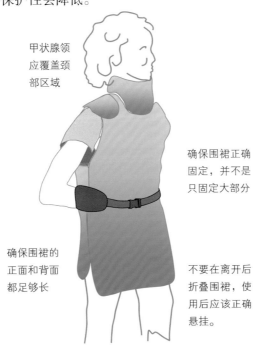

甲状腺领应覆盖颈部区域

确保围裙正确固定,并不是只固定大部分

确保围裙的正面和背面都足够长

不要在离开后折叠围裙,使用后应该正确悬挂。

图21-7 穿铅屏蔽

放射性核素辐射残留的防护事项

处理、储存和处置放射性物质是非常危险的。2006 年放射性物质管理咨询委员会(ARSAC)为临床医生提供指导,临床医生管理辐射残留物必须持有 ARSAC 资格证[1]。

处理放射性患者时谨记平方反比定律,与患者接触时间最小化。不仅患者有放射性,而且患者所有的体液都是电离辐射的来源(图 21-4)。避免身体被污染是很重要的,应戴一次性手套和围裙。如果你的衣服被污染应该及时更换,污染之后的皮肤应该用水彻底清洗。根据放射性剂量水平,污染废物必须安全地存储在一个密封的污染废物袋(亚麻袋),由核医学部门收集并安全存储。

核医学部门根据放射性药物的剂量和半衰期将提供具体指导。患者接受高剂量的放射性药物治疗时,对工作人员和公众的风险应降到最低。母亲在接受放射性药物后的一段时间内不能哺乳,母乳在此期间被视为污染性废物。孕妇和儿童不应该接触放射性治疗的患者。

当地法规

制定并遵守辐射风险评估制度是为了保护员工和公众避免不必要的辐射而划定的一个特定环境。根据地方法规,由放射线技师或医生来执行这些规定。如果正确地执行规定,应该没有员工或普通公众超过他们的年度剂量限制。

> 资料 21-3
>
> 我看到放射线技师戴着徽章来监测他们的辐射剂量,为什么我没有徽章,如果我没有戴徽章,你又怎么能知道我是安全的呢?
>
> 辐射监测和剂量测定并不是一种辐射防护形式,它能显示佩戴者接受到的辐射剂量。只有那些经常受到辐射和在高辐射剂量领域工作的人员需要监测,被监测的员工中,很少有累积量超过或接近年度剂量限制。关于个人剂量,如果你担心或有进一步的建议,你应该向你的辐射主管部门提出

电离辐射的一般原则

医学成像技术中,超声波和 MRI 是不使用电离辐射的。没有高剂量辐射的接触,使得它们成为理想的成像选择(例如怀孕的患者)。

超声波

超声波是利用超声回声不均匀来创建图像。它被广泛应用于对孕期孕妇的监测管理,也广泛使用于身体其他部位的成像。如果不能正确使用超声波,它可能引起组织潜在的不良生物效应。

磁共振成像(MRI)

MRI 的原理是将患者放在异常强的磁场中,使用射频波照射氢质子内部组织置于磁场中使之共振形成医学图像。MRI 能详细地显示软组织结构和整个身体的成像。通常使用一个超导磁体来创建磁场,使用氦或氮使磁铁保持冷却。磁性测量的国际标准单位是高斯和特斯拉,1 特斯拉等于 10 000 高斯。

MRI的危害

MRI 会形成一个独特的高度危险的环境,很多的死亡事件发生在这个环境。

　　因为超导磁铁总是打开的,一天结束后如果不能及时被关闭,在某种程度上一切的物质都会受到影响。人体组织只有轻微影响(称为抗磁性),这一现象对于创建图像是有益的。目前没有大型流行病学调查研究证明磁共振成像的任何长期的风险,但最近一些小的研究也引起了关注,所以继续在这个领域进行研究[7]。

　　某些材料会受到磁场极大的影响。如果你把一个铁质氧气瓶(磁铁)带到磁共振扫描室,强烈的吸引力会使氧气瓶离开你的手,它会穿过房间最终粘在扫描仪上。这种导弹效应反应是严重而常见的风险,在磁共振环境中,很多日常用品都将不安全,进入磁共振环境扫描室的人必须先进行检查,限制日常生活中携带的铁制品(图21-8)。

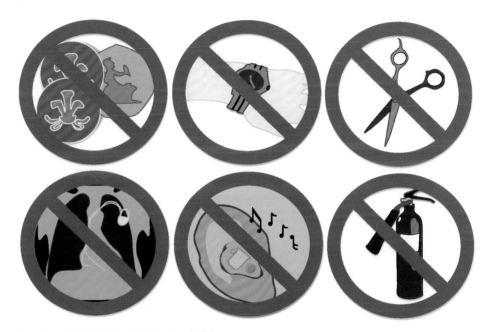

图21-8　图例中的物品在MRI是不安全的

　　许多人体内有植入物或医疗设备,但可能无法移除,进行磁共振检查是不安全的。大多数医疗植入物,如骨科植入物和血管支架是安全的。植入物导电或含有磁组件时通常是不安全的。一个有心脏起搏器的人,进入磁共振环境是不安全的,这样做可能会导致死亡。患者体内的动脉瘤夹需要进行仔细的检查。对于医疗植入物磁共振部门,可以提供建议和一个安全的指导。

　　磁共振成像是使用射频刺激氢质子,使能量转移到患者体内来创建图像,这种能量传递被称为共振。储存下来的能量会增加患者的体温,这对于儿童、老年人、孕妇、意识不清或不善于表达的人是特别危险的。如果接触的部位是皮肤,患者可能出现严重的射频烧伤,如标准心电图电极片。MRI扫描会产生大量的噪声,可以超过100 dB,长期暴露在高噪声水平中,可以使听力永久损害[7]。在此期间扫描室的人员必须戴耳机保护听力。

磁共振成像扫描仪的孔径是相当严格的,体型太大的患者不适合磁共振扫描。在磁共振成像这个封闭的环境中,人需要忍受焦虑或恐惧。2007 年药物和保健产品监管机构(MHRA)为临床磁共振成像提供安全指导[6]。

磁共振成像和怀孕

当扫描一个怀孕的患者时,磁共振潜在的加热效应和噪声都是需要担心的问题。MRI 放射线技师在某种程度上,对怀孕患者是有条件限制的。孕妇是可以被扫描的,但通常选择推迟到怀孕后期,扫描应避免在妊娠前 3 个月的器官形成期进行。

参考文献

［1］ **ARSAC (Administration of Radioactive Substances Advisory Committee)** (2006) *Notes for Guidance on the Clinical Administration of Radiopharmaceuticals and Use of Sealed Radioactive Sources.* London: Health Protection Agency.

［2］ **Ball J, Moore A and Turner S** (2008) *Ball and Moore's Essential Physics for Radiographers,* 4th edn. London: Wiley-Blackwell Publishing.

［3］ **Department of Health** (2000) *No. 1059, Ionising Radiation (Medical Exposure) Regulations.* London: Department of Health.

［4］ **Health and Safety Executive** (1999) *No. 3232, Ionising Radiation Regulations.* London: Health and Safety Executive.

［5］ **ICRP (International Commission on Radiological Protection)** (2007) *Radiological Protection in Medicine:* ICRP Publication 105.London: ICRP.

［6］ **MHRA (Medicines and Healthcare products Regulatory Agency)** (2007) *Guidelines for Magnetic Resonance Equipment in Clinical Use.* London: MHRA.

［7］ **Shellock F** (2011) *Reference Manual for Magnetic Resonance Safety, Implants, and Devices:* 2011 Edition. Los Angeles, CA: Biomedical Research Publishing Company.

［8］ **Watson S, Jones A, Oatway W, *et al.*** (2005) *HPA/-RPD-001, Ionising Radiation Exposure of the UK Population*: 2005 Review.Oxford: HPA.

第二十二章
围手术期死亡患者的护理

凯文·亨肖

死亡的定义

目前在英国,对于自然或非自然死亡没有法定的定义。

从表面上看,死亡的定义似乎很简单。然而,随着医疗技术的进步,现在呼吸停止和心脏停止不一定意味着死亡。例如医生用简单而有效的诊断工具,听诊器能准确地听到心音。除颤仪的发展意味着即使心室纤维性颤动等严重心律失常不再是无法治愈的。在某些情况下心脏骤停复苏成功,使心脏骤停不再成为死亡的最后诊断(卫生部门的工作组代表大不列颠及北爱尔兰 1983 年)。

机械通气技术的发展意味着患者即使无法呼吸,但仍然可以"活着"。医疗技术的进步是生与死之间模糊界限的另一个里程碑。扬纳(Youngner)等人[15]提到机械通气技术,有能力能够创建"一类新的死亡患者",需要对"死亡"做一个更精确的定义。

1976 年皇家学院医学会议上[2],一篇名为"诊断"脑死亡的论文提供给与会代表。脑干死亡这个词第一次被引入医学词典。这一项称为脑干不可逆损失,这个诊断实际上成为临床死亡的定义,但很快有人意识到诊断脑干死亡,需要有一个更严格的指导方针。1979 年英国卫生部和社会保障 "尸体的器官移植"实施规程[4],在 1983 年 1 月首次发布给医生。

脑死亡的诊断应由在这个领域里,拥有专业知识的 2 名执业医师共同完成,1 名顾问医生负责案例,另 1 名其他医生(在没有顾问医生的情况下,应该有一位对类似案件有 5 年以上经验的医生来代理)。2 位医生可能单独或同时进行测试,如果测试确认脑死亡他们需要重复的进行测试,由医生来决定 2 次测试的间隔时间。由医生来完成所有建议的测试也许是不恰当,测试标准只是一个指导方针,而不是死板的规则。

标准如下:

- 所有脑干反射消失。

- 瞳孔固定的,对光反射消失。

- 角膜反射消失。

- 前庭眼动反射消失。

- 通过对脑神经相应区域的神经分布进行足够的刺激,不能引起相应的躯体反应。

- 通过导管抽吸气管的刺激,没有呕吐反射或支气管反射。

- 患者没自主呼吸,依靠呼吸机维持,以提高动脉二氧化碳分压高于阈值来刺激呼吸。关于如何进行这些测试而提出的补充建议。

1998 年 10 月修改了诊断和确定脑死亡实施准则,同年卫生部[3]提供临床指导。其目的是减少误诊的发生,特别是鉴别低温和药物引起的昏迷。这些准则结合不可逆转的呼吸运动,重新定义不可逆的脑死亡。

验尸官的角色

验尸官是地方当局任命的独立的司法官员,用来记录和调查意外、突发暴力、不自然的死亡。验尸官通常是合格的医生或律师(或两者)。验尸官对于认定死亡的原因是属于自然死亡或非自然死亡负有法定责任。为了找到死亡原因需要进行验尸。确定死亡原因和死者身份,才可以签发死亡证明[14]。

所有突然死亡都需要报告给验尸官。然而,并不意味着所有的死亡报告都需要进行尸检并提供报告。只有 22% 的死亡报告需要验尸官事后进行剖析检查,不足 4% 需要勘验尸体。

由 1988 年验尸官法案 8 (1)调查(资料 22-1)。

资料22-1

验尸官的角色

验尸官需要知道死者是躺在他该躺的地方？并有合理的理由怀疑死者:

1. 是死于暴力或其他非自然死亡

2. 未知的猝死原因

3. 死于狱中,任何情况下都需要进行尸体勘验

死因正常与否,无论验尸官有无陪审团,都应该对死者的死因进行调查

器官捐献

术中意外死亡,是没有预期的突然死亡,值得庆幸的是这是一种罕见的事件。作为围手术期从业者,任何突然的死亡,必须尽快报告给验尸官。接触死亡患者时,往往会提供围手术期护理的形式进行器官摘取。对于从业者而言这是一个具有挑战性的情感体验[1]。

一个脑死亡的人,躯体是僵硬的、没有温度的、也不是粉红色的、不会移动、没有意识,显然,一个脑死亡的人与睡着了几乎没有区别。这时,我们应询问家属是否可以从他们所爱的人身体上摘除一个跳动的心脏和其他器官[12]。

参加一个器官摘除的过程,涉及与供体移植协调员密切联络。一部分移植协调员的角色是在整个捐献过程中管理好捐赠者和他们的家庭。一旦诊断确认脑干死亡,就需要急救护理人员与协调人员合作和咨询验尸官。

有时有些关键点可能会被忽视,一些不熟悉围手术期工作的人员,可能会将诊断为脑死亡时间记录为死亡的时间。

这是个难题,也就是通常患者"以温暖、皮肤红润、血流灌注良好,没有任何窦性心律特征或损伤的状态"从监护室转出。进行外科手术时使用神经肌肉阻滞剂是为了预防脊髓反射,这并非麻醉,确切地说,脑干死亡的患者不需要麻醉。围手术期团队的角色在这个例子中,是为捐献者的器官提供支持,同时保护捐献者的尊严。

器官摘除与否是由验尸官实施,如目前坚持警察和/或警察摄影师(采集图片)在器官摘除现场。

在验尸官进行验尸时,由首席外科医生做详细的笔记,他或她以后可能会被多次召集到法院。所有围手术期从业人员还需要有一丝不苟的态度,并编辑记录文档[13]。

儿童的死亡

如果一个孩子可能发生术中死亡,而其父母是基督教徒,他们的信仰是要求孩子还活着的时候进行紧急洗礼。理想情况下这项服务应该由医院的牧师来完成。如果孩子有可能在牧师到来前死亡,也可以由一名工作人员(最好是基督教)完成紧急洗礼。孩子死亡是不适合洗礼的,但在复苏期间接受洗礼,可以为家庭成员提供精神上慰藉。

如果孩子死于围手术期,病区工作人员需要尽快告知验尸官。孩子的身体将被转移到一个适当的区域,然后与验尸官进行讨论,孩子的死亡必须记录在一个适当的系统中。

如果一个新生儿出生时死亡,出生注册和死亡注册都可以注册在同一时间。

验尸官要求验尸不需要法律同意,但最佳实践表明,应该鼓励家庭参与[6]。

死亡患者的护理：最后的手续

确定患者死亡后,任何特定的准备工作都完成,进行最后的安葬祈祷。如果要求一个验尸官进行事后解剖,建议咨询高级职员或验尸官办公室进行。

下面是一些实际的指导方针,尊重个人信仰、参照当地政策、符合程序要求,并从移植协调员、病房工作人员和家庭成员那里寻求最佳建议。

物品的准备

一般需要以下物品：

* 一次性塑料围裙。
* 一次性塑料手套。
* 盛热水的碗、肥皂、死者的化妆品、面巾或一次性擦洗巾和 2 块毛巾。
* 一次性剃须刀或患者自身的电动剃须刀、梳子和指甲保健用品。
* 口腔保健用品,包括清洁假牙的物品。
* 识别标签 ×2。
* 记录要求符合法律和当地政策(如死亡通知卡)。
* 裹尸布或死者的个人衣服：睡衣、死者之前要求的衣服,遵守家庭 / 文化的愿望。
* 尸体袋如果需要(即现存或潜在泄漏体液和 / 或传染性疾病)和标签、定义感染 / 疾病的性质。
* 如果有伤口、静脉 / 动脉导管和插管,需要准备纱布、防水胶带、敷料和绷带。
* 如果有尿液,需要用一次性或重复使用的容器来收集尿液。
* 医用和生活垃圾袋。
* 合适的缝合针。
* 合适的洗衣袋用来装床单。
* 干净的床单。
* 记录簿记录死者财产和贵重物品。
* 袋子用于盛放死者的私人物品[5]。

宗教信仰的差异

所有的宗教信仰都有以下特点：

- 所有的医疗设备都应该移开，除非死者将被尸体解剖，否则断开连接，并对身体的孔道进行适当的填塞。
- 如果可能的话遗体不应该被单独放置，应提供一个房间让守夜者看守直到安葬。

基督教的器官捐献

基督教教义告诉我们，牺牲和无私的行为在本质上与更广泛的社会责任是相联系的。大部分基督教教义，根据当地政策接受最后的安葬祈祷。念珠和圣象画等宗教物品，要求家庭在死者被收容之前放置[7]。

犹太人的器官捐献

如果死者要进行器官捐献，需要被犹太法律定义为死亡，在此之前器官不可以被摘除。传统上犹太法律定义死亡需要通过观察身体大约 8 min，把一根羽毛置于患者的鼻子和嘴唇测试以确定呼吸是否停止。

应该用裹尸布包裹身体，进行清洗和祈祷。

拉比（Rabbi）是联系家庭或医院的牧师。处理患者时从业人员被允许触摸身体，但应该尽可能少触摸死者，每次操作时应戴手套。由家庭选中牧师后，为死者身体进行"圣洁"洗涤，确保净化仪式的进行 (qahal kadosh)。

患者的眼睛应该闭上、四肢伸直、脚尖应该指向一扇门。

应在 24 h 内安葬遗体（理想情况下）[8]。

伊斯兰教的器官捐献

1995 年英国穆斯林法律委员会签发了一项决议指出："安理会支持器官移植作为一种减轻疼痛或拯救生命的手段，基于伊斯兰教"的规则。

如果可能的话，放置这个死者时，他的脸应该面向麦加。

躯体应该被遮盖，清洗和祈祷仪式最好由另一个相同性别的穆斯林进行。

应在 24 h 内安葬遗体（理想情况下）[9]。

锡克教的器官捐献

锡克教信徒的信仰和哲学鼓励牺牲，并强调需要把他人的需求放在自己的前面:"自我存在的地方,没有神。上帝存在的地方,没有自我"(Guru Nanak, Guru Granth Sahib)。

虽然在锡克教信徒的信仰中是允许器官捐献的,但有些死者和家属可以拒绝器官摘除,可能因为器官摘除被认为是肉刑。

身体由家庭成员清洗和安置(如果可能的话在最后的安葬祈祷中,长子将起主导作用)。锡克教徒都是火葬[10]。

印度佛法器官捐献

在印度教经文中,无私的给予是被列为排名第三的良好行为(自我约束)。所有事情都是可以捐赠的,捐赠自己的身体是有更价值的事(the Manusmruti)。

身体是由一个家庭成员清洗和安置,最亲密的家庭成员将循环为遗体焚香。印度人都是火葬[11]。

参考文献

[1] **Clay J and Crookes P** (1996) Implications of transplantation surgery for theatre nurses: 1.*British Journal of Nursing* 5(7): 400–403.

[2] **Conference of the Medical Royal Colleges** (1976) Diagnosis of brain death. *British Medical Journa* 11187–1188.

[3] **Department of Health** (1998) *The Removal of Cadaveric Organs for Transplantation: a Code of Practice.* 1998/035.London: HMSO.

[4] **Department of Health and Social Security** (1979) *The Removal of Cadaveric Organs for Transplantationa Code of Practice.* London: HMSO.

[5] **Dodds N** (2005) Last Offices. In Dougherty L and Lister S (eds) *The Royal Marsden Hospital Manual of Clinical Nursing Procedures,* 7th edn. Oxford: Wiley Blackwell.

[6] **Goldman A** (1994) *Care of the Dying Child.* Oxford: Oxford University Press.

[7] **Howitt R, Bradford Hospital NHS Trust** (2003a) *Christianity and Organ Donation, A guide to organ donation and Christian beliefs.* Bradford: UK Transplant.

[8] **Howitt R, Bradford Hospital NHS Trust** (2003b) *Judaism and Organ Donation, A guide to organ donation and Jewish beliefs.* Bradford: UK Transplant.

[9] **Howitt R, Bradford Hospital NHS Trust** (2003c) *Islam and Organ Donation, A guide to organ donation and Muslim beliefs.* Bradford: UK Transplant.

[10] **Howitt R, Bradford Hospital NHS Trust** (2003d) *Sikhism and Organ Donation, A guide to*

organ donation and Sikh beliefs. Bradford: UK Transplant.

[11] **Howitt R, Bradford Hospital NHS Trust** (2003e) *Hindu Dharma and Organ Donation, A guide to organ donation and Hindu beliefs.* Bradford: UK Transplant.

[12] **Kellhear** (2007) Call to revamp death definition. BBC News. http: //news.bbc.co.uk/1/ hi/6987079.stm.

[13] **Medical Protection Society** (2005) Casebook Vol. 13, no. 4.www.medicalprotection.org.

[14] **Urpeth D** (2010) Taking and closer look at the role of the coroner. *British Journal of Neuroscience Nursing* 6(7): 131–133.

[15] **Youngner SJ, Allen M, Bartlett ET** *et al.* (1985) Psychosocial and ethical implications of organ retrieval. *New England Journalof Medicine* 313(5): 321–323.

第二十三章

术后护理

帕特·斯梅德利和娜塔莉·奎因

临床环境

麻醉恢复室（post-anaesthetic care unit，PACU）是一种特殊的临床环境，其主要的功能是确保患者从麻醉和手术中完全恢复。此处应该有适当的设备和从业者，为了防止可能延迟恢复的并发症。PACU从业者必须掌握相关的知识和熟练的技能来护理每一个患者，直到安全出室。重要的是，通过PACU与其从业者24小时的服务可以减轻手术室的急救工作负荷。

英国国民健康保险制度（NHS）中，注意健康指导第26条[11]，对患者恢复的空间和布局有非常明确的指导方针。这是感染控制、患者安全和处理紧急情况的空间。更重要的是在紧急情况能获得及时的援助。床的四周应该有360°的通道、一致性的呼叫系统和方法以便提供必要的帮助。还应该有一个用于心脏骤停时的寻呼系统。PACU设有良好的照明，便于工作人员观察患者细微的变化（即观察苍白），这是非常重要的。由于麻醉气体的使用和员工健康的需要，应该有一个定期测试的清除系统，从环境中清除过期的麻醉气体。每个入口都需要置顶式窗帘，理想的情况，应适用于预防X线，除此之外还可以最低限度的维护患者的隐私和尊严，但这些窗帘不能减少恢复室总体的采光，并且应该处于备用状态，随手可及。

每个PACU都要求有一个处理医疗废物和使用过的物品"污物公共设施"和水池。锐器处理容器在床旁和中央准备区都是必需的。还需要一个较大的垃圾桶收集可回收的物品和需要处理废水的袋子。

PACU通道应该便于从每个手术间进入。这个区域在手术室的综合设施应该是独立的。患者不能从PACU随便进入到手术室。PACU设有专用通道，以确保患者进出 PACU 没有冲突。

　　NHS 置业指南 HBN 26[11]声明：每个恢复室至少应该有 2 个通道。每个恢复室的床位受手术时间的长短和患者在恢复室的预期时间长短的影响。

床旁设备

　　PACU 的每张床边应该配备单独的空气、氧气和吸引。此外，应提供下列设备：

- 2 个氧气流量计，一个端口直接用于患者供氧，另一端口在紧急情况下使用。这个紧急端口可通过一个手动通气回路开关，用于氧气输送。
- 壁挂式负压设备是必不可少的，用大口径抽吸导管连接。根据情况选择吸痰管。各种型号的吸痰管，应该能通过气管导管。
- 如果 PACU 有儿科患者，必须有一些适合儿科使用的负压设备，紧急手动通气设备和术后普通氧气管理[11]。

　　每个恢复室应有：

- 监控设备，最低限度的记录持续的血压、脉搏、心电图、氧饱和度和体温。
- 血气分析仪和有创监测设备一应俱全，便于使从业者使用和查看[4,8,12]。
- 各种口咽通气道。
- 鼻咽通气道。
- 污物收集碗。
- 失禁衬垫。
- 备注射器、带气囊气管导管、喉罩以备急用。

　　科室内应该有：

- 不同给药方式的镇痛药。
- 各种止吐药。
- 紧急再插管药物。
- 肌肉松弛剂拮抗药。
- 抗过敏药物盒。
- 各种静脉输液的液体。

　　手术室综合设施应有一个无乳胶并带有除颤仪的台车装置，并遵从医院的规章，定期检查，以确保该设备在有效期内，从业人员应熟悉设备的内容。包括可用于困难插管的设备，如各种喉镜片和气管切开术设备。

员工培训与职业能力提升

PACU 从业者应该经过适当的培训和职业能力的提升。其工作直接由麻醉医生监管,因此,应该有能力处理这一个紧急情况,直到医疗援助到达。恢复室从业者定时评估患者的状况,并以适当的方式应对病情的变化,寻求麻醉医生的帮助和建议是必要的。

在紧急的情况下恢复室从业者应该承担相应的责任和管理紧急援助,并保持冷静、专注,确保患者安全。他们还应参加一个被认可的有关恢复室的培训课程,包括:

- 全身各系统的解剖学与生理学。
- 气道 / 呼吸道管理原则。
- 血流动力学管理原则,包括流体管理。
- 体温管理。
- 疼痛管理。
- 术后恶心呕吐的管理。
- 紧急情况(过敏症、恶性高热、呼吸系统和心搏骤停、琥珀胆碱呼吸暂停和喉肌痉挛)。

新员工入职应使其充分的适应和通过当地与国家的职业能力评估。评估者应持有适当教学和评估资质,并定期更新。在临床领域实践的学生,应该一对一的带教。

员工应该参加的课程:

- 基础生命支持;
- 即时的生命支持;
- 手工处理;
- 当地指定的强制性训练。

如果环境设备能满足儿科,应完成适当的儿科复苏课程。在基础生命支持上,考虑对员工进行必要的高级生命支持的培训,特别是那些处于待命和正常工作及学习时间之外的人员。应进行等效的儿科管理[5,8,12]。

人员和技能组合

恢复室人员配置是一个复杂的问题,根据从业者技能组合、患者状况和数量进行分配。任何时候恢复室只要有患者,至少应该有 2 名受过培训的注册从业者。当患者无意识的时候,必须有护士进行一对一的护理,直到患者恢复防御反射和能够自主呼吸为止。1 个护士护理 2 名患者,是患者在稳定状态和能够维持自主呼吸的情况下;1 个护士护理 3 名患者是患者已经充分恢复意识,回到病房延续他们长期的术后护理。如果患者病情不稳定、且在 8 岁以下或要求特殊护理 / 高度依赖护理时,护患配置比例 2∶1 [5,8,12],最低级别人员配备总结见表 23-1。

PACU 工作人员配备数量的研究证据有限,并且大多数影响涉及"专家意见"和"最好的预测"情况。PACU 是一个不可预知的环境,延迟出室或重症监护病房的患者,其病情进一步复杂化,这些情况可能会影响科室接纳新患者的能力,造成科室瓶颈期以及减慢患者进入手术室的速度[13]。保持患者尽可能顺利地进入手术室、恢复室、返回病房,避免任何障碍和延迟是非常重要的。患者平稳运转的关键是各科室之间的交流沟通,但确保患者安全是最根本的。

表 23-1　最低配置的工作人员总结

患者状况 / 特殊考虑	护患比例
无意识	1∶1
有意识 / 能自主呼吸 / 稳定的	1∶2
不稳定 /8 岁以下 ITU/HDU 护理	2∶1
注意:只要有一个患者在 PACU 时必须有 2 个恢复室执业人员	
摘自 : Royal College of Anaesthetists(2009), British Anaesthetic and Recovery Nursing Association(2005)and ASFAN(2010a).	

日常设备检查

所有床旁设备应在患者到达恢复室之前检查。

检查应包含以下内容:

• 氧气应该检查开关,确保有氧气不间断地供应。

• 检查吸引装置,确保管道扭结或抽吸流体时能够维持和增加压力。

• 床边紧急通气设备应该进行测试,确保没有漏气或氧气流动障碍。

• 出室患者使用的一次性设备,按照地方和医院感染预防与控制政策执行。

所有的紧急设备应每天按照科室的计划检查,确保正常运行,并为下次使用做准备。

从手术室到恢复室的转运/患者交接

患者由麻醉医生和一个手术医生转运至 PACU。运送途中携氧气,并且必须到达 PACU 交接。患者应该由 2 名 PACU 从业者接收,确保安全和管理其监测系统、静脉输液、保持引流管通畅[8]。交接还包括患者姓名、相关病史、麻醉技术、药物、术中并发症以及手术细节,包括缝线、敷料和引流管。在这一点上麻醉医生将快速评估患者的气道、按照呼吸和循环的临床优先顺序。PACU 从业者应准备接手护理[3]。根据对患者基础体征观察、麻醉剂和手术史给予临床指导,患者病情一旦稳定,就应该完成相应的文书记录。

计划护理患者的风险评估

患者在术后护理初期,由于麻醉和手术对正常机体功能生理的影响,如表 23-2 所示。患者护理计划应遵循风险评估,评估患者的病史、手术和麻醉相关的潜在并发症。PACU 从业者将从麻醉 / 手术室交接、麻醉记录和外科医生的病历收集资料。

当风险评估提示患者有潜在并发症时,应对患者全身系统,进行严谨、连续的评估,迅速处理和再评估,使患者安全转归。保持呼吸道通畅,并监测呼吸、血压、意识、核心温度、镇静 / 疼痛和恶心。脉搏血氧饱和度、心电图和无创血压,是目前护理的常规[2]。中心静脉压、动脉血气分析仪的使用,取决于患者手术的复杂程度和病史。对所有气管插管、通过声门上气道或其他类似的气道设备维护的患者,进行血气分析,2009 年由爱尔兰麻醉医生协会推荐[3]。

观察术中的体液平衡,把尿量和引流液考虑进失液中。PACU 患者应每 10 min 观察记录一次。在恢复的早期阶段,患者最易发生病情变化。虽然,趋势是完全恢复常态,但是在任何阶段患者的病情都有可能恶化和发生并发症。

气道:第一要务

许多麻醉剂如表 23-2 所示,可导致意识恢复延迟、正常气道保护机制的障碍(吞咽、咳嗽和呕吐反射)以及上呼吸肌无力,上呼吸道正常的精细结构允许空气并从肺部自由通过。

表23-2　麻醉和手术的危险因素

麻醉/手术过程	在恢复室并发症的风险
诱导药物	
诱发无意识状态	异丙酚可能会留下轻微的低血压
气道维持：喉罩、气管插管	插管增加喉痉挛的风险
维持药物	
保持无意识状态	① 阿片类药物、未清醒、呼吸抑制气道阻塞 ② 挥发性麻醉剂、呼吸抑制、血管舒张和低血压、气道阻塞 ③ 肌肉松弛剂残余、呼吸肌肉无力、如果不逆转残留麻痹，则气道阻塞
逆转剂	
反向肌肉松弛剂（新斯的明）	新斯的明剂量不适当导致残留麻痹
低体温	轻度、深度低温延迟复苏
流体损失	失液/失血—导致血液循环障碍
疼痛	疼痛造成的痛苦和刺激交感神经系统—心动过速和潜在的心脏负荷

上呼吸道结构

　　舌头是一个大的肌肉器官，可以在吞咽前帮助嚼碎食物。成年人咽部是一个13 cm长的肌肉通道，包含鼻咽、口咽（喉咙）和下咽，与食管和喉相通（图23-1）。食物和水通过口咽部，吞咽，转移到食道，经由气管后方再到胃。会厌（一个叶状软骨）在声带上的褶皱吞咽，确保食物不会进入气管。声带是喉内狭窄的韧带，允许说话和空气自由流动到肺部。

　　从麻醉诱导直到患者苏醒时（肌张力和重要的反射恢复），这些过程都有梗阻的风险，导致呼吸道迅速阻塞（表23-3）。

气道评估

　　在麻醉早期，气道阻塞是一种常见的、潜在的、未恢复保护性反射的、意识不清或无意识患者的危险性并发症。应该在护理计划中进行梗阻风险评估。麻醉药、肌肉松弛药、外科手术和肥胖都可能导致梗阻。通过严格的持续评估来避免并发症的发生,从规范和快速识别干预早期紊乱。PACU 从业者,使用"看、听、感觉"的方法来全面评估气道,如表 23-4。

气道管理

气道管理从常规使用到预防或解除梗阻可以分为 3 个阶段:

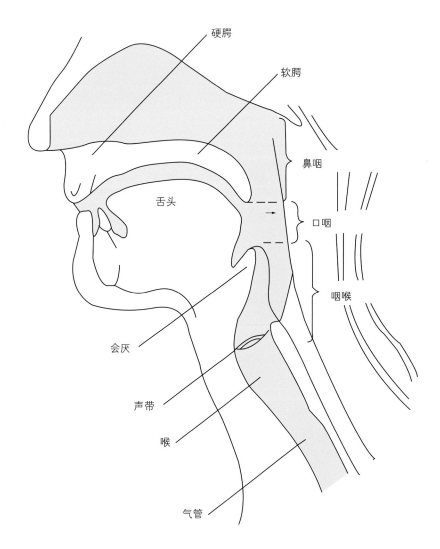

图 23-1　咽部是由鼻咽、口咽、咽喉组成的肌肉管腔

表23-3 全身麻醉对正常气道功能的影响

解剖点	手术 / 麻醉风险	潜在的气道梗阻
鼻咽部：鼻孔	耳、鼻、喉（ENT） 手术治疗：经鼻插管	血管丰富的区域-出血可能会阻碍气道
口咽：舌 / 口腔	麻醉剂：肌肉肌无力 耳鼻喉科 / 牙科手术	舌软盘-下降到口咽的后方 异物（牙齿等）封锁气道 口腔 / 唾液、出血
喉结构 会厌 声带（声门）	麻醉剂放松喉部，使其与气道分离呈无保护状态 不当的插管有喉梗阻的风险	会厌功能的丧失：吸引进入气管的食物 / 液体 刺激声带导致部分或整体梗阻

表23-4 气道评估

	梗阻的标志	正常气道	阻塞性症状
看	患者的颜色 氧饱和度 意识水平 雾化面罩 呼吸模式	粉红色 SaO_2 96% ~ 100% 意识和警觉 雾化面罩 正常的呼吸模式	苍白变成发绀是缺氧的标志 氧饱和度下降 无意识 / 意识不清的状态 限定的雾化面罩呼吸 不规则的呼吸模式表明呼吸道梗阻
听	CVS 心动过速可能是缺氧的标志 呼吸音 嘈杂的呼吸表明部分梗阻	CVS 在正常参数（除非主 CVS 障碍） 安静的呼吸 新生儿：绝对的沉默可能表示完全的阻塞，因为没有空气通过气道	腹肌的使用 打鼾表明舌后缀阻塞气道 气过水声：口中有液体阻塞 喘鸣：喉痉挛 喘息：下呼吸道狭窄
感觉	感觉从鼻子和嘴呼出空气	从鼻子 / 嘴巴感觉到呼吸	鼻 / 口腔呼吸有限的感觉

第一阶段：常规气道管理

用各种技术来确保气道通常。当患者无意识时，舌是气道梗阻的主要风险。喉罩（laryngeal mask airway，LMA）是很重要的气道辅助设备，可以预防舌后坠，其放置时间持续到患者苏醒，LMA 移除时或许会带有分泌物。打鼾提示 LMA 移位或部分喉头梗阻，头部倾斜和托起下颌可缓解梗阻症状。尝试失败后，提示需要进行双手托起下颌（图 23-2）。或许插入一个古德拉（Guedel）咽喉通气导管也许必要的，如果插管失败，需要重新放置 LMA。小心吸痰或将患者恢复原位，头偏向一次，避免误吸。口咽部的检查可提示异物梗阻（牙齿等）。如果有梗阻迹象应将氧气流量最大化、持续评估，判别梗阻是否解除。如果病情恶化，立即加压给氧,寻求麻醉医生帮助。气道梗阻持续几分钟或许会导致脑死亡。

第二阶段:简易呼吸气囊的使用

简易呼吸气囊需要 2 名执业医师一起使用,紧急情况下,麻醉医生到达前,一个医生扣面罩另一个医生加压给气(图 23-3)。用氧气贮存袋可打开气道并提供 96% 氧气。PACU 从业者必须具备急救插管技能,手推车预先备好插管设备和药物以备麻醉医生的需要。

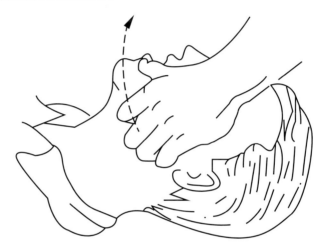

图 23-2　双手托下颌法.下颌向前推进,从口咽部的后方抬起舌头

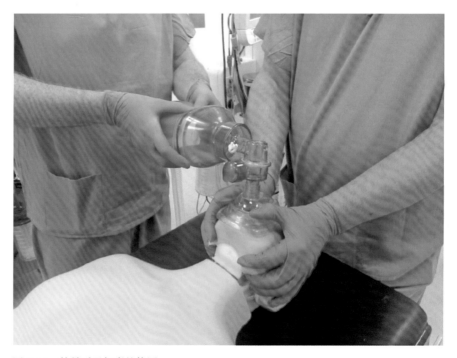

图 23-3　简易呼吸气囊的使用

第三阶段：患者的插管

如果上述操作无法解除梗阻,那么气管插管将是必要的。紧急情况下识别梗阻的主要原因是困难的。插管前,麻醉医生或许会尝试使用逆转药来缓解梗阻症状(新斯的明 / 纳洛酮 / 多沙普仑) (表 23-6),如果患者症状未缓解, PACU团队的作用是协助麻醉医生插管。

喉痉挛

喉痉挛是喉部肌肉部分或完全痉挛,阻止空气从肺自由流动。不恰当的插管、分泌物(血液 / 唾液)是痉挛常见的原因。啼叫音是喘鸣的经典标志,同时患者躁动和血氧饱和度下降,严重喉痉挛时,应用辅助呼吸肌和不规则的呼吸模式。喉痉挛必须被视为临床紧急事件,必须立即寻求麻醉医生的帮助。痉挛可能会恶化,导致严重缺氧和声门完全封闭。用 100% 纯氧正压通气,解开衣领,及时清除血液或分泌物以缓解症状。类固醇、利多卡因或肾上腺素,可用于降低气道刺激。如果仍未解除,可能需要使用肌肉松弛剂和重新插管。

吸引术

当患者恢复意识时,可能需要从呼吸道进入肺部吸引异物、血液或胃内容物。高危人群包括:肥胖患者、孕妇或患有食道裂孔疝的患者。当咳嗽、支气管痉挛、气道梗阻导致缺氧可能提示需要吸引和寻求麻醉医生的帮助。应让患者处于适宜的体位,头偏向一侧吸引分泌物。气道维护和预防缺氧是管理的关键目标。肺部的潜在损伤取决于异物的大小和性质(酸性)。进一步的处理包括胸部 X 线检查、抗生素和 / 或类固醇使用,并在高依赖性区严密观察与随访。

呼吸：第二优先级

外呼吸是通过呼吸道吸入空气,进入肺部进行空气交换,呼出二氧化碳的过程。

所有体细胞需要氧的恒定供应,维持细胞的正常功能。氧气在组织内呼吸过程中被消耗。如果未能将氧气运送到细胞,无氧代谢将造成缺氧和酸中毒最后导致细胞死亡,二氧化碳也必须不断被消除。血液中的二氧化碳累积可导致酸中毒。正常 pH 酸碱度为 7.35 ~ 7.42。这种弱碱性必须保持正常的细胞功能。患者通常在 PACU 通过哈德逊(Hudson)面罩获得浓度为 40% 的氧气,以确保血液中最佳的氧含量。如果患者具有肺部疾病,文丘里(Venturi)流体流量测定系统,可提供适合患者病情的恒定氧气百分比。

呼吸控制

大脑髓质呼吸中枢是呼吸的控制中心和呼吸兴奋中心（图23-4）。通过 CO_2 对外周动脉化学感受器刺激，pH值降低。通过呼出 CO_2、维持pH值的相对平衡。缺氧时，CO_2 刺激化学感受器，引起呼吸。

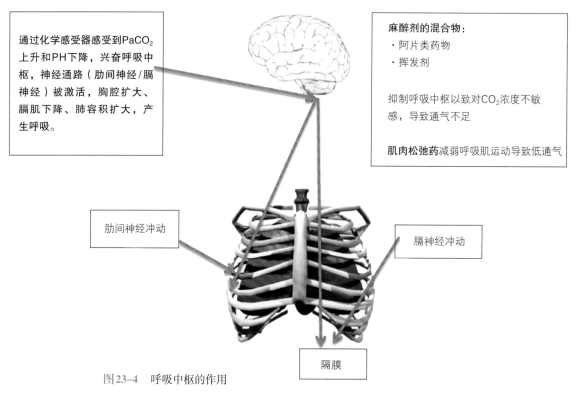

通过化学感受器感受到 $PaCO_2$ 上升和PH下降，兴奋呼吸中枢，神经通路（肋间神经/膈神经）被激活，胸腔扩大、膈肌下降、肺容积扩大，产生呼吸。

麻醉剂的混合物：
· 阿片类药物
· 挥发剂

抑制呼吸中枢以致对 CO_2 浓度不敏感，导致通气不足

肌肉松弛药减弱呼吸肌运动导致低通气

肋间神经冲动

膈神经冲动

隔膜

图23-4　呼吸中枢的作用

呼吸力学

二氧化碳浓度上升呼吸中枢刺激肋间神经收缩，提升胸壁向上向外。同时膈肌向下收缩，这两种效应导致肺容积扩大。此时，肺的压力低于大气压。气体总是从一个较高气压的区域到低气压区域。空气中含有的氧气被吸入肺部，直到压力相等。呼气时胸腔壁坍塌，膈肌上抬，肺容积收缩。肺压力高于大气压，二氧化碳被呼出。麻醉后使用肌肉松弛剂、阿片类药物和挥发性药物导致呼吸肌运动减弱，在一定程度上是导致通气不足的危险因素。

全身麻醉对正常呼吸功能的影响

如表23-5所见，在全身麻醉中所用的药物对呼吸有或大或小的影响。在麻醉后期，患者的主要危险是通气不足，肺部的气体交换不足以提供充足的氧气到组织细胞，并排出 CO_2。诱导和维持可能是一个致命的打击。尤其是对呼吸储

备有限的老年患者,或合并肺部疾病。这些药物影响正常呼吸功能,并延长无意识状态,增加了气道阻塞的风险。

表23-5　外科手术/麻醉药物对呼吸的影响

药物组/外科手术影响	在PACU呼吸的残余效应
诱导剂	结合维持剂,减少呼吸运动,意识恢复延迟
维持剂	
阿片类药物 　挥发剂	阿片类药物/挥发剂:使呼吸中枢对二氧化碳的敏感水平降低,导致肺换气不足和延迟意识恢复
肌肉松弛药	肌松药:影响肋间肌减弱呼吸运动,如果不能逆转深影响肌肉功能
手术影响	疼痛可能会阻碍深呼吸(胸或腹部手术)

在表23-5中所示的风险因素,提醒麻醉医生采取预防措施以避免通气不足。多重危险因素会增加通气不足的风险。例如老年人、肥胖患者、合并肺部疾病,患者长时间的腹部或胸部手术是一个低通气的高风险因素,应该谨慎评估与管理。

评估呼吸

如表23-4,"看、听、感觉"用于详细评估呼吸,其中包括气道指标、呼吸频率、呼吸深度和模式,SaO_2和意识水平。正常成年人的呼吸速率在休息时12～15次/min(BPM)每500 ml的空气呼吸量,无效腔只有350 ml用于气体交换。交换的空气体积超过1min 5 L左右这被称为分钟通气量。

中枢性呼吸抑制

呼吸速率下降和/或浅呼吸预示中枢性呼吸抑制以维持一个小的容积足以传送 O_2 到组织,并且排出 CO_2。注意,如果潮气量足够,8次/min的呼吸速率不会严重。脉搏血氧饱和度是重要的监测工具,一般情况下血氧饱和度低于95%将进行检查。将手放在腹部对检查呼吸运动有用,加上面罩雾化的迹象。无意识的患者也有阻塞的危险,因此,原发性气道管理是必不可少的。

中枢性呼吸抑制的管理

清除气道必须优先执行,在同一时间使用呼叫原则,叫他/她的名字以刺激患者苏醒,同时评估意识水平和呼吸频率与模式。如果患者没有反应,并有恶化的迹象,及时的加压给氧和呼叫帮助是必不可少的。备齐急救气管插管车、设备和药物,为插管做好准备。

麻醉医生可以使用纳洛酮或多沙普仑逆转药物造成的影响,意识延迟恢复和呼吸抑制见表23-5。纳洛酮 / 多沙普仑的反应往往是直接的;患者苏醒,需要更深层次的呼吸恢复和每分钟通气量。纳洛酮,一种阿片类拮抗剂,可能导致疼痛反应,还有他非阿片类镇痛稍后进行介绍(表23-6)。

表23-6   逆转药的作用

药物	行动	影响
新斯的明 / 格隆溴铵	逆转长效肌肉松弛药	患者肌张力恢复
盐酸烯丙羟吗啡酮(纳洛酮)	阿片受体拮抗剂	阿片类药物逆转;患者清醒;患者呼吸恢复,但处于极大的痛苦中
多普兰(多沙普仑)	刺激呼吸中枢	患者清醒,呼吸频率和深度增加

残留麻痹

在术中,肌肉松弛药的使用导致通气不足或加重,这些药物麻痹所有的肌肉,包括呼吸肌。正常情况下必须确保呼吸肌强劲。如果新斯的明 / 格隆溴铵没有效果,患者可能会留下轻度到重度的残余麻痹。在清醒的患者身上,无法控制呼吸时,会出现急性焦虑。残留麻痹可能使肌肉紧张造成肌肉功能失调,不规则的呼吸和缺氧征象。麻醉失效可以从患者能伸出舌头、从枕头上抬起头、用手握持压来证实这个判断。残留麻痹必须立即报告给麻醉医生,并使用新斯的明 / 格隆溴铵。需要精心的护理,以减轻患者的焦虑,并教患者如何协调呼吸。

循环:第三优先级

循环的评估与管理是第三大基本要素。心脏循环系统提供富含氧气的血液输送到器官组织,在肺进行气体交换,呼出二氧化碳。如果呼吸道和呼吸功能不正常,建立血液循环几乎没有什么意义。

血压是血液循环中的血液体积之间互相作用的结果(心输出量),血液流动对血管壁的压力(全身血管阻力)。

$$血压（BP）= 心输出量（CO）× 全身血管阻力（SVR）$$

正常成年人的血液或循环容积为 5 L。在动脉系统的阻力是由交感神经支配。心脏输出量等于每分钟心搏量（一个收缩的血量）乘以心率。每搏量大约是 70 ml，心率在 70 次 /min，总共 4 900 ml。每搏量的前负荷或血容量，影响右心房压及中心静脉压的测定。健康的心肌，前负荷越大、心肌弹性越大，心输出量越大。在围手术期的循环血液（即出血）的损失可以迅速减少前负荷、心肌拉伸、最终心输出量减少、血压降低。

心率 / 节律是心输出量的另一个关键因素。正常窦性心率约为 70 次 /min，在心脏舒张时可以填充心室维持健康的心搏量和血压。在 PACU，如果心动过缓和心动过速影响血压，应给予治疗。心动过缓可能是使用新斯的明也可能是低温、低氧血症等造成，应该考虑使用阿托品。心动过速可能是由于疼痛、焦虑、低氧血症或高温、低血容量和甲状腺功能亢进等引起。病因也应该得到治疗。

全身血管阻力

血压是由延髓心血管中枢控制（图 23-5）。位于外周的低血压 / 高血压状态中专门的细胞称为压力感受器，传递信息给心血管中枢。如果血压低，心脏（交感）神经刺激心脏收缩，心率加快，心输出量增加。同时，交感神经的小动脉血管床，增加全身血管阻力，使血压上升。如果血压高，心脏交感神经刺激使心率减慢、心肌收缩乏力和小动脉扩张、血压下降。硬膜外麻醉或脊髓麻醉引起血管舒张和全身血管阻力降低，患者需要静脉输液来扩张血管，并使用麻黄碱使血管收缩，血压升高。手术和麻醉对血压的影响总结，见表 23-7。

表 23-7 手术及全身麻醉对血压的影响

麻醉 / 外科手术效果	在 PACU 血压的残留效应
维护：	
阿片类药物	抑制心肌：减少心输出量；低血压
挥发剂	抑制心肌：减少心输出量；低血压
逆转剂：新斯的明（这通常是指结合格隆溴铵）	舒张血管：降低血管阻力；低血压
	引起心动过缓：减少心输出量；低血压
区域麻醉：硬膜外 / 脊柱麻醉	舒张血管；降低全身血管阻力；低血压
液体损失（血液或体液）	减轻前负荷；心输出量损失；低血压
疼痛	增加交感神经活性；加快心率和收缩；高血压

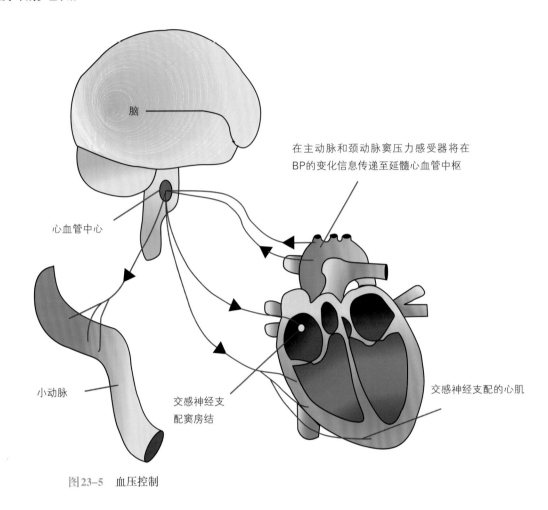

脑

在主动脉和颈动脉窦压力感受器将在
BP的变化信息传递至延髓心血管中枢

心血管中心

小动脉

交感神经支
配窦房结

交感神经支配的心肌

图23-5 血压控制

上述变量的风险分析

比如气道和呼吸,PACU从业者必须对患者进行风险评估,避免循环并发症。其次,多个风险因素增加了患者的危险。例如,经尿道前列腺切除术(transurethral resection of prostate,TURP)标志着出血风险增加(伴随心输出量的损失),这个过程通常是在相关血管舒张的脊髓麻醉和全身血管阻力降低的时候。这些风险可能导致患者严重低血压和血容量不足,不能补充扩张小动脉床。对于这些患者静脉输液是必要的,如果患者有心脏病史(缺血性心脏病),需要强调输液量过多对心脏的危险。

循环评估

严谨的评估,使用物理检查和监测设备的检测,早期心血管功能细微变化,在出现并发症之前干预是很重要的。治疗遵循趋势分析,而不是对血压、脉搏单一的分析处理。主要器官和组织的明显低灌注迹象见表23-8。

表23-8 循环评价表

器官	低灌注的迹象	可测量的循环参数
脑(脑缺氧)	骚动,混乱导致嗜睡,半昏迷状态	耐心的观察
心脏(局部缺血)	心绞痛,心电图改变、面色苍白、出汗	12 导联心电图,心肌酶谱
肾脏	尿量少于 0.5 ml(kg·h)-导致少尿	每小时尿量的计算
外周血管循环	冰凉的体表、面色苍白、出汗、脉搏细弱、毛细血管再充盈时间增加	体格检查

　　低血压是一种常见的麻醉后并发症,可能会连续从轻度(由于混合的麻醉剂)到重度(出血)导致休克。对于所有程度的低血压患者都需要高流量吸氧气,因为心脏不能提供含有足够氧气的血液到组织。如果有必要提高前负荷、保温,取头低脚高卧位,监测血压、SaO$_2$、心电图和中心静脉压。除此之外,管理措施应针对病因,也许是简单的(心动过缓),也许复杂的(体液流失结合区域麻醉的血管舒张作用)。表 23-9 给出了一些管理指南。

表23-9 在PACU低血压的原因

生理原因	麻醉 / 外科手术	管理
前负荷的亏损	出血 / 体液流失	适当补液:晶体 / 胶体(包括血液制品),液体加温使用 仔细检查伤口 / 引流管:与手术团队沟通。可能返回手术室
	大出血	补液 / 血液替换实验室的复苏协调血小板 / FFP 通过复苏重复血 Hb、FBC、凝血
系统的亏损 血管阻力	使用挥发剂引起血管扩张 使用硬膜外脊髓:血管舒张	通过静脉流体途径填补扩张小动脉床流体 使用麻黄碱收缩小动脉血管
心率:心律失常		心电监护-抗心律失常药物
心动过缓	新斯的明	格隆溴铵 / 阿托品使心脏加速
心肌损伤 / 收缩无力	心肌超负荷(压力 / 流体)	12 导联心电图:血、硝酸酯类药物、阿片类药物转移到 ICU 或 CCU

体液平衡

准确地估算体液平衡是心血管管理的重要组成部分,低血压最常见的原因是体液不足。然而出血和循环血量丢失是低血压的一个重要原因,体液损耗可能是造成这一问题的主要原因。正常情况下 24 h 的出入液量是 2 500 ml 左右。手术患者禁饮是很重要的,也会在呼气和通过皮肤、尿液丢失水分。一些外科手术导致大量体液丢失,如腹部外科手术,体液从开放的腹腔流失。有效的麻醉管理将考虑液体不足的风险,PACU 从业者的责任是管理静脉输液,测量并记录液体出入量,观察有无液量不足或过多。循环负荷过重可能导致呼吸困难、肺水肿、心动过速,所有这些严重的症状都需要麻醉紧急处理。

高血压是血压高于标准血压的 20% ~ 30%,是 PACU 另一种常见的并发症。风险因素包括疼痛、焦虑、低氧血症、高碳酸血症、体温过低、尿潴留、液体负荷过重、现有的高血压史。有心脏病史的患者如果压力没有被控制,心肌损伤的风险就会加大。

高血压的管理

心电图上持续的收缩压高于 180 mmHg、舒张压超过 105 mmHg、室性早搏、心肌缺血性改变,麻醉医生应该积极处理。呼吸系统原因引起的高血压必须优先处理。对循环负荷过重的患者最好的治疗是端坐,心电监护是观察心肌缺血的标志。疼痛管理,可以消除患者的焦虑。使用血管扩张剂(硝酸甘油、肼屈嗪)或 β 受体阻滞剂(拉贝洛尔)或钙通道阻滞剂(硝苯地平),有助于高血压的治疗,输液过多应尽快使用利尿剂。

苏醒延迟

苏醒延迟通常是由于持续的药物协同作用,一般来说这种药物组合的麻醉方式已经被淘汰。低血糖 / 高血糖、甲状腺功能减退症和低血容量,可能会加剧苏醒延迟。低温和肝肾疾病也是风险因素,所有这些都延缓了药物的代谢与排泄。其管理包括严格的评估(瞳孔反应是意识恢复优良指标)风险因素和改善。如果是使用阿片类药物出现苏醒延迟、呼吸抑制时,必须开放气道、加压通气,并使用纳洛酮。纠正低温和代谢紊乱。

神经损伤是一种严重的罕见的苏醒延迟的原因。脑损伤持续存在会导致中风、脑缺氧或脑栓塞。如果患者偏瘫、一侧瞳孔散大、对光反射消失、呼吸频率和模式改变,应该考虑脑损伤,严密监测、观察患者生命体征,用 Glasgow 量表评估,确定手术与否或麻醉支持。

术后恶心和呕吐

术后恶心呕吐(postoperative nausea and vomiting, PONV)是一种很常见的术后并发症,并伴随着疼痛,对患者来说是非常痛苦的, PONV 是指从有恶心感到呕吐,如果是长时间的呕吐可能导致严重脱水和苏醒延迟。意识不清的患者可能引起反流误吸,导致吸入性肺炎。术后恶心呕吐也与低血压、心动过缓有关,并且可能影响手术部位的愈合。

目前 PONV 风险评估是一项重要的管理指标,并被美国围麻醉期护士协会推荐[4]。某些类型的手术,如妇科腹腔镜手术、耳鼻喉科和眼科手术是高风险的。儿童更容易发生术后恶心或呕吐。使用麻醉药可能会增加 PONV 风险,很多诱导和吸入麻醉药物与阿片类药物同时使用时易引起恶心呕吐。在 PACU 严重疼痛、低血压、缺氧、低血容量是所有已知的与术后恶心呕吐相关的因素。移动,例如当手推车被移动的时候,也可能诱发呕吐。

适时的风险评估和风险评分是良好管理的关键。通过识别这些风险,可给予预防性止吐药。通过静脉通路维持液体疗法是消除PONV的另一个重要因素。止吐药物分为不同种类并且可以缓解症状。多模式止吐疗法是治疗的首选,不同种类的药物作用在脑干呕吐中枢,表 23-10 列出了止吐药物治疗的主要作用。如果药物无效,补充液体可以缓解痛苦症状。关心、体谅患者,提供漱口水和冰敷会增加患者的舒适度。

表23-10　止吐治疗

分类	药物	最佳选择
吩噻嗪类	异丙嗪、丙氯拉嗪	阿片引起的 PONV
抗组胺药	苯甲嗪	所有的 PONV
5-ht3 受体拮抗剂	昂丹司琼,格拉司琼	肠道和妇科手术 主要组织损伤
类固醇	地塞米松	所有的 PONV
苯甲酰胺	甲氧氯普胺	肠道和妇科手术
丁酰苯类	氟哌利多	所有的 PONV
抗胆碱能剂	L-组氨酰替甘氨酸	阿片引起的 PONV
来源:Hatfield and Tronson(2009)[9]		

然而,尽管精心管理,PONV 很难彻底根除,高危患者和 PONV 的发生率仍然很高。

出室标准

患者出室时应符合当地的出室标准。英国和爱尔兰麻醉医师协会[1]在原有基础上推荐了一致性的出室标准。这些标准包括:

- 全意识状态无过度刺激。
- 气道有明显的保护性反射。
- 呼吸和氧合在标准范围内。
- 稳定的心血管状态。
- 控制疼痛和呕吐。
- 温度在可接受的范围内。

将患者转移到病房是执业医生的责任。如果使用电梯送患者回病房,出现紧急情况时可使用便携式吸氧和吸引装置。应该至少有一个受过培训的执业医师处理紧急情况[8,12]。在床上或手推车转运患者时常常需要 2 名工作人员。为了减少员工搬运风险,理想的情况是使用电动床等转运患者去 / 回病房。

转诊到急救环境

当将患者转诊到重症监护病房(ICU)时,常常有一个麻醉医生陪同[12]。目的是转运需要重新气管插管或医疗紧急事故时提供必要的设备和药物,以便及时使用。患者在转移的整段时间内连续使用有创和无创的监测,便携式吸氧和吸引是必须的。一个执业医师参加患者转运,将有助于处理任何紧急情况。此外,额外的人员应该参与移动转运床,在转运过程中陪同的麻醉医生应在患者的头侧辅助通气[12]。

患者转运到高依赖科室(血液透析室)(HDU)将至少有 2 名工作人员,其中一人必须是执业医师,在需要时能够处理紧急情况。氧气和吸引的应用取决于被转运患者的情况,如果患者是在监测中,那么氧气和吸引是必须的。

对于所有被转运的患者,复苏阶段一个全面的护理交接是至关重要的,特别是与外科手术、药物管理、体液平衡和任何护理问题有关的过程与注意事项。所有资料都应该完成并与患者一起转移。没有以下资料的患者不应转移:

- 手术过程记录。

- 完整的麻醉记录。
- 需要时的镇痛药、止吐药和液体处方图表。
- 患者恢复阶段护理的所有资料与观察记录和适当的流体图。

任何需要救护车转出复苏和到另一家医院复苏的患者有不同的需求，取决于转运的原因和术前健康状况。如果患者气管插管，他们将需要麻醉医生陪同按照 ITU 转运。

本章简要概述了在 PACU 管理患者的主要准则。这是一个具有挑战性的领域，患者的临床状态改变迅速。规划护理基于已知风险因素和持续的身体评估，以降低并发症的发生。在外科和麻醉团队中 PACU 的执业医师扮演着一个半自主的角色。良好的应用解剖和生理学知识，了解术中过程，包括外科手术、麻醉药物和技术都是必不可少的，以确保所有患者在这个动态区域安全恢复。

参考文献

［1］ **AAGBI (Association of Anaesthetists of Great Britain and Ireland)** (2002) *Immediate Postanaesthetic Recovery.* http: //www.aagbi.org/sites/default/files/postanaes02.pdf (accessed 17 April 2012).

［2］ **AAGBI** (2007) *Recommendations for Standards of Monitoring during Anaesthesia and Recovery,* 4th edn. http: //www.aagbi.org/sites/default/files/standardsofmonitoring07.pdf (accessed 17 April 2012).

［3］ **AAGBI** (2009) *AAGBi Safety Statement: Capnography Outside the Operating Theatre.* http: //www.aagbi.org/sites/default/files/AAGBI%20SAFETY%20STATEMENT_0.pdf (accessed 17 April 2012). Woodhead_c23.indd 237 7/16/2012 11: 33: 51 PM238 Patient Safety and Managing Risks in Perioperative CareSection 3

［4］ **ASPAN (American Society of Peri-Anesthesia Nurses)** (2006) *ASPAN's Evidence-Based Clinical Practrice Guideline for the Prevention and/or Management of PONV/PDNV.* http: //www.aagbi.org/sites/default/files/AAGBI%20SAFETY%20STATEMENT_0.pdf (accessed 17 April 2012).

［5］ **ASPAN** (2010a) *Position Statement on Minimum Staffing.* Cherry Hill, NJ: American Society of Peri-Anesthesia Nurses. www.aspan.org

［6］ **ASPAN** (2010b) *Standards of Practice.* Cherry Hill, NJ: American Society of Peri-Anesthesia Nurses. www.aspan.org

［7］ **ASPAN** (2010c) *Evidence-based Clinical Practice Guideline for the Prevention and/or*

Treatment of Postoperative Nausea and Vomiting and Post Discharge Nausea and Vomiting in Adult Patients. Cherry Hill, NJ: American Society of Peri-Anesthesia Nurses. www.aspan.org

［8］ **BARNA (British Anaesthetic and Recovery Nursing Association)** (2005) *Standards of Clinical Practice.* London: BARNA.www.barna.co.uk

［9］ **Hatfield A, Tronson M.** (2009) *The Complete Recovery Book,* 4th edn. Oxford: Oxford University Press.

［10］ **Litwack K** (1999) *Core Curriculum for Perianesthesia Nursing Practice,* 4th edn. Philadelphia, PA: WB Saunders.

［11］ **NHS Estates** (2004) *HBN 26: Facilities for Surgical Procedures,* Volume 1. Health Building Notes, Health Technical Memoranda and Model Engineering Specifications. London: Department of Health, IIMSO.

［12］ **Royal College of Anaesthetists** (2010) *Guidance on the Provision of Anaesthesia Services for Post-Operative Care.* http: //www.rcoa.ac.uk/docs/GPAS-Postop.pdf (accessed 17 April 2012).

［13］ **Smedley P** (2010) Safe staffing in the post anaesthetic care unit: no magic formula. *British Journal of Anaesthetic and Recovery Nursing* 11(1): 3-8.

［14］ **Tortora GJ, Grabowski SR** (2003) *Principles of Anatomy and Physiology,* 10th edn. Hoboken NJ: John Wiley and Sons.

［15］ **Woodhead K, Wicker P** (2005) *A Textbook of Perioperative Care.* Edinburgh: Elsevier Churchill Livingstone.

第二十四章
疼痛管理

费利西亚·考克斯

介绍

疼痛是一种主观体验,不能使用床旁测试客观地判断。疼痛被国际疼痛协会(IASP)定义为"一种不愉快的躯体感觉和情感经历,最终导致组织损伤或潜在组织损伤"[20]。人们对疼痛的经历和表达是基于他们的既往史、遗传因素、性别和其他一些可变因素,包括文化和背景的差异。疼痛通常有急性和慢性之分,两者差别在于持续时间的不同。急性疼痛被定义为疼痛持续时间少于3个月,通常由外伤或手术引起。

术后持续疼痛

部分患者经历的疼痛甚至会持续到伤口愈合之后。对术后持续性疼痛发生率的统计是十分困难的。因为在内容和时间上并没有达成共识[13]。统计发现这种类型的疼痛发生率在2% ~ 3%,然而可以明确诊断的通常低于这个比例。导致这种疼痛的手术切口和手术类型包括截肢手术、开胸手术、腹股沟疝修补术和乳房手术。

导致术后持续性疼痛的原因来自于持续的炎症刺激或是切口区域神经频繁的损伤。神经损伤引起的疼痛被定义为神经源性疼痛。神经源性疼痛可以是生理性的(如来自缝合手术缝线的神经压迫)和病理性(如外科手术中神经分割/破坏)。

有效急性疼痛管理的障碍

急性疼痛发生于近期的组织损伤,但对其进行有效管理则很难。凯尔

（Carr）[8]报道称患者通常缺乏关于疼痛管理的认识，所以对缓解疼痛的期望值也不高。而匮乏的健康管理知识导致了不正确的知识、体位和技术。导致障碍的原因还包括对疼痛的定义，以及并没有认识到操作后引起的疼痛（如拔出引流管和气管内吸引）。局部镇痛或者超前镇痛可能会掩盖患者真实疼痛的情况而错过及时干预的时机。

如何询问患者关于他的疼痛可以取得直接的效果呢。问一个开放性的问题比如"可以描述下你的疼痛吗？"将比"你痛吗？"效果好，后者得到的答案只会是"痛"或"不痛"。询问包括疼痛的位置、疼痛的性质、强度如何、缓解和加重的因素，可以帮助我们准确地评估疼痛。在恢复室及病房，疼痛应当被视为第五生命体征与血压、脉搏、呼吸和体温一起监测并进行评估和治疗。作为患者的倡导者，你需要在征得患者同意的前提下，在常规或必要时使用适当的药物确保患者无痛（包括使用适当的剂量和频次）。

急性疼痛来源于近期的组织损伤，我们倾向性地认为多由外科手术引起。未能识别的其他常见急性疼痛、如组织活检、小腿溃疡敷料，导致治疗不足，并给经历过疼痛的患者带来负面影响。

急性疼痛是一个预警信号，如果不及时处理将会影响伤口的愈合，增加静脉血栓栓塞症（VTE）发生的风险，影响睡眠、诱发恐惧和焦虑，从而延缓患者的恢复。患者不能有效地咳嗽会增加肺部感染的风险，同样，不能早期下床活动也会增加 VTE 的风险。两者都会延长患者的住院时间。有人认为对疼痛没有进行积极处理是医疗护理质量薄弱的体现，对患者来说就是一种煎熬的体验。

疼痛的结构化管理

1986 年 WHO[25]提出了"三阶梯止痛原则"（图 24-1）来提高发展中国家对癌痛管理的水平。阶梯治疗原则非常适用于急性疼痛，并对处理、评估以及反复评估再处理提出了清晰的程序。其基础原则是如果患者出现持续疼痛或者有疼痛增加的趋势，医生则应该启动阶梯治疗。然而，其原则并未提及非药理学技术如分散注意力、按摩、热敷或冷敷以及经皮神经电刺激以缓解疼痛的方法。

牛津大学疼痛研究小组、澳大利亚以及新西兰麻醉学院疼痛医学系[1]从事了大部分镇痛研究，定期发布急性疼痛管理指南。

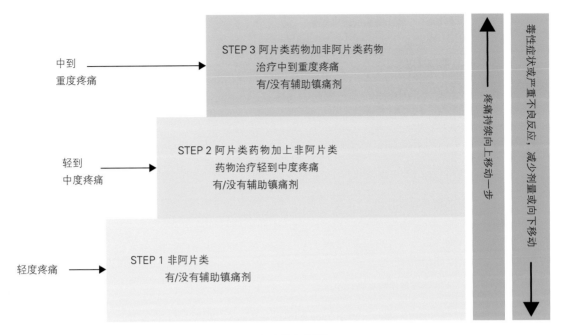

图24-1　世界卫生组织（WHO 1986）阶梯止痛[25]

生理性急性疼痛

疼痛被认为是伤害性疼痛或者病理性神经损伤。伤害性疼痛是遭遇组织损伤正常的生理进程。而病理性神经损伤则是引起了功能和神经的损伤[5]。所以对患者来说疼痛是一种基于经历、文化背景和情感的复杂生理感受。

损伤性疼痛

这种疼痛具有保护性功能，并且预警机体存在潜在损害。它提醒患者在术后伤口愈合阶段应该限制活动。将疼痛刺激（如手术切口刺激）转换为神经细胞里的电信号就是我们通常所说的传导。受损的细胞释放大量的化学神经递质包括前列腺素、5-羟色胺和组织胺，使神经末梢变得敏感。电信号传到脊髓背角通过两种周围神经（Aδ 和C纤维）。Aδ 纤维有髓鞘并能迅速传导尖锐的刺痛。钝性的和搏动性的疼痛由较慢的无髓鞘的 C 纤维传导。这个过程被称为传导。

这些电信号在神经递质的辅助下，通过脊髓丘脑通路上传至脑干和丘脑[5]。这些信息被处理并被传送到大脑其他区域，可以在患者身上看到脑干产生的自主反应，如图24-1 所示。

反复暴露于疼痛刺激中，如穿刺置管会对今后的疼痛敏感。机体会通过记忆产生内源性阿片类物质，包括内啡肽、脑啡肽和强啡肽来抑制疼痛[6]。

表 24-1　急性疼痛的多维影响

物理反应	认知和情绪反应
• 心率增加,但心肌血流量减少	• 渴望疼痛缓解
• 血压升高	• 认知功能降低
• 呼吸频率增加,但呼吸深度减少	• 焦虑
• 血糖水平升高	• 恐惧
• 肠道蠕动减少	• 易怒和 / 或攻击性
• 恶心和呕吐	• 食欲减退
• 水钠潴留	• 活动性减少
• 肌痉挛和伤口夹板疗法	
摘自:permission of RCN Publishing from Briggs（2010）.	

　　从大脑到脊髓后角的脊髓束下行传导通路,可被认为是门道[19]。门道开放,疼痛信号放大,门道关闭,疼痛信号减弱。疼痛的调控不仅仅依赖于上行电信号的传导,同样还需要类似于镇痛药作用的感觉传入的参与（如分散注意力或放松）,也可以减轻疼痛感。

神经性疼痛

　　这种疼痛通常被描述为灼烧感、刺状痛、针刺痛、麻刺感和麻痹。神经病理性疼痛是由于神经功能障碍引起。此疼痛还包括在自然状态下患者突然出现类似于射击样痛,刺伤样痛和戳伤样痛的阵发性疼痛。既往手术神经损伤也会产生触摸痛（如疼痛诱发于正常无痛的衣服轻触到皮肤）。痛觉过敏（一种放大的疼痛反应）和自主神经功能障碍（如皮肤温度变化、血流改变和出汗）。目前已经有很多可以帮助诊断神经病理性疼痛的工具[3]。

疼痛评估

　　海格-霍尔特（Hagger-Holt）[15]提醒我们,疼痛是一种主观感受而且受社会心理因素和患者以往疼痛经历的影响。量化疼痛,只是一个单一的评估工具,只研究患者一方面的疼痛经历,即疼痛强度用一个数值评定量表（如 0= 无痛,10= 可能想象的最严重的疼痛）来评估,这是有用的,但也是单一的,它并不能提供疼痛性质和来源以及疼痛对活动的影响。

术后 2 ~ 3 天,疼痛通常在休息时得到缓解(量表 3 ~ 4 远离 10),即使是使用了肠外镇痛。在术后 7 天会得到解决,但运动导致的中到重度的疼痛会持续几个星期[4]。

多维工具应用于每个患者的评估,倾向于评估以下因素:

* 疼痛强度(疼痛有多强？)
* 位置(疼痛部位在哪？)
* 是否有放射性。
* 触发因素(什么加重了疼痛？)
* 缓解剂(什么使疼痛缓解？)
* 模式(短暂、间歇、经常)。
* 性质(如钝痛、酸痛、锐痛、刺痛)。

一个多维疼痛评估工具的例子如图 24-2 所示。在每个评估时使用相同的工具,将能判定患者是否经历任何有助于提高功能恢复的因素,一个理想的工具应该有如下的属性[7]。它应该是:

* 被患者和工作人员理解。
* 快速应用。
* 患者评估的一致性。
* 考虑环境和行为的迹象。
* 提供合理的、可靠的和有效的措施。

理想的疼痛评估应该有患者参与,但对于不会说话的患者就是一个挑战。对新生儿评估应该使用一个观察性的工具,包括行为分类的描述(哭、痛苦)和生理指标的观察(心率、血压)。第二十五到第二十六章针对新生儿和儿童的护理有专门讲解。

布朗(Brown)[7]指出评估疼痛患者伴有中重度认知损害,如老年痴呆者需要的观察:

* 生理变化(生命体征、面色、睡眠模式、监护、食欲不振)。
* 身体语言的变化(烦躁、侵略性倾向、运动增加或减少)。
* 行为改变(面部表情、假定胎儿体位)。

患者可能无法充分表达自己对疼痛的感知,因此,医生需要通过对行为的观察,来增加对患者疼痛的了解。围手术期对老年患者的护理在第二十八章中有描述。

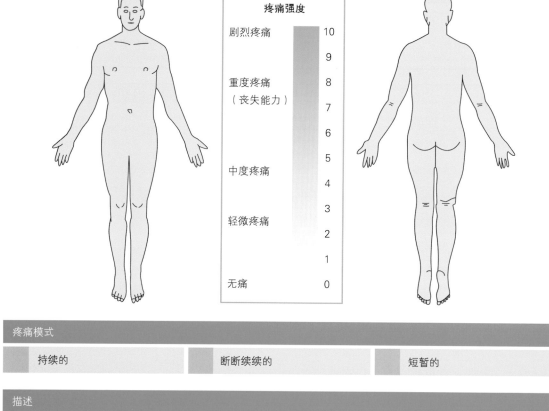

图24-2　一个多维疼痛评估工具的实例

上部分改编自 Melzack R (1975)McGill Pain Questionnaire: major properties and scoring wetheds. *Pain* 1: 277–299.
下面部分改编自 Bourbonnais F (1981)Pain assess ment: development of atoolfir the nurse and the patient.
Journal of Advanced *Nursing* 6(4): 277–282.

疼痛的生物-心理-社会模式

认知行为治疗(cognitive behaviour therapy，CBT)作为疼痛治疗方法的一个分类仍然是当代最重要的心理学疗法,它包括疼痛经历的心理学方面和社会学方面。它探究不同个体与疼痛相关的思想、行为以及由此带来的不良后果。手术前的准备和信息补充对患者情感经历以及疾病转归都有积极的影响。手术前信息的准备包括对会发生的感受进行描述(可能会出现什么感觉,是自然的还是持续的），促进恢复的行为（早期运动）和认知应对培训（患者会思考和担心什么以及管理它们的方法）[15]。

药理学

镇痛被定义为使用镇痛药物缓解疼痛的方法。镇痛的效果取决于疼痛的原因、性质、患者疼痛经历、性别和种族等因素[11]。

药理学主要描述镇痛剂的作用与患者之间的相互作用。它主要分为 4 类：

- 药理学——镇痛剂对身体的作用（如通过抑制酶产生减少炎症反应）。
- 药物动力学——身体对止痛剂所做的反应（药物的吸收、分布、代谢和排泄）。
- 药物经济学——与其他镇痛剂相比的成本效益比例。
- 药物安全——镇痛剂有多安全？

围手术期镇痛药

所有被许可药品的信息可以在文档中找到叫做产品特性概述（summary of product characteristics，SPC）。最新的 SPC 可以在电子药品纲要找到和在 www.medicines.org.uk 下载。这个搜索引擎提供了所有许可和剂量信息，除非特殊说明。

对乙酰氨基酚

对乙酰氨基酚是世界上最常用的止痛药之一。据了解这种中心镇痛剂通过与环氧化酶系统、内源性阿片类药物、5-羟色胺能的相互作用抑制疼痛传导通路[17]。口服制剂耐受性好而且十分便宜。1 g 对乙酰氨基酚与 60 mg 可待因结合产生的镇痛效果比单独使用对乙酰氨基酚强。目前静脉注射剂被广泛应用于外科手术中和手术后[1]。有肾功能损害的患者，每天的最大剂量应低于推荐的 4 g。

非甾体抗炎药（NSAIDs）和环氧化酶抑制剂（COX-2）

非甾体抗炎药减轻疼痛和炎症以应对损伤，并抑制形成 COX-1 酶（防护的）和 COX-2 酶（诱导的）[18]。COX-1 有很多功能保护胃黏膜、维持肾脏的水钠平衡和血小板凝聚[16]，无选择性的非甾体类抗炎药如双氯酚酸、酮咯酸和布洛芬。使用非甾体类抗炎药可以减少阿片类用药量效应。

表 24-2 举例说明了非甾体类抗炎药和 COX-2 的性质。当手术前后给予

表 24-2　非甾体抗炎药和COX-2抑制剂治疗急性疼痛的特性

	类型	给药途径	注意事项
双氯芬酸钠	NSAID	注射（IV 或深部 IM） 片剂（IR 或 PR） 分散片（IR） 栓剂	孕妇 哺乳期妇女 阿司匹林和其他非甾体类抗炎药过敏
酮咯酸	NSAID	注射（IV 或 IM）	重度心力衰竭
氟比洛芬	NSAID	胶囊（PR） 片剂	老年人 出血
酮洛芬	NSAID	胶囊 长片剂 栓剂 注射（仅臀部）	之前有肾或肝损伤或活动性出血
布洛芬	NSAID	片剂 糖浆	
帕瑞考昔	COX-2 抑制剂	注射（IV 或深部 IM）	在患有缺血性心血管疾病、脑血管疾病外周动脉疾病，中到重度心力衰竭患者时禁忌证

IV 静脉注射；IM 肌肉注射；IR 立即释放；PR 缓释剂；NSAID 非甾体抗炎药

非甾体类抗炎药时必须要注意，禁忌证包括活动性的消化性溃疡和肾功能受损。脱水或失血性休克患者的肾功能可能依赖于前列腺素。应该检查患者的血清尿素和肌酐，而且尿量必须超过推荐的 0.5 ml/（kg·h），因此一个体重为 70 kg 的患者尿量应该超过 35 ml/h。

对于急性疼痛 100 mg 双氯酚氨比 50 mg 产生更多的止痛效果[2]。酮咯酸是一种可注射的非甾体类抗炎药，是唯一被许可用于术后急性疼痛的药物。它达到峰值效应需要较长的时间，通常在给药后 1 ~ 2 h[22]。对于成年人一天最大剂量是 90 mg/24 h，但是对于老年人应该减少到 60 mg/24 h。

COX-2 抑制剂的安全性一直是一个争论。由于长期使用 COX-2，血栓栓塞的发生率增加，它是一种注射剂，被许可用于外科手术进行时发生的急性疼痛，因为它不损害血小板凝聚，与双氯酚酸和酮咯酸形成对照。

阿片类药物

阿片类药物是一组来源于罂粟(可待因和吗啡)以及其他来源的合成和半合成药物(如羟考酮、芬太尼、瑞芬太尼和曲马多)。这些阿片类药物在性能上有一定的差异、效价和不良反应方面也有许多变化。

除前列腺素外,身体产生内源性的内啡肽与阿片受体结合(从而作为受体激动剂),通过抑制 P 物质的疼痛信号传播来镇痛。P 物质是一种神经递质,通过身体响应疼痛刺激产生,如外科手术,促进疼痛信号的传输。阿片受体激动剂,如吗啡模仿天然内啡肽的作用[12]。

不同的阿片类药物在不同的受体产生不同的影响(表 24-3)。阿片类药物对特定受体的亲和力决定其镇痛效果、开始时间和持续时间。

表24-3 阿片类药物;受体和影响

性质	Mu(μ) MOP1	Kappa(κ) KOP1	Delta(δ) DOP1
痛觉缺失	√	√	√
呼吸抑制	√	√	√
欣快症状	√	×	×
依赖性	√	×	√
肠道动力	√	×	×
镇静作用	×	√	×
烦躁不安	×	×	×
产生幻觉	×	×	×
瞻望	×	×	×

二乙酰吗啡是合成的,是吗啡的前体药物,通过组织酯酶转变,药理学作用与吗啡相似[6]。吗啡是可待因脱甲基作用的代谢产物(enzyme pathway CYP2D6)。由于 10% 的高加索人可能有遗传变异多态性,结果是它们缺乏把可待因转换成吗啡的能力,因此,可待因对于这群人没有镇痛作用,这些患者被称为可待因的无效群体。

吗啡是使用最广泛的阿片类药物,在大多数围手术期患者中,它是一种有效的镇痛药,价格也比较便宜。与其他阿片类药物一样吗啡能引起镇静和呼吸抑制,但这些不良反应可以通过增加拮抗剂纳洛酮的剂量来消除。吗啡也可以激活后区的催吐化学感受区引起恶心和呕吐。它通常用于患者自控镇痛泵

第三部分

（patient-antroned analgesia,PCA）（下面描述）。不含防腐剂的吗啡可以用于脊髓和蛛网膜下腔(脊髓 / 鞘内)提供镇痛作用。

芬太尼能快速起效[9]，可用于有肾功能损伤的患者,因为它与吗啡不同,它不具有任何活性的代谢产物,不会因为累积而有毒性[16]。芬太尼适用于麻醉诱导、患者自控镇痛泵中,并通常用于硬膜外麻醉中的局部麻醉。

羟考酮也可用于术中,与芬太尼相比具有更长的作用时间,像芬太尼一样代谢产物缺乏活性。

阿芬太尼类似于芬太尼,作用时间短,通常持续输注,与吗啡相比呼吸抑制的作用更低[24]。

瑞芬太尼是一种超短效阿片类药物,通常用于全身静脉麻醉,也与异丙酚类药物共同用于恢复室和重症监护室。患者在输注瑞芬太尼之前,需要执行一个负荷剂量约为 30 min 的长效阿片类药物(例如吗啡),这是一种步进式的给药方式。因为,瑞芬太尼的半衰期小于 2.5 min,给予负荷量可以避免疼痛。

曲马多是一种弱阿片受体激动剂,它通过抑制 5-羟色胺和去甲肾上腺素的再摄取来提供镇痛作用。它的代谢依赖于 CYP2D6 酶, CYP2D6 酶的活性代谢产物比起(曲马多)有更强的受体亲和力。

局部麻药

第九章中介绍过外周和中枢阻滞所用的局部麻醉药。局部麻醉药可用于区域 / 神经阻滞、渗透、持续输注或局部应用到手术伤口关闭之前。运动和感觉神经可以被阻断,这取决于所用的制剂和应用到何处。局部麻醉药具有不同的效力、毒性和持续作用时间。浸润局部麻醉药和区域阻滞剂量的比较见表 24-4。

表24-4　局部浸润麻醉剂概述

	浓度 (mg/mL)	剂量 (mL)	剂量 (mg)
利多卡因	10	0.5 ~ 30	5 ~ 300
罗哌卡因	7.5	1 ~ 30	7.5 ~ 225
布比卡因	2.5	< 60	< 150
左旋布比卡因	2.5	1 ~ 60	2.5 ~ 150
All date obtained from Summary of Product Characteristics from eMC at www.medicines.org.uk.			

中时效（利多卡因、普鲁卡因）

对于局麻的酰胺基,利多卡因应用最为广泛,具有较短作用时间和较强的组织穿透性[24],常用于牙科麻醉和疼痛性操作。利多卡因局部起效,并且通过抑制产生神经冲动必需的 Na^+ 运动,来维持神经细胞膜的稳定[21]。利多卡因是由肝脏代谢,经肾排泄。肝功能不全患者的半衰期可能延长,应谨慎使用。它在插管和小手术前可以浸润并提供区域阻滞。它可以被黏膜有效吸收,所以被用来做表面麻醉剂。利丙双卡因乳膏由利多卡因和丙胺卡因混合而成,利多卡因有时与肾上腺素(肾上腺-路径)相互作用止血。普通利多卡因有各类剂型,包括喷雾剂,凝胶和外用液体。

长时效（布比卡因、左旋布比卡因和罗哌卡因）

以上的这三种药物可用于浸润和阻滞,也可放于输注设备中对末梢神经和粗大的中心神经进行持续阻滞。近期指导纲要提出,在医院接受硬膜外镇痛患者的护理指导[14]。

盐酸布比卡因是一种主要用于脊髓或硬膜外镇痛的酰胺类局部麻醉药。它是有潜在心脏毒性的外旋混合物所以不用于静脉镇痛。布比卡因由肝脏代谢,重症肝病患者会有加重肝毒性的风险。与利多卡因需 30 min 达到全部起效相比,盐酸布比卡因需要更长的起效时间。它经常用于急性疼痛和分娩的硬膜外镇痛。因为肾上腺素引起局部血管收缩,减少吸收,增加神经阻滞作用时间(如肋间神经阻滞)所以布比卡因可联合肾上腺激素(肾上腺素)。局部麻醉药和肾上腺素的组合不应用于手指和足趾,因为血管收缩会损害足趾的血液供应。

左旋布比卡因是左旋化合物,这种麻醉剂的镇痛作用与布比卡因相似,且不良反应较少。左旋布比卡因可用于镇痛治疗,作为持续的或患者自控的硬膜外输注,治疗术后疼痛及分娩镇痛。

罗哌卡因用于手术麻醉,包括硬膜外阻滞用于外科手术,如剖宫产。也用于主要的神经区域阻滞和连续的、间断的硬膜外输注。与其他酰胺类局部麻醉药物一样,罗哌卡因由肝脏代谢,肝病患者应该慎用。

减轻疼痛的方法

肌内注射阿片类药物是术后镇痛的主要方法,直到 20 世纪 80 年代末,患者自控镇痛才被广泛采用。注射镇痛是痛苦的,并且镇痛效果很差,因为他们是间歇性的,可能会导致峰值如图 24-3 所示。持续中枢(脊髓的 / 硬膜外的)和外周镇痛的启动及管理在第九章中描述。

患者自控镇痛

患者自控性镇痛法(patieut-controlled analgesia, PCA)通常与静脉注射阿片类药物相关,但它更广泛的指患者开始时的药物剂量。这包括外周局部麻醉用药量、硬膜外镇痛用药量或皮下注射的阿片类药用量。本节介绍了在患者自控镇痛中,单独使用阿片类药物,治疗术后中度到重度疼痛,这是最常见的技术,然而不同情况下的镇痛也是可以不同的。

PCA 需要功能性的插管,输液装置,设置一个单向阀,一个储存阿片类药物的容器和固定夹。患者必须同意使用且知道 PCA 的使用方法,按下按钮启动[9]。钱布勒(Chumbley)等人[10]通过小组讨论指出,要关心患者的安全和吗啡的不良反应,给予支持,告知镇痛系统的原理,以及如何使用的建议。解释此系统的影像信息和使用的建议,连同药物的详细说明和可能的不良反应,应该在术前提供给患者。医生管理的镇痛可能更适合于有认知障碍或有沟通困难的患者。

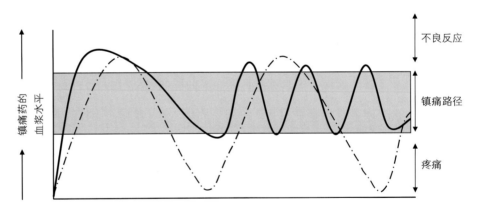

图 24-3　用肌内注射（IM）和静脉自控镇痛（PCA）结合的方法镇痛。虚线说明镇痛的峰值和低谷,与疼痛时使用静脉注射止痛剂花费在通路下的时间比例有关。实线表明,一旦 PACU 工作人员管理负荷剂量疏忽,患者将可能意识到疼痛。当他们意识到可能要发生的疼痛,患者可能会倾向于只按下加药键,因为他们在术前已经得到关于 PCA 的使用说明。装置显示(×)表示的 PCA 加载剂量和初始 IM 注射给药。

在理论上, PCA 可提供即时的镇痛和允许患者滴定镇痛来预防不良反应,但患者必须保持清醒而且工作人员需要提醒他们使用这个系统。事实表明,工作人员不太可能向患者询问他们的疼痛,同样的即时询问意味着适当的镇痛。

PCA 处方必须规定药物浓度、负荷剂量、单次剂量、锁定期和 4h 的限制。负荷剂量(mg 或 μg)最初通常在恢复时使用,"负荷"是患者取得对镇痛泵治疗之前的剂量。负荷剂量确保患者在出恢复室前有有效的镇痛效果。单次剂量定义为处方里的预定剂量,当需要通过按下按钮定义程序的剂量时,患者应进行自控镇痛。这种剂量可能会有所不同,因为年龄、体重、以前的阿片类药物暴露和其他个人因素。锁定期是一个预先设定的时间(分钟)也在处方里被定义,患者必须待实施剂量完成后再在装置里提供一个随后的剂量。多数设备可以决定药物的最大剂量,这样患者可以接受任何 4h 期间的给药,但没有证据支持这一使用限制[1]。

特殊情况下的疼痛

跨年龄段的患者护理(从新生儿到老年人)在第二十五到第二十八章中有描述。对于具有慢性疼痛的患者,术后急性疼痛很难处理,在已知或可疑物质的滥用和患者阿片类药物依赖,如癌症疼痛患者。在建议阅读中寻找答案。

总结

疼痛是一个复杂和单独存在的现象。以往的疼痛经历将影响患者对疼痛的感觉和表达。使用结构化的方法来评估疼痛,再加上对药物和非药物技术的认识来管理急性疼痛,这将改善患者的以往经验的多维现象。

参考文献

［1］ **ANZCA (Australian and New Zealand College of Anaesthetists)** (2010) *Acute Pain Management:* Scientific Evidence, 3rd edn. Canberra: Australian and New Zealand College of Anaesthetists and Faculty of Pain Medicine.http: //www.anzca.edu.au/resources/books-and-publications/Acute%20pain%20management%20-%20scientific%20evidence%20-%20third%20edition.pdf

［2］ **Bandolier** (2007) *Oxford League Table of Analgesics in Acute Pain.* http: //www.medicine.ox.ac.uk/bandolier/booth/painpag/Acutrev/Analgesics/Leagtab.html (accessed 29 March 2011).

［3］ **Bouhassira D, Attal N** (2011) Diagnosis and assessment of neuropathic pain: The saga of clinical tools. *Pain* 152 (3S): S74-83.

［4］ **Brennan T** (2011) Pathophysiology of postoperative pain. *Pain* 152 (3S): S33-40.

［5］ **Briggs E** (2010) Understanding the experience and physiology of pain. *Nursing Standard* 25 (3): 35 – 39.

［6］ **Bromley L** (2005) Opioids and codeine. In Jagger S and Holdcroft A (eds) Core *Topics in Pain*. Cambridge: Cambridge University Press, pp. 269 – 276.

［7］ **Brown D** (2009) Principles of acute pain assessment. In Cox F (ed.) *Perioperative Pain Management*. Oxford: Wiley Blackwell, pp. 17-44.

［8］ **Carr E** (2009) Barriers to effective pain management. In Cox F (ed.) *Perioperative Pain Management*. Oxford: Wiley Blackwell, pp. 45-63.

［9］ **Chumbley G, Mountford L.** (2010) Patient-controlled analgesia infusion pumps for adults. *Nursing Standard* 25 (8): 35-40.

［10］ **Chumbley G, Hall GM, Salmon P.** (2002) Patient-controlled analgesia; what information does the patient want. *Journal of Advanced Nursing* 39 (5): 459-471.

［11］ **Cox F** (2010a) An overview of pharmacology and acute pain: part one. *Nursing Standard* 25 (4): 35 – 38.

［12］ **Cox F** (2010b) An overview of pharmacology and acute pain: part two. *Nursing Standard* 25 (5): 35 – 39.

［13］ **Cox F** (2011) Persistent post-surgical pain. *Independent Nurse* 2 May, 34-35.

［14］ **Faculty of Pain Medicine, Royal College of Anaesthetists, Royal College of Nursing *et al.*** (2010) *Best Practice in the Management of Epidural Analgesia in the Hospital Setting.* London: FPM. http: //www.britishpainsociety.org/pub_prof_EpiduralAnalgesia2010.pdf (accessed 29 March 2011).

［15］ **Hagger-Holt R** (2009) Psychosocial perspectives of acute pain. In Cox F (ed.) *Perioperative Pain Management*. Oxford: Wiley Blackwell, pp. 64 – 80.

［16］ **Macintyre PE, Schug SA.** (2007) *Acute Pain Management: A Practical Guide*, 3rd edn. Edinburgh: Saunders Elsevier.

［17］ **Mattia C, Coluzzi F** (2009) What anesthesiologists should know about paracetamol (acetaminophen). *Minerva Anestesiologica* 75 (11): 744-653.

［18］ **McGavock H** (2005) *How Drugs Work: Basic Pharmacology for Healthcare Professionals,* 2nd edn. Oxford: Radcliffe Press.

［19］ **Melzack H, Wall PD** (2008) *The Challenge of Pain,* 2nd edn. London: Penguin Books.

［20］ **Merskey H and Bogduk M (eds)** (1994) *Classification of Chronic Pain,* 2nd edn. Seattle WA: International Association for the Study of Pain Taskforce on Taxonomy. IASP Press. http: //www.iasp-pain.org/AM/Template.cfm?Section=Pain_Definitions&Template=/CM/

HTMLDisplay.cfm&ContentID=1728 (accessed 29 March 2011).

［21］ **Scott K** (2009) How analgesics work. In Cox F (ed.) *Perioperative Pain Management.* Oxford: Wiley Blackwell, pp. 95-107.

［22］ **Smith LA, Carroll D, Edwards JE, *et al.*** (2000) Single dose keterolac and pethidine in acute postoperativepain: systematic review with meta-analysis. *British Journal of Anaesthesia* 84 (1): 48-58.

［23］ **Viscomi CM** (2004) Pharmacology of local anaesthetics. In RathmellJP, Neal JM and Visconi CM (eds) *Regional Anesthesia. The Requisites in Anesthesiology.* Philadelphia, PA: Elsevier Mosby.

［24］ **Wicker P, Bocos A** (2010) Perioperative pharmacology. In Wicker P and O'Neill J (eds) *Caring for the Perioperative Patient.* Oxford: Wiley Blackwell, pp. 101 – 133.

［25］ **World Health Organization** (1986) *Analgesic Ladder* http: //www.who.int/cancer/palliative/painladder/en/(accessed 29 March 2011).

拓展阅读

1. **British Pain Society** (2007) *Pain and Substance Misuse: Improving the patient experience.* London: British Pain Society. http: //www.britishpainsociety.org/book_misuse_patients.pdf

2. **British Pain Society** (2010) Management of acute pain in cancer patients. In *Cancer Pain Management.* London: British Pain Society. http: //www.britishpainsociety.org/book_cancer_pain_v5_ch12.pdf

3. **Kumar A and Allcock N** (2008) *Pain in the Older Person.* London: Help the Aged. http: //www.britishpainsociety.org/book_pain_in_older_age_ID7826.pdf

4. **Royal College of Nursing** (2009) *The recognition and Assessment of Acute Pain in Children.* London: RCN Publishing. http: //www.rcn.org.uk/__data/assets/pdf_file/0004/269185/003542.pdf

第四部分

不同患者的护理小组

第二十五章

新生儿手术

海伦·凯特

新生儿外科涵盖了早产儿到正常妊娠分娩后 1 个月的婴儿。实际上这意味着从妊娠 24 周到妊娠 44 周以上。需要手术的极低体重早产儿的体重可能在 500 g ~ 1 kg,甚至少于一包糖的重量。在转到普通儿科病房治疗前,许多新生儿在出生后不能被带回家,要一直留在新生儿外科病房直到他们达到足够的体重,根据当地规定,通常要到达 3 ~ 3.5 kg。新生儿外科在跨地区中心建立,由通过专业训练富有经验的小儿外科医生和其他部门提供优质服务技能非常熟练的工作人员组成,例如专科护士、儿科医生、新生儿学专家、儿童放射科医生、理疗师、微生物学家、职业治疗师、药剂师和营养师等。

许多中心通过使用检索业务,从没有这些专业的医院安全转运需要外科手术的新生儿。对于刚出生几天的需要外科手术的新生儿,其母亲可能不在同一个医院。关于手术的同意,有时通过电话沟通,但这并不理想。许多先天性畸形在妊娠期被诊断。这种情况下,父母亲必须咨询他们的产科医生和小儿外科医生,告诉他们怀孕期间的一些想法。对于一个家庭来说,当婴儿出生的时候是紧张和激动的,但当他们同时面临手术的时候,这就变得更加困难。此时一个母亲应该和她的孩子在一起,但由于手术婴儿可能需要禁食,父母亲经常担心医务人员触摸刚出生的孩子而受到伤害。这个时候,父母亲需要更多的支持和理解。

对于许多手术医生来说,涉及新生儿外科手术是一件令人棘手的事。与成年人手术截然不同,从体型的显著差别到不同种类的外科操作,医生都需要熟悉。成年人领域的外科工作大部分涉及疾病修复或创伤,然而,在新生儿中,大多数外科手术是修复正常胚胎发育中断造成的先天畸形或纠正早产导致的并发症。表 25-1 显示的是许多先天畸形的发病率。这些新生儿进入到儿童期和成年期后,可能需要更进一步的外科手术。拥有丰富的解剖学知识才能够理解先天畸形造成的解剖变异。

表 25-1 活产婴儿的先天性畸形发生率（大约）

先天性心脏畸形	1:125
尿道下裂	1:300
畸形足	1:1000
膈疝	1:2500
腹裂	1:2000
气管食管瘘、食管闭锁	1:3500
肛门直肠畸形	1:5000
十二指肠闭锁	1:7500
胆道闭锁	1:15 000

由于这些患者体型不同,需要仔细考虑手术室环境和设备。新生儿没有成年人和大龄儿童相同的生理能力来调节体温。用液体维持作为术中的一种管理方法。新生儿的血红蛋白从胎儿期到成年期发生变化。新生儿因为出生以后肝脏酶系统和肾功能未发育成熟,彻底增加了一些药物的半衰期,因此,给不同剂量。根据组织的种类和手术部位的比例,选择适当的检查仪器。通过外科放大镜或显微镜来放大倍数可能是必需的。因为他们的体重,放置体位的方法和材料,需要考虑铺巾材料(一次性使用或重复使用),一次性使用铺巾通常更轻,但是边缘有黏合剂使铺巾和患儿粘住,可能会损伤新生儿的娇嫩皮肤。

新生儿外科很复杂,不仅仅因为畸形范围广泛,而且针对于每一个个体患儿来说,从病房转移、通过诱导麻醉、手术和怎样将新生儿转运返回病房,并且选择哪一种病房合适,这一过程需要做精细的计划。决定是否需要新生儿监护病房或者外科的新生儿术后监护病房,这都需要考虑。在不延迟外科手术情况下,手术室医生、病房护士、新生儿学专家、麻醉医生和手术医生之间进行沟通,这是一个确保安全、有效的关键环节,这可能会影响到这个患者的所有结果。

失血/止血和流体的要求

新生儿身体里含有 75% 的水分[1],如果是早产的话水分就更多,到了成年期后减少到 60%。在新生儿中，大多数水分是细胞外液（extracellular fluid，ECF），所以他们不能耐受液体丢失。在早产新生儿中，细胞外液的比例比细胞内液（intracellu lar fluid，ICF）的比例更高。在成年人中，细胞内液比例高于细胞外液。在新生儿期，电解质失衡是一个重要的问题，在围手术期根据血气分析来监测。这有助于麻醉医生来计算静脉液体量和需要的类型。

新生儿的血容量大约是 80 ml/kg，所以一个体重 3 kg 的婴儿循环血量仅有 240 ml。术前应该给予维生素 K，对于凝血酶原的产生，维生素 K 是必需的，凝血酶原是凝血系统的一个重要部分。术前应该检查全血细胞计数、尿素和电解质。婴儿要求做母源性血样交叉配型直到 4 个月（这也有例外，例如异常的母源性抗体）。因为新生儿的血红蛋白由胎儿期的血红蛋白组成，胎儿期的血红蛋白有不同的携氧能力，并且在出生的前 4 个月逐渐变为成年人的血红蛋白。需要输血的原则和成年人一样（例如丢失 ≥ 15% 的血容量）。因此，体重为 3kg 的新生儿，在术中仅仅丢失 36 ml 血液可能就需要输血。当处理少量血液时，通过称重来记录纱布上丢失的血量（血液和水有相似的比重，因此 1 g=1 ml）并且通过抽吸，记录并传达给麻醉医生，这一过程是必需的。在用 170 ～ 200 μm 的过滤器混合输液的时候，新生儿输血使用输液泵[4]或规格 40 ml 的儿科专用袋（Paedipaks）即能够满足使用。

在新生儿手术中，仔细止血是最重要的。这意味着轻柔的组织钳夹，迅速的止血和电凝的精准使用来凝固小的出血点。由于双极电凝精准和无热量传播的特点，在新生儿外科手术中被广泛运用。当处理如此小的、紧密靠近组织结构的时候，用来防止不必要的组织损伤。

气道管理

新生儿主要呼吸方式是通过鼻腔。当放置面罩和护理的时候应该谨记，面罩扣得太紧会阻塞鼻腔。新生儿与年龄大的孩子和成年人相比，喉的位置更高和更靠前。会厌是更加松软、下垂和狭长的。这些差别使新生儿插管更困难。与青春后期的孩子和成年人的喉相比，上呼吸道最狭窄的部位在环状软骨。环状软骨形成一个天然的袖口，使用不带囊的气管导管（endotracheal，ET）。这允许气体渗漏来预防黏膜水肿导致阻塞小气道。对于需要延长通气的新生儿而言，这能够导致声门下狭窄。

为了防止损伤，正确使用气管插管的尺寸是重要的。对于 1 岁以下的婴儿气管插管的尺寸公式（年龄 /4+4）是不适用的。新生儿使用导管，内径（internal diameter, ID）选择遵循以下指南：

- <1 000 g：2.5 mm ID。
- 1 000 ～ 2 000 g：3.0 mm ID。
- 2 000 ～ 3 000 g：3.5 mm ID。
- >3 000 g：3.5 ～ 4.0 mm ID。

各种型号的导管应该预先准备好。新生儿喉镜有一个直叶片,但不是所有的麻醉医生都喜欢这种类型。对于口腔插管而言,一些麻醉医生更喜欢导管有导丝。如果有要求的话,要确保气管导管最末端里面的导丝短于 1 cm,这可以预防在插管中的损伤。

在插管前和术后,为了保持气道开放,新生儿的头应该放置在中位,来预防他们相对大的头在相对短的颈部形成弯曲和避免气道堵塞。如果舌头堵塞气道,抬高下颌是必要的。对于早产儿来说,术后要 24 h 监护观察直到52 周或 60 周胎龄,因为他们未成熟的呼吸调节在麻醉后容易造成呼吸暂停。

温度管理

与成年人相比,新生儿和早产儿占身体比例的体表面积较大。这意味着他们比大龄儿童和成年人更倾向于通过蒸发、对流、辐射和传导丧失热量。健康的足月新生儿通过外周血管收缩来调节体温适应周围环境,但是早产儿的这一反应系统发育不良,麻醉也使这一反应系统迟钝,新生儿不能寒战,而大龄儿童和成年人通过这一机制阻止空气进入体表毛孔,在接近皮肤表面维持温暖的空气层。他们还有非常薄的皮肤和少量脂肪,在麻醉诱导过程中,新生儿经常因为插管、Ⅳ步骤和疼痛控制而被暴露在外面。为了减少这一时段热量丧失,使用头顶加热器(辐射台)、加热床垫、升高室温和增加湿度会有所帮助。

在手术过程中,通常外科医生不太愿意在加温的环境下工作,因此,应该使用加温设备,例如 Bair Huggers ™、加热床垫、塑料布覆盖非手术区域、婴儿帽子、提前预热手术房间和清洗、消毒物品,创造一个温暖的环境温度。在铺单和准备手术过程中不要长时间暴露宝宝,使用现代防水材料手术巾和一次性防水手术巾,以避免长时间与婴儿皮肤接触的湿手术巾导致热量的丢失。

器械

手术医生会找到用于新生儿外科手术的手术器械,这些手术器械看起来和成年人非常相似,但能很好地处理一些小的精细结构。这些小的缝线必须使用精细的持针器,以便于握住和不损伤,5/0、6/0 和更细的缝线,这些手术器械更短,一般而言,在新生儿外科手术中,外科医生不是"走长路,下深洞"。这也不是说新生儿手术不需要用长的手术器械,但是,这些情况往往需要细长的手术器械来完成(例如,如果需要长的动脉钳、Kilner 或 Kelly 止血钳比 Spencer Wells 更轻巧和细尖,它们是合适的)。可延展性的铜拉钩被广泛用于提供清楚的手术视野和需要的时候,并且当需要比猫爪更深的拉钩时候,就要使用 Ragnell 或小型 Langenbeck 拉钩。

新生儿紧急情况

腹裂

　　腹裂是婴儿腹腔内容物通过腹壁全层缺陷处疝出在脐部,通常在右侧(图 25-1)。一般在妊娠期被诊断出,母亲在有新生儿外科的医院分娩,为了防止分娩后肠管被长期暴露在外。分娩以后立即将婴儿的腹部包括外在的器官用塑料保护套包好,预防热量和液体从暴露在外的肠管丢失。患有腹裂的所有新生儿在出生后几个小时内施行手术,将肠管复位回纳腹腔或将肠管放置进硅胶仓里保护内容物,几天后再复位回腹腔,然后新生儿将再返回手术室正式关闭腹腔。目前在许多中心机构,在新生儿科无全身麻醉的情况下应用硅胶仓[5],肠管被慢慢复位,腹部不需要缝合。对于所有有腹裂的婴儿是不可能的,在新生儿外科工作的医生,还将会继续看着这些新生儿在手术室里被治愈。如果新生儿需要人工通气,应该是低压力,以降低胃穿孔和手术的风险。

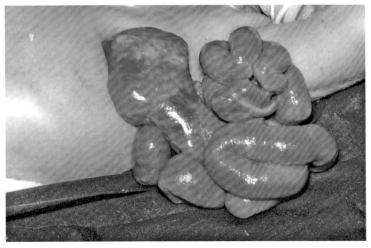

图 25-1　婴儿腹裂

食管闭锁

　　如图25-2所示：大多数食管闭锁的解剖结构畸形是远端气管食管瘘（85%）。如果在怀孕期间通过超声检查，能够确诊此病。出生后食管闭锁的婴儿往往表现出过多的唾液、呛咳、咳嗽和呼吸困难，同时还会遇到无法成功放置鼻胃管的问题。许多先天性食管闭锁的新生儿还合并有其他器官的先天性畸形。食管闭锁的患儿需要外科手术关闭气管食管瘘，这样可以防止呼吸时所致的胃扩张甚至胃穿孔，同时还需将食管的2个盲端进行吻合从而实现经口喂养而不是持续留置鼻胃管负压引流。刚出生的并发此病的新生儿可以通过鼻孔放置一种名为Replogle的导管到近端食管盲袋中。这种导管有2个管腔，可以通过其中的一个靠外侧的管腔注入少量的生理盐水从而稀释分泌物，同时通过另外一个内侧较短的管腔吸引来防止溢出的分泌物进入肺部，这样做就不需要持续负压吸引并且还避免了食管盲袋黏膜的损伤。如果这类新生儿需要机械通气，为了降低胃穿孔的风险应该设置比较低的气道压，同时尽快手术治疗。

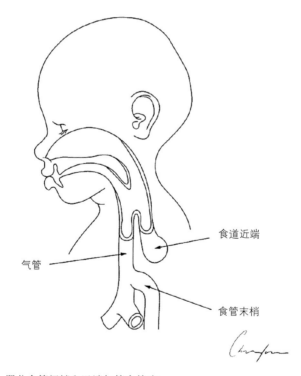

食道近端

气管

食管末梢

图25-2　婴儿食管闭锁和远端气管食管瘘
David Crabbe 提供的图片，儿科顾问医生

　　如果食管闭锁的新生儿主动脉弓是正常的左位主动脉弓，那么手术治疗时通常选择右侧开胸。可以在硬性支气管镜下使用小的 Fogarty 球囊导管阻断气

管食管瘘的瘘口。这种方法只是暂时的与此同时还应尽快开胸手术治疗。对于情况不稳定的新生儿必须立即开胸结扎瘘管，几天后患儿再次返回手术室进行正规的气管食管关瘘术和食管盲端吻合术。

　　一些合并这种先天性畸形的新生儿需要多次往返于医院处理相关并发症，如食管的 2 个盲端距离过远不能一次性吻合，需要移植部分胃、结肠、小肠到食管盲端处缩短距离进行吻合。同时食道闭锁手术后还可能出现气管软化、食管吻合口处狭窄、食管中食物淤积及需要手术治疗的反流性胃食管炎。

肠旋转不良并肠扭转

　　肠旋转不良是一种先天畸形，十二指肠空肠曲和盲肠之间的距离变小，把中肠系膜留在一个狭窄的根部。十二指肠空肠曲应该位于脊柱左侧，和胃幽门处于同一水平线上，盲肠应该位于右侧回肠窝里。在这正常结构中，中肠系膜根部是宽的且很难扭转。如果盲肠位置高且十二指肠空肠曲位于脊柱右侧，中肠发生扭转（图 25-3），称为肠扭转。这将切断许多小肠的血液供应。这是真正的外科急诊，如果不及时处理，会导致许多肠管被切除，接受短肠综合征的生活，将来会给婴儿带来肠外营养的并发症、营养吸收不良。如果婴儿在初期幸存下来的话，未来发展的前景是接受肠延长术、肝和小肠移植术。

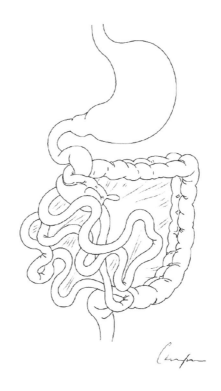

图 25-3　旋转和扭转

外科手术包括剖腹探查、解旋肠管、拉直十二指肠、分离 Ladd's 索带，拓宽肠系膜根部和切除反转的阑尾。要切除阑尾，因为，在手术最后盲肠的位置位于腹腔左侧，如果将来孩子发生阑尾炎，由于不正常的解剖位置而不能做出诊断。这被称为 Ladd 手术。如果部分肠管缺血和解旋后没有好转的迹象，将被切除坏死肠段。

总结

由于新生儿护理、麻醉、外科先进技术的提升，先天性畸形的新生儿存活率增加了。食管闭锁的新生儿在 20 世纪 60 年代的生存率是 60% ~ 70%，在 21 世纪生存率平均达到了 90% ~ 100%[3]。杜罗（Duro）等[2]报道了短肠综合征的生存率达到了 73% ~ 83%。改进肠内营养和通过多学科协作照顾这些患者提高愈合率。在将来，我们期待小儿肝脏和肠移植有一个更好的结果。

手术医生会发现新生儿外科不断挑战新的治疗方法，我们有能力实施新的技术，如在早产儿中开展胸腔镜手术。

参考文献

［1］ **Bhatia J** (2006) Fluid and electrolyte management in the very low birth weight neonate. *Journal of Perinatology* 26: S19–S21.

［2］ **Duro D, Kamin D and Duggan C** (2008) Overview of pediatric short bowel syndrome. *Journal of Pediatric Gastroenterology and Nutrition* 47: S33–S36.

［3］ **Johnson PRV** (2005) Oesophageal atresia. *Infant* 1(5): 163–167.

［4］ **McClelland DBL (ed.)** (2007) *Handbook of Transfusion Medicine.* London: The Stationery Office.

［5］ **Owen A, Marven S, Jackson L *et al.*** (2006) Experience of bedside preformed silo staged reduction and closure for gastroschisis. *Journal of Pediatric Surgery* 41(11): 1830–1835.

第二十六章

儿科手术

海伦·凯特

儿童不是成年人的缩小版,其情况是不能与成年人相提并论的。这无疑增加了这个专业的特殊性。6个月的婴儿和13岁的儿童,同为肠梗阻,但实施相同程序的剖腹探查手术是非常不同的,需要不同的麻醉方法,孩子从手术室出来需要在恢复室监护,在这个过程中一个类似的手术过程,可能需要用到不同的仪器设备。同样是肠道的阻塞取决于患儿的年龄和既往病史,6个月的婴儿可能是患肠套叠,而这几乎不可能出现在13岁的儿童身上。

理想的情况下,儿童应该有一个专门的护理区域,满足他们的需要,父母和家庭需要适当训练,以能够维持他们的技能[1]。在实践中这意味着儿童手术应与成年人分开,然而在许多信托机构那里显然是不可能的。实施这些措施能够对环境进行恰当的管理,比如有儿童手术清单或把儿童安排在第一位手术。麻醉准备间装饰图片、玩具和适合儿童阅读的书籍,在恢复室另辟一个独立的区域,以确保手术室和恢复室的从业者能对患儿进行经常性护理,综合性手术室在进行小儿外科手术时,应该雇佣儿科专业护士,手术医生应具备儿童外科专业技能,以处理不同疾病的患者。培训儿科医院人员需要包括儿科生命支持、儿童安全和沟通技巧。

知情同意

通常16岁以下儿童手术需要父母同意,除非父母没有监护权,在这种情况下,需要取得法定监护人的同意。儿童也应该参与到手术同意过程中[3]。在英格兰和威尔士2003年12月1日之后出生的儿童(北爱尔兰2002年4月15日,苏格兰2006年5月4日),父母双方认为出示孩子的出生证明,他们即能合法同意手术。儿童出生在这个日期之前，如果父母没有结婚，只有母亲有责任，因此，也只有母亲有同意的权利。如果，一个不足 16 岁的孩子，被认为有能力做出这个决定，他们可以提供自己的同意。为了证明有能力做决定，他们应该能够显示他们的成熟和根据需要对所需的治疗做出明智的决定。然而如果患者不足 18 岁，尽管认为有自主权做出决定，但拒绝治疗，将自己的健康置于危险之中，也是不合法的[2]。

作为手术从业者，要确保执行正确的程序，应该遵循 WHO 规定的手术安全核查表[7]，2009 年由英国国家患者安全机构批注，在手术开始前，应与法定监护人沟通，确认孩子身份。良好的实践表明，麻醉准备室向随行的成年人开放，如果合适的话，允许他们了解孩子接受手术的过程。

儿童慢性疾病

儿童脑瘫等慢性疾病、肠道炎症、囊性纤维化和癌症，可能需要很长的住院时间，并在他们的童年留下几次住院经历。如果医院探访管理做不好，可能让他们和他们的家庭变得极其痛苦。为应对不同事件，详细的规划是至关重要的。有许多手术过程会让孩子体验不愉快的经历，但良好的沟通，可以了解预期可能发生的情况，以便让孩子应对预期的压力时会更容易。

熟悉的环境、友好的服务和敬业的员工，对孩子是有益的，与他们建立良好的、彼此信任的关系。让孩子在医院穿自己的衣服可以缓解焦虑，在允许的情况下，父母应该准备干净的衣物，避免感染问题，衣服应该是宽松的，当孩子睡着了也很容易脱下，前面或后面开放的比套头衫更佳，看似简单的策略却很实用。例如，较大的儿童或青少年需要大手术或结肠镜检查，有可能弄脏衣服，所以穿医院服装可能更适合。

如果孩子不需要术前用药缓解焦虑和恐惧，他们应该能够步行去手术室，带一个折叠式婴儿车或轮椅运送或者由父母怀抱着，而不由医院手推车转运。一些医疗中心提供儿童电动玩具车。征求患儿的意见由他们自己做出决定。如果不是禁忌的话，麻醉医生往往会让孩子决定麻醉诱导的方法（即气体或静脉注射）。所有儿童全身麻醉后，将插入气管导管，这可以执行吸入麻醉。父母陪同孩子在麻醉准备间，需要意识到自己的作用，他们是来支持他们的孩子，在穿刺置管时，分散患儿的注意力，在插管前了解这些是非常有帮助的。

这一章节中介绍的所有观点也适用于所有将要进行手术的儿童，可以尽可能地减少令人不安的情绪。如果处理得当，去医院做手术也可以取得令人满意结果。

儿童胃肠镜检查

与成年患者比较，大多数医疗中心在全身麻醉下进行儿童胃肠道（gastrointestinal，GI）内镜检查。成年人用 GI 内镜寻找肿瘤，对儿童而言主要作用是诊断疾病，如胃-食管反流、幽门螺杆菌、慢性疾病，如克罗恩病、溃疡性结肠炎和癌变前的筛查，如家族性腺瘤息肉病（familial adenomatous polyposis，FAP）。

对于成年人，清醒的时候如果他们的体位需要改变应鼓励他们移动。对于儿童整个过程应采取适当的保护措施，保护关节位置和压力点不受到伤害。在移动患儿和操作过程中，确保患儿安全定位，也为了保护手术医生。在全身麻醉下行上消化道内窥镜检查，要把气管导管（ET 导管）脱落的风险估计在内，工作人员应该意识到这种风险的可能性，并确保气管导管保持在正确的位置，气管导管位置不妨碍经口腔插入内窥镜，保护儿童的口唇不受伤，确保整个过程在不使用牙套的情况下，也不损伤他们的牙齿。

与所有手术一样，除了手术结束为患儿进行清洁整理时，术中应确保患儿的隐私和尊严。

儿科急诊

肠套叠

肠套叠是 3 个月至 1 岁的婴儿最常见的一种潜在危及生命的疾病。80% 的病例发生在小于 2 岁的儿童。远端的小肠嵌进结肠（图 26-1）。大多数肠套叠原因不明，然而当病毒感染累及淋巴组织（Peyer 氏淋巴结）后，回盲部的淋巴组织增生也可能导致肠套叠的发生。一些肠套叠的发生有所谓的"诱发点"，如息肉或梅克尔憩室。

这些婴儿出现腹部绞痛，不断加剧或许会出现腹胀和呕吐。随着病程的恶化，可能会出现"红色果酱样"大便，但这是肠套叠的一个晚期征象。初期治疗包括，X 线放射控制下尝试性空气灌肠复位及之后的体液疗法。成功率达到 84%[4]。对于那些空气灌肠复位失败的患者，剖腹探查术是唯一的方法。

剖腹探查术选择脐上右侧横切口，将受累部分肠管拖出体外，并轻柔推挤套叠部分的肠管。如果不可能完全复位肠套叠，或者肠管出现坏死，行肠切除术是必要的。随着儿童生长，吻合口也在生长，因此，儿童肠管吻合选择间断吻合术能预防吻合口狭窄。

由于肠套叠复位后引起再灌注损伤，这些患者很虚弱，需要在麻醉复苏室

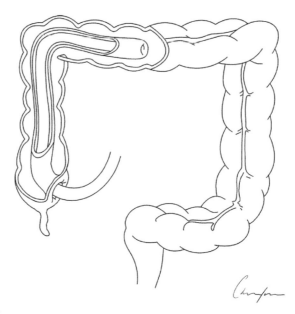

图 26-1 肠套叠

（PACU）密切监护。

气管异物

很小的儿童很容易把东西放在嘴里或偶尔把东西吸入。玩具上有警告信息提醒父母和看护人该玩具适合的年龄,含有小的移动部分的玩具,建议 3 岁以上儿童使用。食物一般没有类似的警告信息,小硬物能引起婴儿窒息,如胡萝卜片和坚果片。经过气道解剖发现,右主支气管比左主支气管稍大和气管拐角要小,因此,花生更有可能进入气管和停留在右主支气管图 26-2。

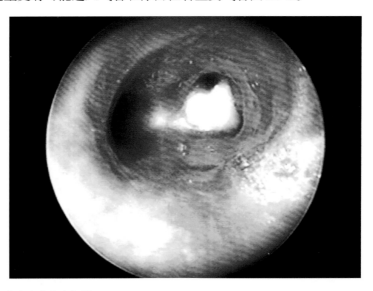

图 26-2 花生在右主支气管

婴儿去除气管内的花生需要在全身麻醉下行急诊支气管镜检查。一些外科医生开始通过鼻导管或喉罩，放入柔软的支气管镜以确定气管异物的位置。为了去除花生，需要硬质支气管镜和光学钳。在声带处喷洒局部麻醉药后，借助喉镜将硬质支气管镜放入气管。硬质支气管镜的视觉质量远远超过软质支气管镜，使视觉效果更好。光学钳通过支气管镜放入，抓住花生，同时移动检查镜，将光学钳和花生立即从儿童气管内取出，然后转回麻醉医生控制气道。支气管镜再次插入以确定无碎片残留。由于儿童声带喷洒了局部麻醉药，不能进食，直到麻醉效果消失，通常需要几个小时。

小儿外科手术的进展

外科已经发展很多年，小儿外科也不例外。技术和科学研究的突破，已经改变了过去的外科手术方式。例如，在胃的出口，幽门括约肌肥厚引起幽门狭窄(图26-3)，手术方式已经发生引人注目的改变。外科手术通过切开分离从胃到十二指肠的幽门括约肌，同时保证黏膜完整。幽门狭窄有很强的家族遗传性，同样，在同一家族不同代之间，通过不同的方式可能经历相同的表现。在过去，对幽门狭窄的婴儿施行 Ramstedt 幽门环肌切开术，通过右上腹横切口(图26-4切口 A)，但是最近，更多的外科医生通过脐上美容切口施行幽门环肌切开术(图26-4切口 B)。现在，许多国家采用腹腔镜技术施行这一手术，使用直径3 mm 的腹腔镜器械，使用腹腔镜切口(图26-4切口 C)是如此之小，以至许多年后甚至很难看见瘢痕。

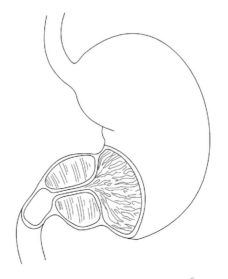

图 26-3　幽门狭窄

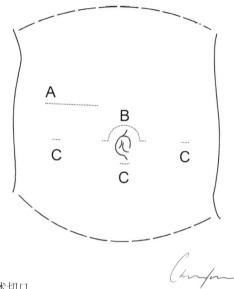

图26-4　幽门肌切开术切口

在儿科,随着腹腔镜外科技术的发展而使用增加,又大又难看的切口减少,许多手术提高了美容效果。许多年来 Lundorf 等人[5]已经证明腹腔镜外科能够减少腹腔粘连的可能。随着机器人腹腔镜外科技术的发展,开始在成年人外科中使用,并发现在前列腺切除术中有巨大的作用。近年来,机器人设备(操作台和操作器械)已经变得更小,外科医生已经引进到小儿外科操作和许多手术中[6]。在增加放大倍数,拥有更大的 3D 视角,更精确的操作技术人使得机器人腹腔镜技术比传统的腹腔镜技术更有利。对于那些需要大量缝合的腹腔镜技术(例如肾盂成形术),机器人技术特别有用。腹腔镜下缝合相当耗时,使用机器人能够更快。图 26-5 为机器人外科手术在儿童手术中的应用。

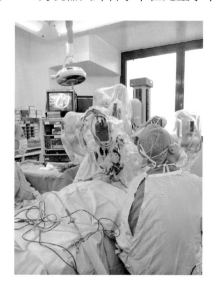

图 26-5　机器人手术

总结

许多执业医师将面对儿童工作，即使他们的患者大多是成年人。在地方综合医院，施行小的外科手术，如鼓室通气管的植入、扁桃体切除术和急诊外科，如阑尾切除术或者麻醉下骨折复位术。许多复杂外科手术需要在设有小儿外科的大型教学医院施行。ODPs 可能需要麻醉医生和急诊科协助完成紧急情况的处理，包括对患儿气道的管理，因此，执业医生具备相应的技术显得尤为重要。

小儿外科是一个令人关注、多样化的专业领域，要求从业者具备渊博的知识和精湛的技能。不同于成年人专科，倾向于在身体的某一个部分或身体某一个系统。小儿外科执业医师可能要涉及身体的许多部分，例如，一个综合的小儿外科医生可能需要掌握开胸术、腹股沟疝修补术、趾甲楔形切除术、胃造口术和舌系带整复术，因此，手术要求从"头到脚"。由于这些原因，从业者需要能够计划和适应不同的环境。对于那些针对成年人的执业者，当面对他们专业领域的儿童患者时，他们不应该忽略这些不同的要求。

参考文献

[1] **Department of Health** (2004) *National Service Framework for Children Young People and Maternity Services*. London: Department ofHealth.

[2] **General Medical Council** (2007) 0–18*years: Guidance for all doctors.* London: GMC.

[3] **General Medical Council** (2008) Consent: *patients and doctors making decision stogether*. London: GMC.

[4] **Lui K, Wong H, Cheung Y, *et al*.** (2001) Air enema for diagnosis and reduction of intussusception in children: Clinical experience and fluoroscopy time correlation. *Journal of Pediatric Surgery* 36(3): 479–481.

[5] **Lundorf P, Hablin M, Kallfelt B, Thorburn J and Lindblom B** (1991) Adhesion formation after laparoscopic surgery in tubal pregnancy: a randomised trial versus laparotomy. *Fertility and Sterility* 55(5): 911–915.

[6] **Najmaldin A and Antao B** (2007) Early experience of tele-robotic surgery in children. *International Journal of Medical* Robotics and Computer Assisted Surgery 3(3): 199–202.

[7] **World Health Organization** (2008) *Second Global Patient Safety Challenge: Safe surgery saves lives.*Geneva: WHO.

第四部分

第二十七章
青少年手术的护理

利兹·麦克阿瑟

早期先驱者罗伯森（Robertson）[10]和鲍尔比（Bowlby）[2]强调孩子们住院时的需求，远远超出了他们当时医院的条件。"我们国家向前发展了吗？"肯尼迪（Kennedy）[6]引用了 2007 联合国儿童基金会报告（UNICE），英国的儿童福利在 25 个工业国家中是垫底的。已经改变了什么？英国政府似乎取得了清晰和可衡量的成就，孩子、年轻人和他们的家庭的意见在政策中都能被考虑到，都能寻找到。肯尼迪[6]建议福利制度要适合孩子和他们年轻的父母，需克服文化障碍，通过英国国民健康保险体系（NHS）服务来满足他们的需要，并提出了 39 条建议。

2 个方面概述了利益相关者的观点：第 9 条表示，当地政府必须建立相关体系，儿童和青年人的意见可以考虑用到健康医疗服务计划的实施上。第 33 条，从孩子、年轻人和父母或看护者的视角出发，孩子和年轻人的 NHS 服务项目应该得到策划和组织。这些建议是建立在公平和卓越[4]的基础之上，其中概述了涉及儿童和年轻家庭，在决策中的重要性（任何一个关于我自己的决定都少不了我）：当你回顾地方或是国家层面的文献和指导，在人们眼中一直留存未曾改变的则是条件不好和不够了解的医院和手术室。

皇家护理学院的标准[9]，需要为患者在手术室建立一个单独的用来接纳和恢复的区域，提供家长 / 监护人陪伴青少年的场所。

WHO 的"安全手术"倡议的原始意图[11]，是构建手术室的系统方法以解决在麻醉操作过程中、外科感染和不良沟通中存在的问题。这项工作在实施过程中形成了一个许多人都熟悉的按部就班的操作流程。沟通被视为最重要的领域之一，这不仅应该体现在手术环境中，而且在围手术期的护理中也显得尤为重要。

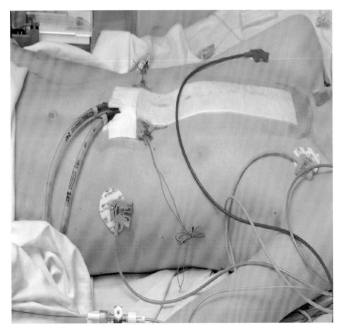

图27-1　青少年患者

和年轻人的交流

青春期被 WHO 定义为：人生命阶段中的过渡期，在这个阶段中，心理、生理稍有变化及社会文化认识得到改变[8]。

2002 年，一个全院的讨论会在一家儿科教学医院开展[1]，包括 219 个 12 岁以上的年轻人参加，涉及了很多领域包括青少年术前准备方面：

- 一个青少年缓解疼痛的专用区域

- 需要时的疼痛缓解

- 知道对他们说了什么、写了什么

- 知道机构规则

- 隐私和尊严的维护

克里斯蒂（Christie）和瓦伊纳（Viner）[3]讨论了专业的沟通技巧，要求与年轻人的沟通，应该确保结果是双方一致达成，并概述与青少年交流的几点建议：

- 看到年轻人自己和父母一起的时候，很明显青少年通常是讨论的中心，当然不完全排除父母，这通常是一种尊重他们的医疗保健权的做法。

- 对青少年应该富有同理心，要尊重他们，不随意评判。不能滥用药物，否则可能对青少年造成伤害。

- 做自己。不要尝试变酷也不要太随意，患者想要一个专业的医疗团队，而不

你问了下面的问题吗？如果没有，请现在就问！

姓名
出生日期
住院号
手续

沟通和同意

- 手术的指引要明确，什么时候在哪里进行手术
- 谁出席手术台，确定他们是谁和要做什么手术
- 理解力的发展水平
- 残疾/听力/视觉/复杂的需求
- 轮椅的使用
- 阅读能力
- 语言
- 心理健康状况
- 行为问题——多动症，自闭症
- 寻求庇护者和难民的历史
- 青少年的犯罪状态
- 性取向
- 使用的语言
- 讨论获得和记录的内容

术前信息

你希望使用哪种联系方式？电子邮件、信、文本

- 去哪里
- 他们需要带什么东西——如药物/衣服/化妆品吗？
- 现有的医疗条件——如做结肠造口术之前的医疗条件他们是否会供应？
- 他们必须穿什么去手术室？
- 耳环/文身/耳钉/指甲油可以使用么？
- 他们必须禁食多久？
- 将会使用什么设备？
- 允许谁陪伴？
- 区域规章制度
- 他们需要钱吗？

出院信息

- 他们怎么回家？
- 他们在家里需要注意什么？相关药物如抗生素，镇痛药
- 谁可能会查看他们检查伤口等？
- 他们什么时候能回/去学校？
- 下一个预约是什么时候？
- 如果出现问题可以联系谁？
- 预计回家后会发生什么情况？

临床 ——医疗/社会
术前获得的信息

- 父母的信息获取（信息获取的可用程度）
- 应该一直关注隐私和尊严，尤其是敏感信息以及正在进行检查的时候
- 个人信息(可能是相关的术前要求自由裁量权的区域——性活动的药物如避孕药。)
- 过敏史
- 心理健康史
- 麻醉史
- 疼痛史
- 药物治疗史
- 血糖维持控制
- 抗生素预防的要求
- 手术部位的相关讨论
- 基线的观察设置
- 预约相关的血液检测
- 所有必要的侵入性操作前必须提供适当的有关年龄和能力解释
- 他们是否愿意在术前去参观手术室？

协调

术前准备

- 理解/残疾的程度
- 心理健康状况/年轻的人是否需要克制/心理学家？
- 他们在吃什么药？这个药是否可以被忽略？
- 在哪里进行手术？
- 什么时候手术？
- 他们什么时候禁食？
- 谁进行手术？
- 有没有护士参与？
- 麻醉医生是谁？
- 手术部位标注了么（世界卫生组织自评表）？
- 陪同他们去医院的是谁？
- 手术需要多长时间？
- 是地中海贫血吗？确诊了么？
- 需要用局部麻醉膏么？
- 有静脉栓塞(VTE)预防么？

术后

- 复苏的患者是否有沟通、心理健康、恐惧、焦虑等相关问题

图 27-2 a 青少年围手术期临床检查清单

Adapted and modified from the World Heath Organization.

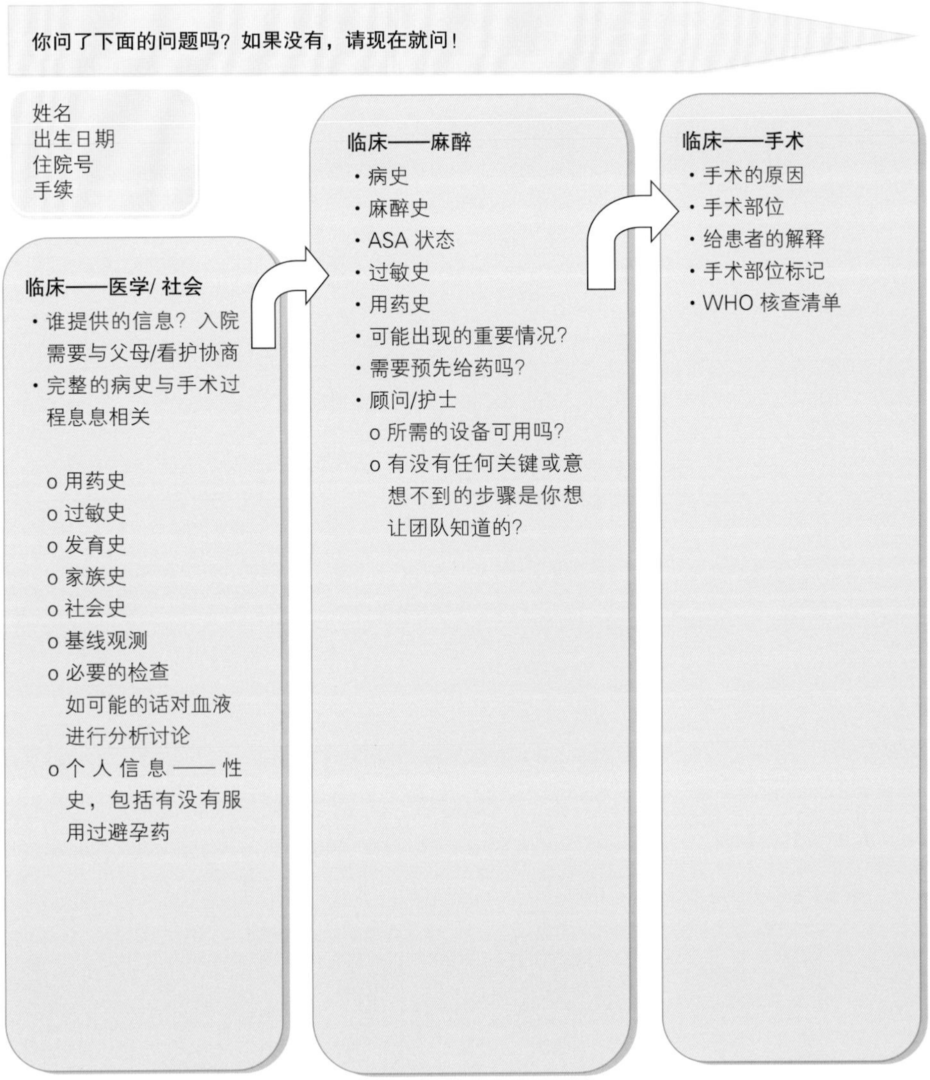

你问了下面的问题吗？如果没有，请现在就问！

姓名
出生日期
住院号
手续

临床——医学/社会

· 谁提供的信息？入院
  需要与父母/看护协商
· 完整的病史与手术过
  程息息相关

　o 用药史
　o 过敏史
　o 发育史
　o 家族史
　o 社会史
　o 基线观测
　o 必要的检查
　　如可能的话对血液
　　进行分析讨论
　o 个人信息——性
　　史，包括有没有服
　　用过避孕药

临床——麻醉

· 病史
· 麻醉史
· ASA 状态
· 过敏史
· 用药史
· 可能出现的重要情况？
· 需要预先给药吗？
· 顾问/护士
　o 所需的设备可用吗？
　o 有没有任何关键或意
　　想不到的步骤是你想
　　让团队知道的？

临床——手术

· 手术的原因
· 手术部位
· 给患者的解释
· 手术部位标记
· WHO 核查清单

图 27-2 b　青少年围手术期临床检查清单

Adapted and modified from the World Health Organization.

是想交朋友。

· 尝试以适当的方式来沟通和解释他们发育的概念。对于青少年而言，只使
用"此时此地"具体的例子和避免抽象的概念（"如果……那么"）的讨论。

虽然这些都是一般性的指导方针，但对它们进行修改将确保这些概念可以
用于医院手术室中。

通信和环境是由卫生部门文件确定的两个领域，"你受欢迎"发表在 2011
年，认为通信和环境的要求应该越来越多以满足年轻人的需要，服务需要双方的
交流，一方提出要求，另一方也要能做到相应要求。"医生在看到疾病之前，并没
意识到我是一个年轻人。"[12]。

第四部分

你问了下面的问题吗？如果没有，请现在就问！

姓名
出生日期
住院号

术前沟通和同意

进入（进入手术室）

· 所有的团队成员都需要介绍他们的姓名和角色么？
· 患者需要确认他/她的诊断，手术部位、手续和知情同意书（如果患者不能确定自己的诊断，那必须取得父母和监护人的同意）
· 手术检查清单完成了么？
· 患者有过敏史么？
· 导致流血的风险因素检查了么？
· 患者确认送回家了吗？
· 所有的检测设备和药物检查完成了么？
· WHO检查清单对照了么？
· 手术结束后是否有导尿管、引流管放置在体内？

沟通/同意 ——手术

暂停核对（所有人员）

· 所有团队成员口头确认：
· 什么样的程序、地点和位置？
· 重要事项标记好了吗？

沟通/同意 ——术后

· 患者的药物/供应在合适时候是否得到组织？
· 患者可获得信息的相关程序？
· 是否进行了随访
· 患者如何回家有讨论过吗？
· 如果出现问题，有联系电话号码吗？
· 是否有社区护理团队被告知并提供联系电话？
· 手术后是否有任何排液管道？
· 需要敷料吗？

图27-3 青少年围手术期临床检查清单——沟通/同意
Adapted and modified from the World Health Organization.

　　WHO倡导的"手术安全检查"是引入一个系统化的方法来解决围绕麻醉操作、外科感染和缺乏沟通的手术室问题[11]。该理念被引入许多场合，并提供了很多熟悉的框架。沟通是其中至关重要的环节。这不仅仅适用手术室，而在患者的围手术护理期间也可以采用这样的方法。

　　这5个流程图反映了WHO检查清单格式的布局，青少年的相关检查事项，如图27-2至图27-5所示。

你问了下面的问题吗？如果没有，请现在就问！

姓名
出生日期
住院号

访问前的协调

· 拿好排队号
· 床位分配
· 人员分配是否合适
· 如果合适或者有必要的话，安排术前访问
· 是否要求药物/供应
· 如果确认患者有过敏史，应适当的调整步骤
· 如果有心理健康问题或约束要求的，应该安排到位
· 语言上如果需要，可以请口译员翻译
· 如果非常焦虑那么让工作人员参与手术过程
· 去手术室前的要求？

术前护理沟通

· 分床
· 人员分配
· 特殊需要——床、夹板、专业手术室设备.
· 药品/供应到位
· 手术室位置和工作人员组织
· 手术室人员和麻醉人员
· 疼痛和管理讨论
· 手术后是否有任何排尿导管？

术后护理沟通

· 药物
· 实现疼痛管理
· 安全运输到临床领域
· 导尿管的讨论
· 完成的文书
· 有没有转院要求

图27-4　青少年围手术期手术沟通检查清单

Adapted and modified from the World Health Organization.

第四部分

你的数据目录

姓名：你喜欢称呼你什么？
你多大了？

临床——医学/社会

- 你对私下的谈话和查问有信心吗？
- 医生/护士有介绍他们自己吗？
- 你需要用笔记下或录下这些事情为未来做参考吗？
- 你能明白正在探讨什么吗？
- 他们将要进行什么样的观察？
- 什么是病史——他们需要什么样的信息？
- 你想查看什么是写下来的吗？
- 你对什么过敏吗？
- 你在使用什么药？
- 在你手术之前他们需要做什么检查？
- 在你做手术之前你需要参观该区域吗？

交流/同意

- 你喜欢称呼你什么？
- 你有沟通的问题吗？例如听力或视力问题？
- 你知道什么是同意吗？
- 你担心或焦虑将会发生什么事吗？

协调

术前访问

- 你要去哪里？
- 你想去预约谁？
- 你要去看谁？
- 你有什么愿望？
- 什么是禁食？
- 你最后一次吃东西和喝水是什么时候

参观手术

- 你想和谁一起去？
- 你需要带的衣服、洗簌用品、药品是什么？
- 什么设备正在被使用？

回家——当你离开的时候？

- 你在吃什么药？
- 你需要带他们一起吗？
- 你需要任何物品吗？例如绷带
- 你需要任何伤口敷料吗？
- 社区护理团队中谁会去看望你？
- 你有寻求帮助或建议的联系电话吗？

图27-5　青少年围手术期临床检查清单——患者信息
Adapted and modified from the World Health Organization.

参考文献

［1］ **Alder Hey** (2002) *Listening to Children and Young People.* The Alder Hey Consultation.

［2］ **Bowlby J** (1973) *Attachment and Loss,* Vol. 2: *Separation.* New York: Basic Books.

［3］ **Christie D, Viner R** (2005) Adolescent development, *British Medical Journal* 330(7486).

［4］ **Department of Health** (2010) *Achieving Equity and Excellence for Children.* London: Department of Health.

［5］ **Department of Health** (2011) *You're Welcome: Quality criteria for young people friendly health Services.* London: Department of Health.

［6］ **Kennedy Sir Ian** (2010) *Getting it Right for Children and Young People–Overcoming cultural barriers in the NHS so as to meet with needs,* a review by Professor Sir Ian Kennedy. September 2010.

［7］ **RCN (Royal College of Nursing)** (2003,2008,2010) *Restraining, Holding Still and Containing Childrenand Young People–Guidance for nursing staff.* London: RCN.

［8］ **RCN** (2008) *Adolescents: Boundaries and Connections–An RCN guide for working with young people.* London: RCN.

［9］ **RCN** (2011) *Health Care Service Standards in Caring for Neonates, Children and Young People.* London: RCN.

［10］ **Robertson J** (1953a) *A Two Year Old Goesto Hospital.* London: Tavistock Child Development Research Unit.

［11］ **WHO (World Health Organization)** (2008) *Implementation Manual Surgical Safety Checklist,* 1st edn. Geneva: WHO.

［12］ **WHO** (2009) *The Respect of Childrens' Rightsin Hospital: An Initiative of the International Network of Health Promoting Hospitals and Health Service.* Geneva: WHO Collaborating Centre.

拓展阅读

1. **Janke E, Chalk V and Kinley, H** (2002) Pre operative assessment–setting a standard through learning. University of Southampton.

2. **Shields L** (2010) Perioperative Care of the Child–a nursing manual. Oxford: Wiley Blackwell.

3. **Watson D** (2011) Perioperative Safety. Edinburgh: Mosby Elsevier.

4. **Wicker P and O'Neill P** (2010) Caring for the Perioperative Patient, 2nd edn. Oxford: Wiley Blackwell.

5. **Woodhead K and Wicker P** (2005) A Textbook of Perioperative Care. Edinburgh: Elsevier, Churchill Livingstone.

第四部分

第二十八章

老年患者的护理

丽塔·赫尔

老年患者手术面临一些特殊的临床护理需求,围手术期从业者需要熟知患者情况,并具备相应的临床知识,落实符合老年患者需求的护理计划,有许多因素需要考虑(资料28-1)。

资料28-1

我们如何对待老年患者

- 人口趋势
- 社会经济对健康的影响
- 术前评估
- 基础疾病
- 老年人围术期护理中潜在的并发症

由于社会生活条件和医疗条件的改善,长寿老年人数量在不断增加[19],尽管老年人健康状况整体增强,也依然存在相当比例的老年人,由于长期贫困或者老年时经历贫困而导致的健康状况恶化。在英国寿命与生活区域有关,最近的一个研究表明,平均寿命在英格兰北部比更为富裕的英格兰南部更短[3]。

最近出版的4个不同的报告强调:对于老年患者缺乏应有的尊重、关怀和基本的人格尊严,他们属于社会的弱势群体,对他们忽视的现象越来越普遍,并且这种现象在不断恶化,那么它将会否定老年人的基本权利,甚至是护理的基本原则。护士助产士理事会和卫生专业委员会(2008)通告[12],每个患者都必须被尊重和保障基本权利,无论种族、性取向、健康状况、残疾与否或年龄。虐待老年人是违反法律的,这基于2010年的平等法律条款(www.direct.gov.UK 2011)。

定义老年人似乎是容易的。按照实足年龄来衡量,那些收到国家退休金的人,或者那些不同程度残疾的人趋于被贴上老年人的标签。正如维克托

（Victor）[23]所指出,这是一个主观而局限的老年定义,他不应该包括那些类同于老年人特征范围的人群。将来人的寿命更长、更健康,改善老年人健康状况不仅仅受实足年龄的影响,还受教育、生活机遇、职业类型、社会经济状况和生活条件的影响[15]。

佛兰西斯[10]详细描述了老年患者在斯塔佛德郡中部医院遭受的侮辱,在这里他们被剥夺了被称呼他们名字的基本权利,被迫躺在自己的排泄物里,他们变得脱水和营养不良。这些医院让患者疾病得不到治疗或康复,健康状况下降。在 21 世纪,和世界上最富裕的 5 个国家的医疗卫生相比,这份报告中记录的标准老年护理的情况和 19 世纪济贫院更相符。

类似可怕的和不可接受的事件被详述在健康监察专员的报告《关怀与同情？》中[2],报告记录了在过去的一年中,遭遇忽视、虐待、辱骂等 10 位老年人的不幸,需要获得 NHS 初级或急性护理干预。他们遭遇的虐待从诊断失败,到没有注意一个老年人在离开数分钟后,他的妻子孤独去世了；还有向医生咨询没有回应,且未对老年患者外科手术的成本和拒绝主动治疗预期后果进行权衡。这些都表明,把老年人作为一个"负担"已经成为社会事实,这份报告是令人悲伤和发人深省的。

英国护理质量委员会[5]未公开对一些 NHS 医院老年人的护理和营养标准进行调查,结果显示：对老年患者冷漠、忽视和不尊重等,该报告突显了一些医院里的医生们仅仅为老年患者开具处方,让护工给患者喝水,以防脱水,仅此而已。

所引用的例子,在这 3 份报告中存在的 2 个共同点是：

- 被冷漠的、缺乏关怀的、反复被侮辱的患者是那些老年人或者步入老年人行列的人
- 变老以后,这些患者成为潜在的医疗保健的受试者。

国王基金[9]的调查报告突显了,在英国与斯堪的纳维亚、加拿大、澳大利亚和大陆的一些国家比较,欧洲对癌症需要外科治疗的老年人治疗结果是有差距的。有迹象表明,老年人在英国的癌症治疗效果不好[9]。

在患者预后和死亡的国家机密调查[17]揭示了医院缺乏对老年人适当的管理。NCEPOD 报告了即使有经验的医生进行的临床评估也会有失败,这些医生来自一系列临床专业,特别是经过老年患者护理培训的医生。由于对老年患者在水分和营养管理上的错误,导致手术延期,使患者处于更危险的状态,而不能提供适当的缓解疼痛的措施,被认为是照顾老年患者最大的失败。

同时认识到老年人的脆弱性和年龄超过 80 岁的手术患者数量增加的事实,

大不列颠和爱尔兰麻醉师协会（AAGBI）规定，一个经验丰富训练有素的围手术期团队，年龄不能构成不进行外科手术的原因[1]。

择期手术干预的一个必不可少的前提是一份周密的、全面的患者情况的评估，这应该包括患者大量的医疗史、血液检查结果、疤痕体质检查和精确的用药史来作为外科手术与否的重要依据[13]。

老龄化的生理，决定了人体功能的减退，老年患者将按照美国麻醉学会ASA分级系统划分等级（资料28-2）。

资料28-2

美国医师协会麻醉分级[21]

- Ⅰ级：患者的重要器官、系统功能正常，对麻醉和手术的耐受良好，正常情况下没有什么危险
- Ⅱ级：患者有经微的系统性疾病，重要器官有轻度病变，但代偿功能健全，对一般麻醉和手术可以耐受，风险较小
- Ⅲ级：患者有严重的系统性疾病，重要器官功能受损，但仍在代偿范围内。行动受限，但未丧失工作能力，施行手术和麻醉有一定的顾虑和风险
- Ⅳ级：患者有严重的系统性疾病，重要器官病变严重，功能代偿不全，已经丧失工作能力，经常面临对其生命安全的威胁，施行麻醉和手术风险很大
- Ⅴ级：患者病情危重，濒临死亡，手术是孤注一掷，麻醉和手术异常危险

术前评估

手术前详细地询问病史是必不可少的，尽可能多的获取患者的医疗记录，这将为麻醉医生提供可靠的和最新的信息，患者的健康状况、并存症状和智力水平的管理知识，包括患者可能需要进行的任何药物治疗[14]。通过阅读病历可以避免遗漏患者当前的状况和治疗细节，也能了解到患者60年或70年以前健康状况或手术干预情况。

个体对一些药物的反应，存在差异，这些差异可能是基于种族、存在共同的发病率和药物的相互作用。通常老年人躯体对药物改变的不利影响较为普遍，多重用药的特点是患者被多种药物治疗，也可能包括非处方药物的使用，从而增加药物不良反应的风险[22]。根据多兹等人的统计[8]，"40岁人的器官功能水平的年平均下降率在1%"。

心血管系统

每年多达50%～65%的老年患者有心血管疾病。在老年患者中存在冠状动脉疾病的患者概率是很高的。如动脉硬化、心输出量减少和心房纤颤都是常

见的,由于心输出量的变化,液体的管理是十分必要的[11]。

呼吸系统

肺是人类生命活动的重要器官,可以被一些如环境和生活习惯的因素所影响,特别是吸烟。当遭受不利的情况时,肺会缩减容量来保证正常工作。随着年龄改变肺组织的弹性降低、胸廓缺少运动和呼吸肌运动减弱,都会导致肺功能障碍[8]。

在老年患者中,普遍存在呼吸困难,归因于他们的生活习惯。支气管癌多发于那些有吸烟史的老年患者,早期的症状是呼吸困难,随后可能被诊断为支气管肺癌。长期存在肺部阻塞性疾病(chronic obstructive pulmonary disease, COPD),会使患者的麻醉处理变得复杂。70 岁以下的成年人正常的氧气饱和度是 96%,休息时是 98%,然而 70 岁以上的患者在唤醒时可能接近 94%。

需要进一步注意的问题是氧气的管理。至于有长期二氧化碳潴留的患者,氧气管理可能导致二氧化碳增多和呼吸性酸中毒[4]。

内分泌系统

糖尿病是内分泌系统紊乱的重要标志。统计资料表明 2010 年英国大约有 280 万人被确诊患有糖尿病。一个更令人困惑的数据表明超过 100 万人冒着损害健康的风险来掩饰他们患有糖尿病,这是因为他们担心会被歧视或者在特定环境里被认为是不正常的[6]。

因为不断增加的肾脏负担、心血管疾病、尿道神经高度紧张,患有糖尿病的老年人向医疗团队表达了明确的担忧。其他糖尿病并发症包括肠胃炎,会导致胃延缓消化的情况,使胃排空延迟,血糖浓度会波动并且难以控制[7]。糖尿病患者在手术期间的死亡率会比非糖尿病患者高出 50%。要降低并发症的风险,把糖尿病患者手术安排在第一位,以便能够减少禁食时间。手术团队要具有良好的关于糖尿病的知识,以保证糖尿病患者的安全并避免增加住院时间、感染率和死亡率都是很重要的。

意外低温

意外低温的定义是人体中心温度低于 36℃。这是一个可预防的情况,它不应该是任何一个手术期间并发症的一部分[18]。病房工作人员、看护者、接待员工和所有手术期间的执业医师，确保老年患者不受凉是至关重要的，也是预防成本最低、最容易做到的，当患者从病房转移到手术室的过程中应给他们盖上一条毯子。在等候时或者在麻醉准备间盖一张温暖的毯子，能够防止低体温的发生。

老年人身体功能衰退是一个常见特征，就是缺乏体温调节能力。如由于脱水，局部麻醉引起的血管舒张，或其他环境因素，都是造成低温现象的原因。这些可通过使用空气加热设施来干预。需要使用 38 ~ 40℃的加温柜来对输液进行加热，避免对血管的刺激。

其中一种心理因素引起的后果是在寒冷环境下表现脆弱。如因循环缓慢引起的疼痛阈值的降低、血流缓慢、创口缺氧导致感染风险增高，以及老年患者寒战造成的心律不齐[18]。

运动系统

老年患者常常被诊断出患有关节炎与滑膜炎。两者都会引起疼痛，这与围手术期从业者对患者进行的护理息息相关。一个简单的程序如伸直手指 / 手掌的活动，都可能会给患者带来巨大的痛苦。对移动患有关节炎的患者需要谨慎，并使用最完善的处置方案。执业医生必须留意颈椎病引起的颈部运动障碍，这会造成插管的困难。对髋关节炎患者或进行过髋关节手术的患者，行取结石手术可能会遇到困难，需要对腿部进行人工支撑或保护，来完成泌尿或妇科手术过程。

患有关节炎症的老年患者，很可能口服类固醇类药物。

在手术室里给予老年患者适当标准的护理

老年患者需要的止痛治疗并非完全不同，更确切的说对一般止痛治疗方法的适当改变，来应对老年患者群体的需要[8]。

老年患者需要术前诊疗团队对其进行术前、术中及术后阶段的护理。患者一直都是医疗团队关注的核心，而这种关注不仅限于手术台[20]。

达成对老年患者适当标准的治疗非常简单，不需要大笔资金的投入。健康监察专员的报告[2]和弗兰西斯的报告[10]清楚地说明了，在这个目标上医疗系统所缺少的是对人基本的尊重及医疗队伍的责任感：

- 友好。

- 尊重。

- 尊严。

- 同情和怜悯。

老年患者所需要的是,从业人员具备遵守职业行为准则的水准和道德。带着尊重来对待这些患者,这是我们作为国家医疗系统一员的奋斗目标。在安全的前提下,通过允许这些患者戴上自己的义齿、眼镜和助听器来实现他们的尊严。

大多数的歧视都有它的根源,在一个特定的社会下,由于他们的地位低下,尤其是那些缺乏经济实力的人,公平对于他们而言是没有意义的。要注意的是,在 NHS 所有的护理都是免费的,但老年人已经支付超过了他们一辈子公平分配的收入,即使他们最终是社会福利接受者。

参考文献

［1］ **AAGBI (Association of Anaesthesia Great Britain and Ireland)** (2001) *Anaesthesia and Peri-Operative Care of the Elderly.* http: //www.aagbi.org/sites/default/files/careelderly01.pdf (accessed 25 May 2011).

［2］ **Abraham A** (2011) *Care and compassion? Report of the Health Service Ombudsman on ten investigations into NHS care of older people.* London: HMSO.

［3］ **Age UK** (2012) Agenda for Later Life 2012. Policy priorities for active ageing. Chapter 6, Health and care. www.ageuk.org.uk/documents/en-gb/for-professionals/policy/chapter%207%20dignity%20in%20care%20and%20support.pdf?dtrk=true (accessed June 2012).

［4］ **British Thoracic Society** (2011) *What's In The New COPD Guidelines.* www.brit.thoracic.org.uk (accessed 2 July 2011).

［5］ **Care Quality Commission** (2011) *Dignity and Nutrition for older people.* London: Care Quality Commission.

［6］ **Diabetes UK** (2011a) One million risk health. Media release. www.diabetes.org.uk/About_us/Media-centre/One-million-risk-health-by-keeping-diabetes-a-secret/.

［7］ **Diabetes UK** (2011b) Gastroparesis.What happens if I've got gastroparesis? www.diabetes.org.uk/Guide-to-diabetes/Complications/Nerves_Neuropathy/Gastroparesis/What-happens-if-Ive-got-gastroparesis/.

［8］ **Dodds C, Kumar C and Servin F** (2007) *Anaesthetics for the Elderly Patient.* Cambridge: Cambridge University Press.

第四部分

［9］ **Foot C** (2011) *Cancer Performance in England behind Other Countries Confirms New Review.* www.kingsfund.org.uk/press/press_releases/cancer_performance.html (accessed 24 July 2011).

［10］ **Francis R** (2010) *Report into Mid-Staffordshire NHS Foundation Trust Inquiry.* http://www.dh.gov.uk/en/Publicationsandstatistics/Publications/PublicationsPolicyAndGuidance/DH_113 (accessed 5 May 2011).

［11］ **Hardle C** (2006) The patient with cardiac disease undergoing non-cardiac surgery. In McConachie I (ed.) *Anaesthesia for the High-Risk Patient.* Cambridge: Cambridge University Press, pp.299–331.

［12］ **Health Professions Council** (2008) *Standards of Conduct, Performance and Ethics.* http://www.hpc-uk.org/assets/documents/10002367FINALcopyofSCPEJuly2008.pdf (accessed 15 June 2011).

［13］ **Hehir R** (2005) Care of the elderly in the operating department. In Woodhead K and Wicker P (eds) *A Textbook of Perioperative Care.* Edinburgh: Elsevier, Churchill Livingstone, pp.299–311.

［14］ **Hudsmith J, Wheeler D and Gupta A** (2004) *Core Topics in Perioperative Care.* Cambridge: Cambridge UniversityPress.

［15］ **Joseph Rowntree Foundation** (2011) Older people with high support needs: how we can empower them to enjoy a better life. http://www.jrf.org.uk/sites/files/jrf/supporting-older-people-summary.pdf (accessed 26 June2011).

［16］ **NCEPOD (National Confidential Enquiry into Patient Outcome and Death)** (2010a) Improving the Quality of Medical and Surgical Care. www.ncepod.org.uk (accessed 13 June 2011).

［17］ **NCEPOD** (2010b) Surgery in the Elderly: an age old problem. www.ncepod.org.uk/2010eese.htm.

［18］ **NICE (National Institute for Health and Clinical Excellence)** (2008) *Inadvertent Perioperative Hypothermia. The Management of inadvertent hypothermia in adults* (accessed 18 June 2011).

［19］ **Office for National Statistics** (2011) *Ageing: Fastest increase in the 'oldestold'.* www.ons.gov.uk/ons/rel/mortality-ageing/focus-on-older-people/population-ageing-in-the-united-kingdom-and-europe/rpt-age-uk-eu.html (accessed June 2012).

［20］ **Phillips N** (2007) *Berry &Kohn's Operating Room Technique.* St Louis, MO: Mosby, Elsevier.

［21］ **Robinson N and Hall G** (2007) *How to Survive in Anaesthesia: A guide for trainees.* Oxford: BMJ Books Blackwell Publications.

［22］ **Tabernacle B, Barnes M and Jinks A** (2009) *Oxford Handbook of Nursing Older People.* Oxford: Oxford University Press.

［23］ **Victor C** (2006) What is old age? In Redfern S and Ross F (eds) *Nursing Older People.* Oxford: Elsevier Health Sciences, pp. 7–23.

你看我有比其他人更多的肉,因此更脆弱。

(亨利四世,第一部分第三幕第三场景——威廉·莎士比亚)[6]

本章提供了一种干预性的临床管理路径。肥胖患者的定义:按身体质量指数(BMI)减 30,计算方法:BMI= 体重(kg)÷ 身高(m)^2[14]。它的目的是为在器官或骨骼系统表面覆盖有厚层脂肪组织,并且合并有其中一些或全部器官的多系统因素的患者,提供生理学的管理策略。肥胖本身就给麻醉带来了挑战,也增加围手术期的并发症,如药物相互作用和药代动力学的反应[1]。这些患者需要仔细的术前计划和管理,以尽量减少在手术过程中的风险和并发症。

背景

世界卫生组织[12]已将全球性肥胖症患者的数量增加宣布为一种流行病,并且使这类患者成为一个临床专业是很必要的。国家卫生和临床研究所[10]也支持这一观点。英国国家肥胖论坛把肥胖症手术作为一个通用术语,其目的是为了减轻体重而施行的手术[8],它还发现手术减肥比非手术治疗更有效,并且增加了长期维持体重减轻的可能性。

肥胖症手术的条件

各种研究结果表明,一个多方位的治疗路径是手术成功的黄金标准[11],现在着手与多学科团队合作,有营养师、精神科医生、内科医生和外科医生。医学评估所有准备进行减肥手术的患者,以确保患者的手术适应证和充分的术前准备。身体质量指数(BMI)明确了肥胖症的界限,如表29-1所示。

表29-1 用体重指数来定义肥胖和手术的适用性

BMI(kg/m²)	
< 25	正常
25 ~ 30	超重
30 ~ 35	肥胖的
> 35	重度肥胖

手术选择标准:

- BMI > 40 kg/m² 或 > 35 kg/m² 并有共患病
- 非手术减肥失败
- 无禁忌证(医学的:如甲状腺功能减退、库欣综合征或一直在使用大剂量类固醇导致体重增加和关注他们的心理状态的患者)
- 有知识的、顺从的和有积极性的患者

Adapted and modified from NICE(2007)[11].

肥胖的外科治疗

方便的减肥手术,许多不同类型的减肥手术方法已被确立[8]

分为3大类:

- 通过固定或可调整的上消化道的大小,以减少食物的摄入导致体重减轻。
- 吸收不良型手术主要通过类似短肠症的吸收不良来达到减肥效果。
- 消化道的限制和吸收不良型手术相结合。

有4种主要的手术治疗方式,患者在通过筛选、评估和访视后[4]进行鉴别,即使最佳的治疗也有可能存在围手术期的风险和长期预后的并发症。

- 腹腔镜可调节胃束带术。
- 腹腔镜胃袖状切除术。
- 腹腔镜胃旁路手术。
- 腹腔镜十二指肠转位术。

考虑手术具有高风险的患者,可以进行微创操作,例如胃内球囊植入术,这种手术可以达到短期体重减轻的目的,循序渐进的逐渐减少对药物的依赖,进而提高患者整体的健康状况,最后根据NICE指南来确定长期体重减轻的肥胖症手术。

麻醉的分类

采用美国麻醉医师协会（ASA）分类系统进行术前身体评估，以达到最佳全身麻醉的效果。如资料 29-1 所示。

许多肥胖症患者的麻醉风险在 3 ~ 4 级，在手术治疗前根据 NICE 指南[10]，谨慎评估麻醉风险等级。麻醉风险分类（ASA）也受到个人体重的影响。

资料 29-1

ASA风险等级

1. 健康的患者
2. 轻度系统性疾病，无功能性限制
3. 严重的全身性疾病，一定的功能限制
4. 严重的全身性疾病，严重影响生活和生命
5. 垂死的患者未必能存活24小时，有或无操作
6. 紧急状态：除了指示潜在的ASA状态（I-V），任何患者接受紧急程序是由后缀的"E"表示

Adapted and modified from NHS（2010）[9].

肥胖相关的风险

呼吸系统

阻塞性睡眠呼吸暂停

过多的脂肪堆积在咽喉部导致通畅性降低，引起间歇式气道梗阻。术前病史与历史特征表明呼吸暂停和白天嗜睡打鼾，可能是由于阻塞性睡眠呼吸暂停引起的。因为这些症状可能未被发现或是处理，在所有接受减肥手术的患者中，都要考虑到会有这种情况[2]。正式的睡眠研究（多导睡眠检测）可以帮助确诊阻塞性睡眠呼吸暂停。

术前评估必须包括气道评估，由于脂肪堆积带来的颈部屈伸受限或短颈，导致下颌活动度和张口受限制，这些患者中困难气道的发生率更高[2]。

心血管系统

通过对已知的危险因素，肥胖可能影响心血管，如高血压、缺血性心脏病（ischaemic heart disease, IHD）、心肌病、心力衰竭、心律失常、血脂异常（高胆固醇）。由于增加动脉粥样硬化病变，血管疾病也可能出现静脉瓣膜功能不全和周围性血管疾病[1]。

肥胖还会增加患糖尿病的风险,减少葡萄糖耐量的脂肪和葡萄糖代谢的异常似乎与脂肪分布和总体重有关[2]。

人体测量评估必不可少,包括血压、腰围、体重和身高[1]。实验室检查包括空腹血脂、空腹胰岛素和葡萄糖、血红蛋白 A1C、肝功能和促甲状腺激素的指标[1]。

由于皮下脂肪层较厚,颈静脉压升高、心脏杂音、肺湿啰音、肝肿大和外周水肿的症状可能很难检测,在确诊 IHD 时,进行心电图、超声心动图预评估是至关重要的[1]。

胃食管反流

这类患者由于胃酸通过松弛或紧张的贲门进入食道,导致胃食管反流症状。同时,食管裂孔疝在这类患者中也是较常见的[7],这些患者腹内压力增加,取代食管下端括约肌,并增加了胃食管的倾斜度。还有肥胖和迷走神经的神经功能异常导致胆汁、胰腺酶分泌更高,这使得反流的胃酸对食管黏膜刺激性更强[2]。

在平卧时反流会有一些症状,如胃烧灼感或不易入睡。非侵入性或保守治疗是在胃内使用质子泵抑制剂(proton pump inhibitors, PPI)减少胃酸分泌,它可以抑制盐酸所需的蛋白水解酶、胃蛋白酶分泌。手术治疗肥胖已被证明是一个更好的治疗胃食管反流的方法[2]。

沟通

专业和热情的态度有助于患者保持冷静。除了生理情况,心理负担和社会因素会导致患者非常脆弱,粗心的意见或言论可能会很伤人,所以,进行肥胖症手术的患者,更需要手术医生和护理人员的同情与理解[3]。如果使用侵入性监测,采取外科手术的患者必须知情同意[5]。

麻醉管理

由于硬膜外腔静脉分布丰富,并且多余的脂肪占据潜在的腔隙,所以不需要局部麻醉,硬膜外麻醉在 75% ~ 80% 的正常剂量就已经足够了[2]。

静脉通路,作为任何麻醉方式的常规部分,在肥胖患者身上操作就更加困难,特别是中心静脉通路,超声仪就变得尤其有用,并且也应该是常备的[2]。合适的静脉套管针型号和必须的附件应该常备,偶尔也需要建立中心静脉通路。

术中监测需要包括脉搏血氧饱和度仪和大小适合的血压袖带。血压袖带应该比患者上臂的直径大 20%,如果袖带太小,血压会被测量得过高,重度肥胖的患者也可以用有创血压监测[1]。

其他内容包括心电图(electrocardiogram, ECG)、脑电双频指数(bispectral index, BIS)、麻醉深度监测、外周神经肌肉监测和温度监测[2]。

气道管理和维持气道通畅程度在麻醉诱导过程中是具有挑战性的,有可能发生面罩通气困难和气管插管困难。因此,在手术地点标准配备各类工具,包括"困难气道车"显得尤为重要[1]。女性患者乳房的大小会影响喉镜的顺利放置[2]。在诱导时患者的手臂不应该放置在他们的胸壁。麻醉技术的关键点是在操作时,应将患者放置于头高位,在插管过程中使用可调节角度的喉镜,并且实施环状软骨按压,合适型号的探条和喉镜片必须触手可及[2]。

由于体重的增加及脂肪组织新陈代谢的活动,可导致氧耗和二氧化碳的增加,所以这些患者需要更长的预充氧时间。胸壁顺应性的降低可增加肺血流量和膈肌分裂。顺应性的下降和呼吸需求的增加两者合并可导致呼吸做功的增加。如果氧储备下降,这些患者有快速低氧血症的倾向。使用呼气末正压通气(positive end-expiratory pressure, PEEP)的气管内插管,可减少小气道塌陷,这对氧供是非常有用的。不推荐使用喉罩[2]。

保证对胸壁的视觉观察,以确定正常的胸壁扩张和受影响的通气同样也是重要的。

并发心血管疾病的患者,要保证避免低氧血症、氧化亚氮和其他可能进一步加重肺血管收缩的药物。吸入麻醉药可导致支气管扩张和减少缺氧性肺血管收缩,因而是有益的[2]。对所有患者进行随机的血糖测试,有助于确保围手术期血糖控制,可减少感染和心肌不良的风险。患者在整个围手术期持续服用他汀类药物是必需的,因为它有助于改善冠状动脉血小板的稳定程度[2]。PPI 有助于减少胃容量、胃酸或两者,并且有助于降低误吸和吸入性肺炎的风险[3]。

插管后,再插入胃管以减轻胃内压力[3]。

药代动力学

肥胖患者的药代动力学是异常的,并且依赖于分布容积的改变、蛋白结合的性能、肾清除率的增加、肝脏清除率的改变[2]。

推荐使用短半衰期的药物,以确保停药之后自主呼吸的立即恢复,同样重要的还有监测神经肌肉阻滞剂的程度,以确保手术完成后无残余作用,保守的使用阿片类药物和镇静剂,使用吸入性麻醉药以确保手术后的快速恢复[2]。

腹腔镜患者的麻醉注意事项

腹腔镜手术过程中,气腹导致系统性的改变。气腹最常用的气体是二氧化碳,头低脚高位等体位可加重气腹的系统性改变,伴随着腹腔内压力的增高,体循环阻力也随之增高,治疗方式包括呼吸测量法、持续性 PEEP 和肺部洁净[1]。

由于长时间的过度牵拉和暴露所引起的组织损伤,导致术后切口感染的风险增加,脂肪组织也缺乏抗感染的能力,因此预防性的抗生素是很重要的[3]。

更为重要的是,需要努力持续地改进麻醉技术,并且使用超短效的麻醉和镇痛药,如容易可控的持续输注瑞芬太尼,让这些技术适应各种类型的手术[2]。

手术室护理路径的风险评估

阻塞性呼吸暂停综合征的患者,避免使用术前镇静药物,术前也需要实施静脉血栓栓塞的预防措施[3]。

手术当天未开具术前用药的患者,也需要有人陪护送至手术室,另外,如需平车护送入手术室的患者,推车承重应 >220 kg。

当患者送至麻醉准备间时,由麻醉医生和陪送的护士按照 WHO 的手术安全指南[13]要求完成患者的安全核查工作,这个程序是至关重要的,遵循这项流程可以避免很多手术的并发症。在患者小腿上应用气压设备和弹力袜,可以预防深静脉血栓的发生[1]。

外科干预

体位

预防由于动脉闭塞引起的肌肉损伤、深静脉血栓和压力引起的肌肉坏死,需要仔细地放置患者体位并对压力区进行保护。损伤后释放的肌红蛋白如果进入到血流中会有潜在的伤害性的作用,导致肾脏的并发症,拥有专业的设备如 hover mattress 或可手动调节的 Patslide 是非常重要的[3]。鉴于这些问题的考虑,在手术室内进行麻醉诱导,避免患者的转运只需要一次风险评估。

特殊设计的电动手术床是患者护理安全管理必不可少的,手术床要有承重 455 kg 的能力,并且有足够的宽度以适应腰部的摆放。肥胖的患者在体位变化时有滑落的风险,因此,将患者很好地固定在手术床上,并持续观察是很重要的,建议使用真空的体位垫,这些大小和形状不同的物体可以帮助支持患者体位[3]。

保护患者免受压力引起的组织损伤、神经损伤是非常重要的,这些损伤在肥胖患者中是非常常见的,特别是超级肥胖和糖尿病的患者。四肢极度外展会引起臂丛神经和坐骨神经麻痹,坐骨神经麻痹可能是由于长时间倾斜导致缺血性压力引起的,尺神经病变与 BMI 增加有关[2]。

手术要求

由于内部组织结构的视野受限和大量的出血,肥胖患者在手术操作上是更加困难的,这导致了手术时间的延长,加上脂肪组织血液供应较差,增加了切口感染和伤口裂开的概率[3]。

肥胖症手术应首选专门设计的器械。在腹腔镜手术中,有各种一次性的器械可供使用,各种型号和长度的腹腔镜、剪刀、钳子和切割 / 混凝设备,以协助外科医生进行操作,关键是要在术前检查设备,确保其功能正常,避免延长手术时间,患者还需要导尿排空膀胱[3]。

同样重要的是,外科医生和患者需要技术精湛的团队,在围手术期通过对细节的关注和经验来确保患者最佳的预后,对手术并发症的风险评估和关注,如中转开腹的手术、出血和脏器穿孔,也是手术团队风险评估和责任的重要组成部分。同时也有证据指出,手术中的团队合作与预后的改善有关,高效合作的团队成员能显著地减少不良事件的发生率。

手术后的管理

在麻醉恢复期有高度的关注和充分的监护是整个围手术期管理过程的组成部分。可以使用局部麻醉药对伤口进行浸润来减轻疼痛,有些患者也可使用自控镇痛。延迟拔管和术后机械通气的主要原因是肌肉松弛剂的残余作用,发生的原因是,在手术中需要使患者肌肉完全松弛来成功且安全的完成腔镜的手术。在这些患者中,有发生气道梗阻的风险,技术精湛的复苏团队在可能的情况下,应确保患者在恢复时采用坐位,如果需要给予氧气和持续正压通气[2]。恢复室团队成员在患者回到病房 /ITU 前完成病历文书是重要的。

总结

可通过手术的成功和未发生可预防的伤害来评价患者的预后,也可通过无疏漏或重返手术室,并且根据患者感知的疼痛管理来评价患者的预后。患者的满意度不仅取决于手术的结果还取决于患者全面的体验,并且要确保实现预期

第四部分

的结果,同样重要的是,要让患者正确地理解只有医患双方合作才能实现这一目标。

参考文献

［1］ **AAGBI (Association of Anaesthetists of Great Britain and Ireland)** (2007) *Perioperative Management of the Morbidly Obese Patient* http: //www.aagbi.org/sites/default/files/Obesity07.pdf (accessed March 2012).

［2］ **Adams JP and Murphy PG** (2000) Obesity in anaesthesia and intensive care – the General Infirmary of Leeds. *British Journal of Anaesthesia* 85 (1): 91-108.

［3］ **Walsh A, Albano H and Jones DB** (2008) A perioperative team approach to treating patients undergoing laparoscopic bariatric surgery. *AORN Journal* 88 (1): 59-64.

［4］ **Burke A, Glass RM and Torpy JM** (2005) Bariatric surgery. *JAMA* 294 (15): 1986.

［5］ **Department of Health** (2009) *Reference Guide to Consent for Examination or Treatment.* http: //www.dh.gov.uk/en/Publicationsandstatistics/Publications/PublicationsPolicyAndGuidance/DH_103643 (accessed March 2012).

［6］ **National Audit Office** (2001) *Tackling Obesity in England: The prevalence and costs of obesity in England.* http: //www.nao.org.uk/publications/0001/tackling_obesity_in_england.aspx (accessed March 2012).

［7］ **National Institutes of Health (NIH)** (2009) *Bariatric Surgery for Severe Obesity – NIH Publication No. 08.* http: //win.niddknih.gov/publications/gastric.htm (accessed March 2012).

［8］ **National Obesity Observatory (NOO)** (2010) *Bariatric Surgery for Obesity.* http: //www.noo.org.uk/uploads/doc/vid_8774_NOO%20Bariatric%20Surgery%20for%20Obesity%20FINAL%20MG%20011210.pdf (accessed March 2012).

［9］ **NHS** (2010) *Connecting for Health – ASA physical status classification system code.* https: //svn.connectingforhealth.nhs.uk/svn/public/nhscontentmodels/TAGS/Lorenzo_3.5/pub/ContentRelease-2.0.0/archetypes/gen/html/en/openEHR-EHR-OBSER-VATION.ASA_patient_status.v1.html (accessed 24 April 2012).

［10］ **NICE (National Institute for Health and Clinical Excellence)** (2006) *Obesity: Full Guidance Final Version (CG43).* http: //www.nice.org.uk/nicemedia/pdf/CG43FullGuideline3v.pdf (accessed March 2012).

［11］ **NICE** (2007) *Bariatric Surgical Service for the Treatment of People with Severe Obesity-Commissioning Guide.* http: //www.nice.org.uk/media/87F/65/BariatricSurgeryFINALPlus

NewToolUpdates.pdf (accessed March 2012).

［12］ **WHO (World Health Organization)** (2003) *World Health Organisation Global Strategy on Diet, Physical Activity and Health – Controlling the Global Obesity Epidemic.* http: //www. who.int/nutrition/topics/obesity/en/ (accessed March 2012).

［13］ **WHO** (2009) *Patient Safety – Safe Surgery Saves Lives. The second global patient safety challenge.* http: //www.who.int/patientsafety/safesurgery/en/ (accessed March 2012).

［14］ **WHO** (2011) *Obesity and Overweight; Media centre – Fact Sheet No.* 311. http: //www.who. int/mediacentre/factsheets/fs311/en/ (accessed March 2012).

第三十章
围手术期孕妇的护理

艾德丽安·蒙哥马利

在怀孕期间紧急或半紧急的手术,虽然没有禁忌,但对于母亲和胎儿来说,也是危险的。如果可能的话,建议将手术时期推迟到孕期的第二阶段[4]。为了照顾非产科手术的孕妇,了解解剖和生理的变化是必要的。

解剖和生理变化

为了满足胎儿的生长发育的需要,孕妇会发生解剖和生理方面的变化(回顾这些系统的正常生理,对充分了解本章节的内容或许是有用的)。

血液的变化

血液总量——血浆和红细胞,在怀孕期间平均增加 30% ~ 50%(表 30-1)。在怀孕的第 6 周最甚,也涉及心输出量的增加。血容量直至第 32 ~ 34 周以后开始减少。血液方面的变化会导致高血容量、稀释、血红蛋白下降(生理性贫血)。血浆体积增加以补偿循环的要求,例如,增加流向皮肤的血液,基础代谢率增加20%。高血容量同样也在发挥着维持血压和胎盘灌注的功能。红细胞自然增加约 18%(补充铁剂后达到 30%),从而使氧气的需求得到满足。在怀孕期间运用止血剂可以有效预防出血。然而,这样会导致在怀孕早期发生血栓的风险。同样,白细胞总数也在增加[8]。

心血管变化

在怀孕期间心血管系统发生较大变化来满足母亲以及胎儿生长发育的需求(表 30-2),其中最重要的是血容量、心输出量的增加和外周阻力的减少。其他

表30-1　血液变化

总血容量	↑ > 30% ~ 50%
血浆容量	↑ 50%
红细胞容量	↑ 20% ~ 30%
血红蛋白	↓ ± 2 g/dL

表30-2　心血管变化

心输出量	↑ 30% ~ 40%
心率	↑ 10 ~ 15 次/min
心搏出量	↑
体循环阻力	↓
舒张压	↓ ± 15 mmHg
仰卧位低血压综合征 Steinbrook(2002)[9].	无变化

的变化与心脏的位置、大小、心率、心搏量和血流量的分布有关。随着妊娠的进展,母亲的心脏向前、向上移动和旋转的心尖波动在第四肋间隙,心脏体积增加了大约12%,心脏的大小与静脉回心血量增加有关。这些变化可能听到心脏杂音。值得注意的是,在怀孕的前3个月,心输出量有一个快速增加的阶段,主要原因是心率和心搏的增加。通常认为心输出量峰值在怀孕中后期,此后呈平稳状态,扩大的子宫和孕产妇的体位会影响心输出量。仰卧位时下腔静脉被压缩,减少静脉回心血量,心输出量下降20% ~ 30%。在坐姿时腔静脉受压较小,应选择侧卧位。

　　总血容量增加(血浆和红细胞体积增加),从妊娠前3个月开始到结束。增加的血流分布在子宫、肾脏、皮肤、肝脏和乳房。怀孕期间心脏收缩压几乎没有变化,但舒张压下降明显,一般发生在怀孕中期,直到孕期结束恢复到未孕水平。年龄和胎次(怀孕次数)也可能影响血压。动脉压力增加导致血压增高。股静脉压力增加,原因是增大的子宫压迫髂静脉和下腔静脉,腿部血流量减少,导致静脉曲张和深静脉血栓形成的风险。心血管的改变受激素和重力影响[8]。

第四部分

表30-3 呼吸变化

每分通气量	↑ 50%
潮气量	↑ 40%
呼吸频率	↑ 15%
二氧化碳分压	↓
肺功能残气量	↓ 20%
耗氧量	↑ 15% ~ 20%

呼吸系统的变化

在怀孕期间呼吸系统的主要变化,就是满足母亲和胎儿需氧量(表30-3)。胸部形状变化,由于肋间肌松弛和肋骨软骨化,膈肌的位置上升4 cm。而呼吸运动主要是依靠膈肌的运动。这些变化在怀孕的前3个月开始。潮气量、呼吸速率和每分钟通气量增加,二氧化碳分压残留量和功能残余气量减少,氧利用率增加了大约16%,减少了肺换气不足或呼吸暂停期间氧储不足、缺氧发生的风险[8]。

胃肠道变化

妊娠期间的解剖和生理变化支持母亲和胎儿的营养需求。孕激素影响食管及胃贲门括约肌,导致胃反流、胃酸分泌减少、胃肌张力和流动性减少。这就导致胃排空延迟,固体食物消化时间延长,在胆道中也存在同样情况[4,8]。

肌肉骨骼变化

荷尔蒙效作用于骶髂关节和耻骨联合,导致关节的灵活性增加。随着妊娠的进展骨盆向前倾斜,孕妇会改变姿势和步态以转移重心[8]。

常规手术

最常见的孕期接受手术是阑尾切除术、胆囊切除术、肠梗阻和创伤。腹腔镜的手术方式是最理想的和适当的。

怀孕期间阑尾切除术是最常见的手术。不明原因的腹痛,如圆韧带疼痛、尿路感染或收缩在怀孕期间是很常见的。阑尾难以诊断。是因为症状可能被混淆、子宫增大致腹腔增大,阑尾与腹膜的距离相应增大,出现疼痛模式改变。阑尾疼痛也可能出现背部或腰部疼痛,可能与先兆早产或肾盂肾炎混淆。如果阑尾穿孔出现腹膜炎,增大胎儿的风险增加,死亡率高达40%[3],这是很常见的。如果产妇有并发症或败血症,早期干预是必需的,预防流产、早产。妊娠早期、中期选择腹腔镜手术方法,妊娠晚期风险更大应选择开放性手术[6]。

胆道系统的透声流动性与孕激素水平增加有关,会导致胆汁淤积、胆结石的风险增加。妊娠期间选择腹腔镜手术,除非有胆总管结石、胰腺炎、胆囊炎或胆绞痛等并发症[6]。

虽然高达20%的孕期创伤可能是由躯体虐待造成的,但车祸仍然是孕期创伤最常见的原因。孕产妇死亡率通常从头部受伤和多器官损伤造成的。例如,由于内脏移位导致肝脏或脾脏破裂,特别在妊娠晚期,重要的是注意腹膜外出血时的症状表现。妊娠的并发症也是产妇死亡率和发病率增高的原因,这些包括子宫破裂、膀胱创伤/破裂、羊水栓塞。妊娠早期胎儿受骨盆保护,胎儿死亡率较妊娠中晚期更低,胎儿死亡的原因包括颅骨骨折、颅内出血、胎盘早剥(胎盘从子宫壁分离)、母亲低血容量和子宫破裂。低容量性休克发生会导致子宫缺血和胎儿缺氧。腹部钝器伤或致腹部器官的移位或压迫,可能会掩盖或混淆而延误诊断[7]。

手术风险

腹腔镜检查

腹腔镜手术的优点是避免暴露胎儿并减少麻醉药物毒性,恢复正常呼吸和胃肠道功能,同时还可以减少对子宫刺激、减少孕妇术后疼痛,加快恢复和运动。尽管如此,腹腔镜检查对于生理期变化的母亲和胎儿仍然存在风险,特别在整个妊娠期间呼吸道的顺应性下降。母亲容易受缺氧影响,这与高碳酸血症、低血压、麻醉药和人工气腹有关。这些因素增加了胎儿缺氧的风险。减少与气腹有关的风险,使二氧化碳压力不超过12 ~ 15 mmHg。风险也与气腹针和穿刺器在子宫的位置有关,一旦子宫达到脐的水平线位置,切口位置建议选择锁骨中线与脐水平线交叉的左上象限[6,7]。

麻醉

选择局部麻醉或是全身麻醉,应评估手术过程的安全性和紧急性。新型麻醉药物和麻醉技术对于孕产妇和胎儿有更好的效果。母亲的风险与全身麻醉有关、涉及气管插管和拔管、子宫活动度和血流量,在麻醉诱导和拔管时,干预胃反流,如果 25ml pH 值低于 7.5 的胃酸被吸入,那么门德尔松综合征或酸吸入综合征是可能发生的。抗酸药或 H₂ 受体阻滞剂在麻醉诱导前强制性执行[5]。麻醉气体,特别是卤化气体,造成子宫透声的改变。这个变更可能增加或减少,影响子宫灌注和诱导子宫兴奋性。在诱导使用时应使用巴比妥酸盐药物,可能减少血流量。全身麻醉对胎儿的风险是使组织缺氧、降低子宫胎盘的灌注和导致子宫透声的改变[9]。

妊娠期选择局部麻醉,优点是风险低,并且减少术后恶心和呕吐,以及更快地恢复,但是相关的风险是增加循环血容量。在怀孕期间硬膜外和蛛网膜下腔尺寸和直径空间减少,会增加血管内注射麻醉药物的可能性。脊髓和硬膜外麻醉诱发低血压可能导致子宫胎盘血流减少,胎儿缺氧的危险增加[2]。脊髓和局部麻醉的不良反应会引起胎儿心动过缓[5]。

位置

在怀孕的中晚期,预防下腔静脉的压迫是必要的。在任何时候患者始终保持左侧卧位,来保持子宫的自然位移[9]。当患者在截石位时护理需要考虑到运动系统和心血管系统的生理变化。改变体位时应该是一个缓慢过程,防止体位性低血压的风险,特别是患者躺下或起床时。

深静脉血栓

在怀孕期间,由于血液黏稠,深静脉血栓的风险增加,因此,要使用压力装置,例如抗栓塞袜应在所有的手术患者中使用。[7]

缺氧和早产是胎儿在手术中的风险。胎儿监护不是每个外科手术都需要。更重要的是优化母亲的生理状态,防止胎儿并发症。一名助产士和 / 或产科医生,参加手术和监护是必要的[1]。

总结

围手术期的护理评估,包括患者的计划和实施,但当手术的患者是孕妇时,充分的准备是必要的,同时围手术期风险评估应确保母亲和胎儿的安全、麻醉和手术时间最小化 (资料 30-1)。

资料 30-1

怀孕患者的评估和计划

- 妊娠阶段
- 血压
- 足够的氧合
- 预防胃反流
- 预防深静脉血栓的形成
- 体位要求
- CO_2设置
- 胎儿监测
- 子宫活动度
- 阴道分泌物
- 疼痛管理

参考文献

［1］ **Burlingame B** (2009) Pregnant patients undergoing surgery. *AORN Journal* 89(2): 405–406.

［2］ **D'Alessio JG, Ramanathan J** (1998) Effects of maternal anesthesia in the neonate. *Seminars in Perinatology* 22(5): 350–362.

［3］ **Gambala C, Levine D, Kilpatrick S** (2008) Appendicitis in pregnancy: A guessing game? *Contemporary OB/GYN* May: 34–47.

［4］ **Hart MA** (2005) Help! My orthopaedic patient is pregnant. *Orthopaedic Nursing* 24(2): 108–116.

［5］ **Kuczkowski KM** (2004) Nonobstetric surgery during pregnancy: what are the risks of anesthesia? *Obstetrical and Gynecological Survey* 59(1): 52–56.

［6］ **Kuczkowski KM** (2007) Laparoscopic procedures during pregnancy and the risks of anaesthesia: what does and obstetrician need to know. *Archives of Gynecology and Obstetrics* 276: 201–209.

［7］ **Schick L, Windle PE** (2010) *PeriAnesthesia Nursing Core Curriculum*, 2nd edn. St Louis, MO: Saunders Elsevier.

［8］ **Stables D, Rankin J** (.) (2005) *Physiology in Childbearing*, 2nd edn. Edinburgh: Elsevier.

［9］ **Steinbrook RA** (2002) Anaesthesia, minimally invasive surgery and pregnancy. *Best Practice and Research Clinical Anaesthesiology* 16(1): 131–143.

拓展阅读

Porteous J (2008) Oh, by the way, the patient is pregnant. *Canadian Operating Room Nursing Journal* 26(2): 35-42.

第四部分

第五部分

不同手术的处理方法

员工教育和培养的必要性已被很好地认识到了,尤其是在微创手术技术和技能方面,且可以授予证书。

本章旨在提供对腹腔镜手术关键原则的了解,这种了解是通过对所需设备和装备技术方面的理解所得,以便提供患者护理和安全有关的专业知识。

腹腔镜手术的发展与医学影像、设备的进步以及外科技术和手术室团队有着密切关系。

在 1806 年,菲利浦 · 波兹尼(Philip Bozzini),发明了一种通过蜡烛照亮可以让他看到人体内部的设备,这便是内镜发展的开始,在他的那个年代已经处于时代的前沿。直至今日在腹腔镜手术中应用的仍然是注入 CO_2,这种方法是在 1920 由理查德 · 泽里克夫(Richard Zollikofer)发明的,并且在 1953 年哈罗德 · 霍普金斯(Harold Hopkins)又发明了钢性棒状透镜系统,这些都革新了内窥镜手术[4]。

这些发明允许患者手术时不需要大的腹部切口,这减少了术后的疼痛和潜在的毁容瘢痕。腹腔镜手术可以缩短患者在医院的术后恢复期和在家里的康复期。与此同时,内镜吻合器的发展改进了大肠和肥胖者的腹腔镜手术。

现场准备

经验表明在团队熟悉腹腔镜手术所需的设备和检查之前,可能需要更多的员工。对手术室从业者来说,在手术开始和结束时有较多的事情要做,然而在手术过程中做的事情较少。总是有中转开腹手术的可能性,这样一来,有关手术的交流也许就必不可少了,因此,在腹腔镜手术开始时任一辅助装备都应该触手可及,并且显影纱条和装备一开始就需要检查好。

　　尽管每个团队可以根据他们的个人喜好和手术室大小决定他们自己的装备,但一些大体的原则还是要确立的。使用为设备专门设计的架子被强烈推荐,手术期间起着维持前后连接的作用,设备应该放在合适的高度,方便取用,并且应该缩短从设备到电源的电缆。为了架子功能的最大化和让所用的成员都获得最好的屏幕视野,把设备放在合适的位置是必需的。

　　在手术开始前所有的设备必须功能正常、位置正确。

　　应该检查充气设备,确定在 CO_2 桶内有足够的气体,气源要打开,连接正确且充气设备完成自检。

　　监护仪应该放在患者的任意一侧,这样外科医生、助手和其他参与者可以拥有清晰的、不被遮挡的视野。外科医生也要能够看到注气设备的压力仪表显示。装备推车、架子、吸引设备、管道、电缆和导管需要放在手术成员触手可及的地方,并且要确定这些东西不会一团糟或者在给患者使用时受损。

　　注意需要考虑到技术设备的放置和手术间的准备,与此同时,患者需要做好常规的术前准备。

　　微创手术,患者的体位取决于手术类型。确定的大体原则包括 X 线透明板的使用和患者安全的体位。

医学影像

　　影像系统具有 5 个重要组成部分
- 摄像机和控制组件。
- 观察镜。
- 光源,光纤电缆。
- 监控显示器。
- 录像机 / 打印机。

摄像机和控制组件

　　摄像机和控制组件由小而轻的摄像头、电缆和具有以下特点的摄像机控制器组成。
- 镜头。
- 视频成像芯片:有 1 或 3 个电荷耦合控制器件隐藏于硅胶脂网格中(像素),它是感光的。它们经摄像机电缆发射电信号至摄像机控制组件,摄像机控制组件将信号转换成视频信号,视频信号又被传送至监控显示器上。色彩细节和图像分辨率取决于视屏成像芯片的数量。三胶片的摄像机可以提供更高的分辨率和更准确且更自然的色彩,但是价格更高。然而,单片的摄像机由于在电荷耦合控制器件中存在高级电子设备,提高了分辨率。由于改进了信号处理过程,高级电子设备也存在摄像机控制组件中。

- 自动快门:它控制摄像机在手术野侦查的光量。为了降低因通过视野的金属反光器械引起的闪光,快门速度可以自动改变。
- 焦距:移动摄像机镜头组件与摄像机控制组件有关,这样是为了提高成像分辨率(它可以用照相机主体上的聚焦环人工控制)。
- 光增益开关:它通过提高视频信号的幅度,在光线弱时帮助摄像机起着补偿作用。遗憾的是,光增益开关也增加不需要的视频信号"噪声"。
- 白平衡:这将创建一个固定的参考点,用于显示所有其他的被相机摄入的颜色,以抵消不同型号和不同条件下的光源差异。它在涉及摄像机看到的其他所有颜色时创建一个固定的点。这样会抵消不同型号和条件下所用光源引起的不同。
- 定向功能:它可以让操作者保持成像在屏幕上的合适平面。

观察镜

内窥镜被设计用作于传递图像至监控显示器上。在镜子内是个反向或外在的镜头,这个镜头可以在手术野产生图像。被端对端放置的棒状玻璃镜头是一个微妙的系统,沿着观察镜传递图像至目镜,这样可以放大图像。围绕这些微妙镜头的是无数的光纤,传递光线至手术野。

观察镜有着不同直径,5 mm 和 10 mm 的,还有着不同视角 0°、30° 和 45°。

在插入观察镜前将其加热至与体温接近,将使镜头的雾气减至最低。可以使用抗模糊的化学物质或者使用观察镜加热设备。在整个过程中如果物镜污染了要清洗。绝不能使用研磨料,可以使用温盐水和专用的溶液。

连续的手术视野是必需的,极其重要的是它保持所有手术器械在视线内,避免意外损伤组织。特别是在鞘卡置入和电外科手术操作时尤其重要。

光源和纤维电缆

理想的光源发出的光应该是强度一致且色温平衡。其他特征包括:

- 自动和手动控制光输出。
- 红外线滤镜(热消耗)。

- 备用模式以便延长灯泡的寿命。
- 灯泡寿命计时度量表。

在腹腔镜光源组件中有 2 个主要的灯泡应用：合金卤化物和氙气。光源和电缆产生强烈的光束。灯光应该设置在最低状态或者关掉，除非腹腔镜在使用（备用模式）。

小心握住光缆热端以减少对工作人员或者患者意外烫伤的可能。避免紧盯光线以免视网膜受损。

监控显示器

信号通过摄像机控制器处理，并且通过视频电缆显示在屏幕上。监控显示器应该是高分辨率，达到医用等级以维持图像的质量，并且与使用的成像设备完全兼容。现在大部分系统都是高清屏幕。

注意：熟悉色带在 RGB 系统上的正确连接顺序是非常重要的；它们是白色、黄色、青绿色、绿色、洋红色、红色和蓝色。

影像录影 / 文件装备

通过连接到摄像机控制器的相应电缆附件，这个过程可以被记录下来。

视频/成像系统

最近的发展改善了成像且整合了系统[1]，包括以下几方面：
- 数字成像系统，提高影像质量和加强成像技术且保持高质量成像。
- 与其他数字设备和放大图片相连接（全景视图）。
- 智能化光源。
- 视野范围。
- 语音合成（控制光源和摄像头不用危及到无菌区域）。
- 数字影像打印（视频录像机）。
- 使用等离子技术产生的平面屏幕显示器。
- 能与计算机连接的数字打印机。
- 能把影像和屏幕混合的腹腔镜超声检查，称作图中图。

腹腔镜器械

根据它们的用途，器械可形容为"器械通路"和"手术器械"两种。

　　大部分器械是一次性使用的,也有可重复使用的。多数可重复使用的器械可以拆开拿去清洗和消毒[2]。在使用前,所有的器械需要检查以确定能够正确组装,并且所有器械可按预设的功能使用。同时检查器械的完整性也是必要的,以防止对患者和外科医生产生意外烧伤。

进入

　　有 3 种主要的方法进入腹腔,分别是:开放或闭合技术以及在视野下。

气腹针

　　气腹针在打洞前用来引导 CO_2 进入腹腔。它是由具有弹簧的顿性套管、斜面锋利的针和带有鲁尔锁的附属注气管组成,这种气腹针的标准直径是 2 mm。并且对于肥胖患者可选用不同长度的针,这种针既可以一次性使用也可以多次重复使用。

器械

　　腹腔镜器械需要跟开放性手术器械做大致一样的事情,而且必须设计成可以通过端口对深部组织进行操作。

　　有各种不同的抓钳和抓紧器,有些是一般应用,有些是为特殊目的设计的。既有一次性使用的,这些器械只有一边移动;也有重复使用的,这些器械两边都是移动的。握持抓钳的手柄是可选择的,持枪式或直线式——因选择锁定手柄的棘齿机制的不同,对所抓组织产生一个持续的压力。手柄也许是很好的微处理器和器械的标准化单元,这种器械被称为绝缘的器械。任何与透热疗法同时使用的器械都要求是绝缘的。器械的人体工程学设计应该以容易操作和使操作者感到舒适为原则。

　　剪刀应该检查刀片是否完好,并且在微处理时是保持锋利的。持针器应该能够牢牢地抓紧金属针。它们是用钨碳化物制成的狭口而设定的,以防止针旋转。

护理和操作

　　购买腹腔镜设备的成本是很高的,并且大部分购买者的预算是有限的。因此,使用者有必要熟悉有关清洁和消毒的操作说明。

　　腹腔镜设备的复杂度,还有它使用的方式导致彻底清洗非常困难。腹腔镜手术所涉及的所有工作人员,都应该熟悉在他们的部门所使用到的器械,并且知

第五部分

道安装、拆卸和所需的消毒方法。

围手术期工作人员应该熟悉所用的所有的专业设备、产品和器械。腹腔镜仪器在不断地改进，围手术期工作人员需要操作培训和简洁的产品说明。

重复使用的腹腔镜手术仪器的消毒，需要由受过良好培训的工作人员完成。仪器的设计应该遵循易拆卸和内在部分易冲洗的原则。正确地处理和维护以避免对仪器的损害。谨慎转运和有效的牵制，可减少易碎腹腔镜仪器的潜在损害。

反复使用设备是一项节约成本的选择，但是，反复使用的管道和钳子的任意部分要么复杂，要么使用的尖端易损（如剪刀的刀片容易变钝）。

仪器手柄

可拆装仪器有着不同的手柄可用。由于非人体工程学定位，其手和手指位置可导致压力区，在手术期间，外科医生神经受到刺激并且易疲劳。

端口

鞘卡是一种管道装置，可以提供通向内部手术视野的入口，辅助仪器到达内腔。共同特征包括：一个允许注气的活塞，一个连接管道，一个密封或者防止气腹不足的阀门。鞘卡有着不同的内径和长度。鞘卡的选择取决于所做的手术类型和患者的身体情况。

一次性使用的，绝缘的和重复利用的鞘卡都可用。一些穿刺针用来提高鞘卡置入时的安全性。穿刺针的选择取决于所选的进入方法和外科医生的喜好。

启动和维持气腹

为了便于手术，CO_2 被用于扩大实际或潜在的体腔空间，因为它便宜、不易燃、不会影响成像并且易溶解和可以通过肺脏排出。

当启动气腹时，使用气腹针，确保工作人员熟悉气腹针的组装和安全检查是很重要的。过程如下：

1. 安装气腹针的两部分。
2. 确定针尖是锋利的并且无黏附物。
3. 确定安全弹簧处于正确的状态。
4. 注气前确定气腹针是通畅的。

5. 轻拍确定稳定性或者检查有无缺失。

有 4 个主要的控件要核查：

* CO_2 气筒的气压量表。
* 预先设置的气压不应该超过 15 mmHg。
* 患者 / 腹部压力量表。
* 气流量指示器。

在使用气体喷射器前阅读制造商的说明书，确保熟悉如何控制和更换气筒。

通常操作者应该核查气体喷射器管道和连接接头。确保管道里没有水。任何重复使用的管道内有水都应该废弃，因为它不能确保已消过毒，如果回流发生的话，这会导致患者感染和气体喷射器污染的风险增加。现在大多医院使用具有标准过滤器的一次性管道。使用气腹针启动气腹，最初预定的气流量通常是 1 ~ 1.5 L /min，并且预设的压力是 12 mmHg。确定这一预设的压力值没有禁忌证。当外科医生对气腹针的位置满意时，应该打开气体喷射器。在连接气腹针之前确定气流通过管道时，可以听到气流声。气体进入患者腹腔前应该流向大气 3 ~ 4 s。开始时气流应该保持低至 1 ~ 2 L /min 直到外科医生对气腹腔满意，并且皮下组织不会被注入气体。

如果执行开放的插入技术，充气速度有可能达到 16 L /min，但是这样会增加麻醉并发症的风险，实践表明更安全的是保持低流速的注气（即 7 ~ 10 mmHg）直到达到合适的压力。

一旦达到了预设的压力，外科医生准备放第一个鞘卡时，直到达到需要的气流量时，气体喷射器应该停止注气。当第一个鞘卡放好了，可以很好地插入观察镜，做快速的腹腔镜检查，以观察有没有组织和血管的损伤，在接上充气管道之前，重新打开气源。这样可以降低 CO_2 气栓的危险以防损伤血管。

对麻醉医生来说，在建立气腹期间近距离的观察患者是很重要的。为了获得有关并发症快速诊断的任意信号。当气体喷射器与患者连接时，应该监测压力显示值，而且任何突变都需要处理。

手术结束时，在关掉气源之前，为了降低气体喷射器被污染的风险气体喷射器应该脱离患者。应将尽可能多的气体从腹腔中排出，通过吸引而不是把气体排入空气中是个很好的做法，因为有研究表明，在手术中产生的气溶胶对工作人员是有害的。病毒可能持续黏附在烟的冷凝物中，而被工作人员吸入。

气腹最普遍的术后不良反应与肩峰疼痛有关，约 25% 的腹腔镜手术患者受到影响。通常需要 24 ~ 48 h 才会消退。确切的原因并不清楚，但是有可能是 CO_2 持续存在刺激膈肌而致，并且会导致术后非常的不舒适。

标准原料气体的温度是 21°C 与核心温度 37°C 不同,并且没有水蒸气与腹内稳定的饱和状态相对,扰乱正常的腹内平衡。这样的结果是引发低体温、恢复时间延长及术后的疼痛。一项研究表明将 CO_2 加热变成水合物,会降低术后疼痛的发生率和严重程度,还有低体温的发生[3]。

总结

最近 20 年来,腹腔镜手术有了很大进步,主要是因为创新和设备与装备的发展,往往由外科医生的需求而驱动,就像波兹尼和霍普金斯一样。本章节已经了解了做腹腔镜手术为了保证患者安全所需的专业技能和知识。

这个领域的外科手术在不断改进,并且将腹腔镜手术单独列出,腹腔镜手术的下一个发展目标是进入腹腔的入口是一个而不是多个。

参考文献

［1］ **Leeds Institute for Minimally Invasive Therapy** (2002) Course Manual of Practical Skills for Theatre Teams in Laparoscopic Surgery. Unpublished.

［2］ **MHRA (Medicines and Healthcare products Regulatory Agency)** (2001) *Managing Medical Devices*. DB2006(05). http://www.mhra.gov.uk/Publications/Safetyguidance/DeviceBulletins/CON2025142 (accessed March 2012).

［3］ **Mouton WG, Naelf M, Bessell JR,** *et al.* (2001) A randomized controlled trial to determine the effect of humidified carbon dioxide insufflation on post-operative pain following thoracoscopic procedures. *Surgical Endoscopy* 15: 579–581.

［4］ **Mishra RK** (2011) History of minimal access surgery. www.laparoscopichospital.com/history_of_laparoscopy (accessed 23 June 2011).

第三十二章
内窥镜手术的关键原则

露易丝·沃尔

内窥镜检查部门做什么?

内窥镜检查部门护理进行胃镜、肠镜、乙状结肠镜、结肠镜、支气管镜检查和经皮内镜胃造瘘(percutaneous endoscopic gastrostomy, PEG)定点等的患者。

什么是内窥镜检查?

内窥镜检查是一种用于内腔检查的通用词。内窥镜检查的类型和所看到的视图体现在操作程序的名称。食管-胃十二指肠镜(OGD 或胃镜检查)检查食管、胃、十二指肠的第一、第二部分;支气管镜检查呼吸道;结肠镜检查肛门、直肠、乙状结肠、降结肠(结肠左曲)、脾曲(结肠右曲)、肝曲、横结肠、升结肠、盲肠和回盲瓣。在脾曲乙状结肠镜检查是一个有限的过程和推断。

为什么要进行内窥镜检查

内窥镜检查的目的是给出一个诊断,评估现有条件或胃肠道的治疗条件。

谁是患者? 为什么?

患者因为各种各样的症状被他们的家庭医生或住院医生提到。最常见的有上消化道症状胃-食管反流(胃痛)、消化不良、吞咽障碍(吞咽困难)、体重减轻、贫血和巴雷特食管的监测或食管静脉曲张。执行下消化道内窥镜检查是为了进行直肠出血、排便习惯的改变、腹痛、监视克罗恩病、溃疡性结肠炎和结肠息肉复诊的调查。它还可以用于筛选潜在的肠癌。

根据患者的主要表现症状和可能看到的情况被分为迫切或紧急情况。

内窥镜检查在哪完成？由谁执行？

上、下消化系统的内窥镜检查在医院的内镜部门、诊断治疗中心和越来越多的全科医生诊所,由擅长于内镜的普通执业医师和内镜护士完成。

日间门诊、住院和紧急情况程序

大多数的内镜检查作为日间手术来完成,如果患者有其他并发症或者在家里肠道准备困难,在检查开始前患者可能会被要求入院。住院患者在内镜检查部门常规工作中完成检查,除非被视为是紧急情况。紧急检查可能在正常工作时间外完成,如果有需要的话,这些可能会被带入提供手术和麻醉支持的手术室。

内窥镜

内窥镜有一个操作部(图 32-1)。操作部有吸引按钮和可以自定义功能的按键,空气和水可以通过操作吸引按钮进入腔体,自定义的功能键可以被设置用来控制检查图片和录像的采集。操作部还有用来控制角度的旋钮,这些旋钮可以将内镜锁定在内镜医生需要的特定角度上。

内镜的弯曲部(图 32-2),在弯曲部中有导光束、水气管道和 1 个或者 2 个附件管道。附件管道(图 32-3)也被称为钳子管道或者组织活检管道。内镜医生可以通过附件管道放一些治疗附件,比如活检钳、圈套器、注射针和组织网篮,进而实现内镜下的治疗。

吸引管道(图 32-4)通过操作部的按钮来控制。该管道可以利用负压来吸引液体,得到清晰的视野,拔管前抽出腔隙内的气体,使管腔变小。

水汽管道(图 32-5 a,32-5 b)可通过操作部的按钮来控制。内镜医生可以利用内镜的水汽管道向被检查的腔体内吹入空气,这可以让内镜医生更好地观察消化道黏膜。当水汽按钮被按下时,水就会通过内镜被送到尖端部来冲洗镜头,这给内镜医生提供了更干净、更清晰的内镜视野。

附送水管道(图 32-6)是一个鲁尔接口锁定的连接口。附送水管道位于操作部的上方。可以用一个大的注射器向附送水管道内注水,以达到冲洗消化道黏膜的作用。

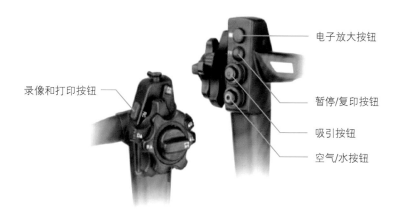

图32-1　内窥镜操作部
转载自 Imotech medical, formerly Fujinon.

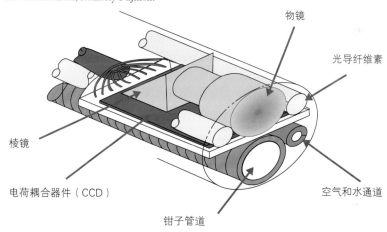

图32-2　内窥镜软管
转载自 Imotech medical，formerly Fujinon.

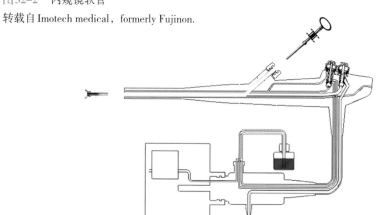

图32-3　附件或活检钳通道
转载自 Imotech medical，formerly Fujinon.

第五部分

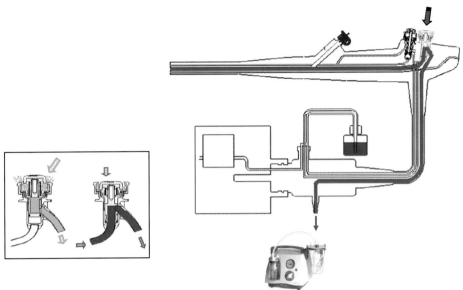

图 32-4　吸引通道
转载自 Imotech medical, formerly Fujinon.

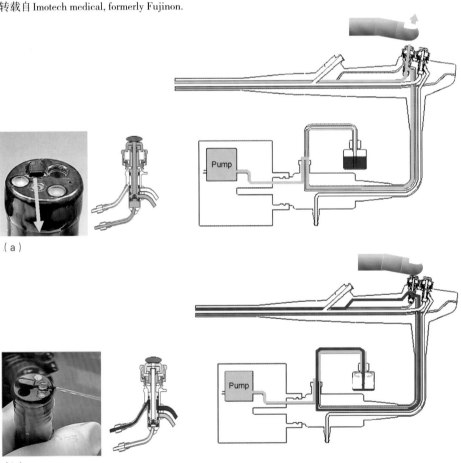

图 32-5　空气（a）和水通道（b）
转载自 Imotech medical，formerly Fujinon.

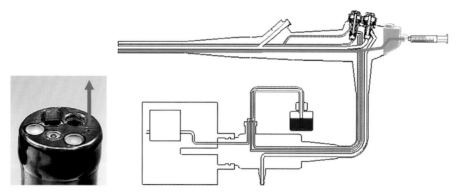

图 32-6　喷气通道

转载自 Imotech medical，formerly Fujinon.

内镜室准备

准备包括必要的设备及检查以确保它们功能齐全、清洁和安全使用。检查所需的设备将根据内窥镜检查的类型和临床适应证而改变。

内窥镜需要在全自动内镜清洗消毒机中处理，并在 3 h 内使用。使用前可将处理后的内镜储存于内窥镜储藏柜中，但最长不能超过 72 h。

操作室设置

内窥镜直接连接在一个光源（图 32-7）和处理器上（图 32-8），能把内窥镜看到的图像反映到屏幕上，屏幕能让整个团队查看上、下消化道。

内窥镜处理器和光源都存储在一个专用手推车，作为内镜的一个辅助工作空间，可以放置一个测试内窥镜的正确功能的储水容器、棉签、胃镜检查时口腔防护装置、润滑剂、标本容器和用于清洗和清洁内窥镜镜头的注射器。

辅助设备

供应的一次性无菌设备，应该是随手可及而且放在操作进行的房间或者邻近的区域，例如：

- 采取组织样本用的活检钳。
- 去除息肉和烧灼（透热疗法）用的圈套器。
- 用于烧灼小息肉的热活检钳。
- 扩张狭窄处用的膨胀气囊。
- 用于控制出血点的夹持装置。

光源XL-4450HD功能

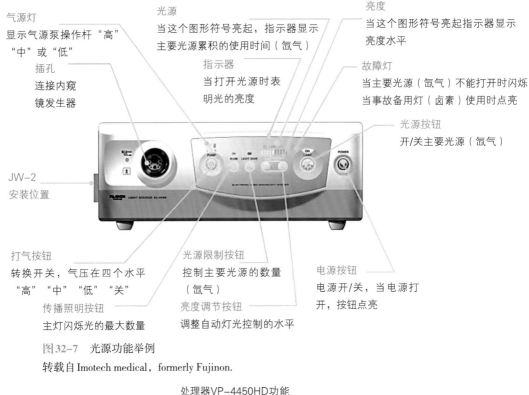

气源灯
显示气源泵操作杆"高" "中"或"低"

插孔
连接内窥镜发生器

JW-2
安装位置

光源
当这个图形符号亮起，指示器显示主要光源累积的使用时间（氙气）

指示器
当打开光源时表明光的亮度

亮度
当这个图形符号亮起指示器显示亮度水平

故障灯
当主要光源（氙气）不能打开时闪烁 当事故备用灯（卤素）使用时点亮

光源按钮
开/关主要光源（氙气）

打气按钮
转换开关，气压在四个水平"高""中""低""关"

传播照明按钮
主灯闪烁光的最大数量

光源限制按钮
控制主要光源的数量（氙气）

亮度调节按钮
调整自动灯光控制的水平

电源按钮
电源开/关，当电源打开，按钮点亮

图32-7　光源功能举例
转载自 Imotech medical，formerly Fujinon.

处理器VP-4450HD功能

强调颜色按钮
用于打开/关闭强调颜色功能

结构强调按钮
用于打开/关闭结构强调功能

视野按钮
用于打开和关闭内窥镜电源

智能染色内镜按钮
用于打开/关闭智能染色功能

计量模式按钮
用于在AUTO，PEAK和AVE之间切换计量模式

快门按钮
用于在STD and HI之间转换快门速度

网络访问灯
显示网络连接状态

CF记忆卡槽
一个通过CF记忆卡记录图像的卡槽

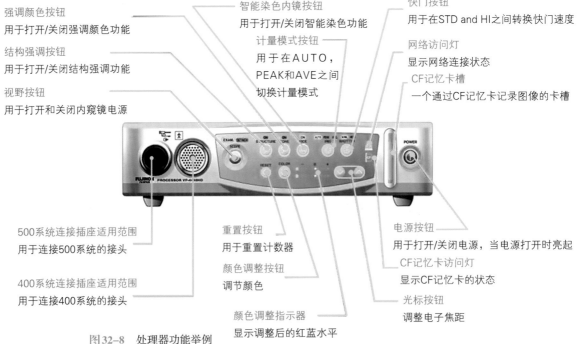

500系统连接插座适用范围
用于连接500系统的接头

400系统连接插座适用范围
用于连接400系统的接头

重置按钮
用于重置计数器

颜色调整按钮
调节颜色

颜色调整指示器
显示调整后的红蓝水平

电源按钮
用于打开/关闭电源，当电源打开时亮起

CF记忆卡访问灯
显示CF记忆卡的状态

光标按钮
调整电子焦距

图32-8　处理器功能举例
转载自 Imotech medical，formerly Fujinon.

- 用于注射硬化剂的注射针,病灶染色和提取息肉可以提供一个好的间隙和边缘,减低结肠穿孔的可能性。
- 加上一个透热疗法的设备。

控制食管静脉曲张的出血或许不能使用内窥镜,在处理紧急情况时必须提供气囊管。

吸引

去除患者口腔的分泌物需要用吸引器,也可以通过内窥镜来完成,为此,需要准备2个独立的吸引装置,以便在紧急情况下可以使用,当患者大出血,第2个吸引装置可能不用于处理患者的血流量而是保持呼吸道通畅。

氧气

氧气管理通过鼻套管,鼻腔导管或面罩都要求通过固定在墙上的接入点或氧气瓶,无论患者镇静与否,血氧饱和度水平可能会在内窥镜检查和恢复期间下降,尤其是使用阿片类药物时。

监护仪

监护仪必须可用于测量患者的脉搏、血压、血氧饱和度水平和呼吸频率,以及意识状态和疼痛评分一并记录在护理记录单。

患者的检查过程可能是在镇静状态、使用局部麻醉喷雾使患者的咽喉失去知觉或者在紧急情况下或在全身麻醉下执行。

药物治疗

内镜医生会通过使用镇静药如咪达唑仑、利多卡因喷喉局部麻醉和阿片类镇痛药物,使进行结肠镜检查或有疼痛检查的患者达到镇痛状态,并在结束后给予针对性的氟马西尼和纳洛酮进行拮抗。一氧化二氮和氧气混合的方法,对有痛性操作是十分有效的,特别是那些常规镇痛或使用阿片类药物后镇静效果不理性的患者。对于日间手术的患者,由于它的效能在30 min内消除,已经成为镇静和/或阿片类药物的良好的替代品,使患者可以达到在操作完成后自己驾车离开医院并快速恢复到正常生活而不需要很长的恢复期。

化学硬化剂,如肾上腺素,对于胃及十二指肠溃疡出血的患者,可以在出血点注射以控制出血。

解痉灵(丁溴东莨胆碱)可以松弛平滑肌,缓解肠道痉挛,从而有利于更清晰地呈现肠腔内图像。

复苏

所有临床区域必须配备有复苏用的药物和设备。复苏设备应该是无乳胶的,在适当的地方,一次性使用。

除了基本的监测设备外必须提供气道和循环支持的设备、复苏药物、除颤仪和听诊器。还应备有 12 导联心电图和血气分析仪。

临床区域还应有易于存取的听诊器、测压装置、脉搏氧血氧饱和度仪器、12 导联心电图和血气分析仪[2]。

尤其是术前长时间禁食或者肠道清洁准备的患者,可能需要静脉输液,因为他们可能会脱水。急诊患者如果出血可能需要输胶体(如琥珀酰明胶)或输血。

摄像

有采集照片功能是理想的,但并不是必不可少的。照片能够记录内窥镜检查时内视镜所看到的异常状态。患者的治疗可能不会通过内窥镜操作。因此照片提供给医生一个更详细的疾病的过程,再次内窥镜检查是必要的,例如检查溃疡的愈合,这可能是由另一个内视镜检查者来执行,照片可以给第二次内视镜检查者提供一个有关溃疡面积和深度的清晰图片,并进行比较。

记录执行的过程,做了什么检查和药物的使用情况,对患者后续的管理是至关重要的。

一个带有适当记录软件的电脑是更可取的,但在远离内镜部门时不一定可以使用。

患者护理

检查程序开始前

确保设备、人员和环境安全,做好准备以便检查能顺利进行。在患者进行检查期间,会被问及他们的既往史和现病史,其中包括为什么要进行检查。他们当前的药物管理和有无过敏或过敏史,记录并处理。

有脊髓或神经外科手术史、接受过生长激素治疗或接触过克雅病的患者,将需要咨询医疗和感染控制小组,因为这可能导致所使用的内窥镜或设备的污染,包括去污装置。

如果这种软式内窥镜清洁消毒处理不好,这可能会导致其他患者的交叉感染。这些内窥镜可能会用到未来的许多未感染的患者身上,引发广泛的交叉感染。任何可能接触过克雅病患者的内窥镜或设备,必须隔离并尽可能被销毁。这不仅会造成使用部门因内窥镜数量减少的不便,而且如果内窥镜被销毁也暗示着有一个较大的成本。

因此,如果一个患者被认为有携带克雅病的风险,应该考虑一个可选择的恰当的方法。

抗凝治疗

如果患者采取抗凝治疗,他们的国际化标准比率(international normalized ratio,INR)将需要检查,以确保治疗过程能继续进行,且没有出血增加的风险。然而,如果停止抗凝治疗大出血的风险可能超过血栓形成的风险[5]。

根据治疗计划和指征的过程中,在检查开始前一些患者将需要停止他们的药物治疗,开具肝素的处方。

肠道准备

患者接受结肠镜检查或乙状结肠镜检查前需要清洁肠道,当决定开出哪种准备措施时,必须采取相应的护理。由于电解质紊乱引起并发症的风险,磷酸钠肠道准备在肾脏、心脏和老年患者中是禁忌[1]。

由于肠蠕动减弱和肛门括约肌张力降低,老年患者可能不能进行肠道准备的管理,需要住院过夜。

完整的肠道准备包括:检查前几天采取低纤维饮食和当天服用口服制剂。这表明患者将进行预期的结肠镜检查、乙状结肠镜检查、息肉切除或内镜下黏膜去除术。

乙状结肠镜检查的患者可用灌肠剂,只清洁左侧的肠道。这取决于检查的长度和适应证,可以自行在家或在医院进行。

患者知情同意

这个过程将通过内窥镜操作者或专业的助手向患者解释,提供明确的信息关于检查需要什么,它是如何被执行的,可能的风险和并发症,应对患者任何问题可供选择的替代方案。

第五部分

执行胃镜检查是选用局部咽喉喷雾还是镇静,通常是由患者选择,除非在他们的用药史里有禁忌证或在家在 24 h 无成年人监护。紧急检查时可能在全身麻醉下进行,这取决于患者当前的状态,如果执行了静脉镇静,将需要保护静脉通路在整个内镜检查和恢复期的通畅。

如果患者同意检查并理解可能的风险、并发症和任何可替代的方案或程序,他们将被要求签署一份同意书[3]。

沟通

检查开始前需要确定患者的身份、禁食时间(除非是紧急操作)、过敏史、假体、牙齿有无松动或者是义齿。检查前从患者处获得的信息,如果在内窥镜检查期间没有传递给护理团队,是没有任何效益的。因此,对任何团队而言及时有效的沟通是极其重要的。

患者体位

患者取左侧卧位在可倾斜的手推车或手术床上。

在结肠镜检查或乙状结肠镜检查时,患者可能会被要求来回移动或取右侧卧位来协助内窥镜通过弯曲的结肠以获得清晰的视野。

助手

高级助手

高级助手是护理患者而不是协助内窥镜操作者的助手,负责整个检查过程患者的安全。这包括在检查开始前测量和记录脉搏、氧饱和度水平、血压、呼吸频率、疼痛程度和意识水平作为基准,并且在内窥镜检查期间测量和记录。高级助手负责安置患者体位并在整个过程中保持体位。他们必须作为患者的支持者,一个至关重要的角色。

高级助手按照内窥镜操作者的要求管理氧气,在胃镜检查期间通过吸引来自口腔的分泌物来管理患者的气道,而且必须告知内视镜操作者在内窥镜检查期间患者的任何病情变化。

内窥镜助理

内窥镜助手负责安装设备和准备检查过程所需要的药物,准备任何所需的辅助设备,而且在检查期间和检查结束后保养内窥镜。这将包含内窥镜初消以及其他细节部位。

复苏和出院

实施咽喉喷雾的局部麻醉后,如果患者感觉良好,可以从内窥镜检查室走到指定的患者出院区域。一旦喉咙喷雾的作用消失,患者可以正常吃喝,但是应该建议先啜饮冷水来评估他们的吞咽能力。

接受过镇静的患者,通过手推车或床转移到恢复室,直到他们的生命体征稳定在正常范围内,患者应该是清醒的、有意识的、舒适的、能识别周围事物的。

因为拮抗剂的半衰期原因,如果镇静后使用拮抗剂的患者必须在复苏室停留至少 90 min,氟马西尼的半衰期比咪达唑仑短,当氟马西尼的作用消散后可能引起患者再次镇静。

接受镇静的患者在使用镇静剂后,将需要负责的成年人监护 24 h。

当准备出院时,在出院区域的患者将收到内窥镜检查的结果,检查后的建议和后期调养的指导以及需要安排的交通工具。

内窥镜的维护、清洁和消毒

内窥镜的日常维护包括检查内窥镜外观的完整性,确保关节点连接牢固,通道是专用的而且操作部按钮能有效工作。按钮上有"O"的按铃,需要润滑以确保操作部灵活度和有效的工作。远端的镜头需要用镜头清洁布清洗,以确保清晰的图像和防止镜头损伤。

内窥镜的去污从患者身上移除即开始。内窥镜的外面应该从操作部到远端抹上酶清洁剂,用于清洁和去除表面污垢。内窥镜的远端放置在一个盛放有酶清洁剂的容器中,借助水汽管道使污物脱离内窥镜,并阻止污物进入吸引通道。通过内窥镜吸引酶液来清除表面污物和防止通道阻塞。

内窥镜应该放置在一个污洗器械托盘上,去污清洗后放到清洁和消毒的区域。

内窥镜每次清洗前必须使用内窥镜制造商提供的专用测试仪进行测漏,这种测试方法优于将内窥镜浸入水中,从而防止水通过进水口进入到内窥镜在患者体内的部分,以防内窥镜的损坏和污染,任何设备发现有泄漏不能再放入水里或 AER。应该使用专用擦拭纸巾去污并返厂维修。

内窥镜被放置在一个专门的充满水并添加了酶溶液且温度在一定范围的洗

涤槽里。清洗内窥镜的外表时特别注意角度控制旋钮。活检通道的塞子应取下后丢弃。取下水汽管道和吸引按钮并清洗,内窥镜活检和吸引通道内部使用一次性清洗刷,直到清洗刷明显干净。任何连接部都要充分的清洗,以确保所有的污物被清除。然后内窥镜放在一个单独用于清洗内窥镜的洗涤槽,接下来放置在 AER 并根据制造商的说明连接[4]。

内窥镜的清洗和消毒必须履行当地政策和制造商说明。

并发症

就内窥镜检查而言,所有的程序和调查都有一定的风险。自从引入 AERs 和内窥镜干燥柜,感染的风险已经大大降低。手工清洗是清洗过程中最重要的部分。如果操作者在他们的细节部分疏忽,那么世界上最好的设备也阻止不了交叉感染。

辅助设备根据制造商的使用说明书使用是至关重要的,如活体取样钳和圈套器都是一次性使用。

在放置经皮内胃镜造瘘管时,使用良好的无菌技术将有助于减少伤口污染和感染。口腔和胃不是无菌的,任何通过这些区域的装置都会被污染。因此,感染的风险只能被控制不能被消除。

如果患者接受抗凝治疗,出血的风险增加。如果患者有食管或胃底静脉曲张或者胃或十二指肠溃疡,这通常可以注射硬化剂,应用钛夹或插入气囊导管控制静脉曲张。

在胃镜检查时,疼痛或不适通常局限于最初的插管和过多的注入空气,一般不需要镇痛。由于结肠的伸展和空气的注入,结肠镜检查和纤维乙状结肠镜检查比胃镜检查更痛苦,因此,结肠镜检查的患者通常给予镇静剂和阿片类药物。纤维乙状结肠镜检查的患者,尽管需要镇静,但通常不需要镇痛,如果有必要的话可以使用氧化亚氮或阿片类药物。

胃镜检查时胃肠穿孔的风险很低,更有可能发生在需要膨胀或有巨大肿瘤的位置。结肠镜检查或乙状结肠镜检查时,更有可能发生在被拉伸的肠道、有憩室病变的部位、肿瘤或当切除结肠息肉时。

当镇静剂和阿片类药物管理患者时有呼吸抑制的风险,呼吸停止和心脏骤停的风险大大增加。为了避免这些风险,阿片类药物应该先给,使用前观察阿片类药物对呼吸抑制的影响。所有的药物剂量应根据患者的年龄、现有条件和并发症情况来执行。

参考文献

［1］ **Mun Woo Y, Crail S, Curry G,** *et al* (2006) A life threatening complication after ingestion of sodium phosphate bowel preparation. *British Medical Journal* 333: 589-590.

［2］ **Resuscitation Council (UK)** (2004) *Recommended Minimum Equipment for **In-Hospital Adult Resuscitation.*** www.resus.org.uk/pages/eqipIHAR.htm (accessed 14 December 2011).

［3］ **Shepherd H, Hewett D** (2008) *Guidance for Obtaining a Valid Consent for **Elective Endoscopic Procedures. British Society*** of Gastroenterologists. http: //www.bsg.org.uk/ images/stories/docs/clinical/guidelines/endoscopy/consent08.pdf (accessed March2012).

［4］ **Thompson L, Allison M, Bradley T,** *et al* (2009) ***Decontamination Standards for Flexible*** Endoscopes. Leicester: National Endoscopy Programme.

［5］ **Veitch AM, Baglin TP, Gershlick AH,** *et al* (2008) Guidelines for the management of anticoagulant and antiplatelet therapy in patients undergoing endoscopic procedures.***Gut*** 57: 1322-1329.

拓展阅读

1. **Cotton PB and Williams CB** (2003) *Practical Gastrointestinal Endoscopy:* The fundamentals. Oxford: Blackwell Publishing.

2. **Lam E and Lombard M** (1999) *Mosby's Crash Course in Gastroenterology.* St Louis, MO: Mosby.

3. **Resuscitation Council (UK)** (2008)*Advanced Life Support.* London: Resuscitation Council (UK).

4. **SGNA** (1998) *Gastroenterology Nursing: A core curriculum.*St Louis, MO: Mosby.

索引

Z